猴面包树

Miriam Feldman

HE CAME IN WITH IT

我们永不走散

[美] 米里亚姆·费尔德曼 著

刘新雨 译

浙江教育出版社·杭州

图书在版编目（CIP）数据

我们永不走散 / (美) 米里亚姆·费尔德曼著；刘
新雨译. -- 杭州：浙江教育出版社，2023.10
ISBN 978-7-5722-6471-9

Ⅰ.①我… Ⅱ.①米…②刘… Ⅲ.①心理健康–普
及读物 Ⅳ.①R359.6-49

中国国家版本馆CIP数据核字(2023)第166667号

引进版图书合同登记号　浙江省版权局图字11-2023-238

我们永不走散
WOMEN YONGBUZOUSAN

[美] 米里亚姆·费尔德曼　著　刘新雨　译

责任编辑 王晨儿		**文字编辑** 苏心怡	
美术编辑 韩　波		**责任校对** 傅美贤	
责任印务 曹雨辰			

出版发行　浙江教育出版社（杭州市天目山路40号 邮编：310013）

印　　刷　北京盛通印刷股份有限公司

开　　本　880mm×1230mm　　1/32

印　　张　13.5

字　　数　236 000

版　　次　2023年10月第1版

印　　次　2023年10月第1次印刷

标准书号　ISBN 978-7-5722-6471-9

定　　价　69.00元

如发现印、装质量问题，请与印刷厂联系调换。联系电话：15901363985

献给我的母亲

龟裂的石墙，

摇摇欲坠，藤蔓成行。

倦怠之下，我将头倚在墙上，

沐浴着最后的日光。

半梦半醒之间，只有傍晚的微风，

开始吹拂，

树木低声细语，喟然而叹。

鸟儿与蟋蟀窸窣作响，

还有蟠木蜥蜴，

伴我杂乱的思想一起，

翻滚在被那风吹开的、思想的后膛。

所以我得暂时抛下它们，

去看，去嗅，去听。

山岳变色，

我陷入幻想。

之前它们是棕色、红色、绿色与赭色的，

偶尔，还会有被山火燎过的灌木，

如今，它们变成了紫色的剪影块，

天空渐染，
陡添一抹多彩的背景。

但我右手边的，
那灿烂的蓝依然不变，
草木在金色的阳光下，绿意盎然。
微风徐徐，
咔咔作响的树叶向前伸展，
它们跳跃着，
消失在我的视线之外。

会不会有这样一阵风，
它清爽、治愈，
钻进我灵魂的缝隙，
将它涤净，
涤净余下的杂乱无章，
涤净生活，
涤净那些混沌和肃杀。

我可怜的灵魂呦，
无法向外望去，

因为它的窗，

被无用的情感掩上。

我答应你，

明天我睡醒之后，

会进行一次盛大的春季扫除。

石头如此温暖，

我昏昏沉沉地倚着它，

脑中也许盛着对永恒之物的感激。

比如土地的可爱，

比如太阳总会落下，新的一天总会到来，

它们带给我的，

是非同小可的平和。

————莉莉安·魏斯[1]

1949年2月12日

于墨西哥圣胡安韦亚潘[2]

---

1 作者的母亲。

2 位于墨西哥南部。

目 录

CONTENTS

儿子

我想一切都有迹可循，一定早有迹象，只是我并未察觉。

故事到底是从什么时候开始的？天啊！要是我知道确切的时间就好了。我生了个男孩，他胖乎乎的，长着一张粉嘟嘟的小嘴。丈夫克雷格陪我扛过了生产前的阵痛期。当孩子脱离母体时，产房却静得出奇。我毕竟是第一次进产房，所以不知道该有什么样的反应，但产房里确实很安静，没有医生拍打孩子的声音，也没有孩子的哭声，一点动静都没有。尼克出生的时候通体发青、身体发冷。我们在产房里焦急地等待着他的第一声啼哭，然而却是一片寂静。

"亲爱的，别担心，"产房的护士对我说，"我们先给他暖暖身子。"

然后，他们把尼克放进一个看起来像电烤箱的仪器里。屋内的一切似乎都是冷冰冰的。我和丈夫屏住了呼吸，等儿子终于哭出声来时，才大大松了一口气。我有儿子了！他有一双深色的眼睛，沉着而冷静。十根小手指，十根小脚趾，一个也不少。

我和丈夫按原先的计划给他起名为萨缪尔，但过了两天又改为尼古拉斯，小名为尼克。对于这个名字，我倒是挺受用的，因为我很喜欢的一位叔父也叫这个名字。克雷格用鲍勃·迪伦的迪伦作为我们的儿子的中间名。

尼克是个健康、正常的小男孩，身体强壮，很讨人喜欢，有着如同太阳般绚烂的未来。我自己有时也像婴儿一样懒洋洋地躺着，想象着他那灿烂的未来，开启未来的钥匙仿佛近在眼前，叮当作响的声音让我目眩神迷……而现在，尼克却终日坐在他阴暗的房间里，而我则胡思乱想着：他在想什么？房间里的人究竟是谁？

我知道别人怎么想他，我能读懂家里人的表情，我也很清楚发生在他身上的是一出悲剧。但于我而言，即使他孤身一人栖居在那间脏乱的公寓里，我仍然努力地帮他把房间打扫干净，我相信他的未来依然会明亮绚烂。

那天下午的里奇伍德天朗气清，日光明亮和煦。那里的周六总是很安静，偶尔会有狗吠声，但经常是几个钟头里只能听到车辆缓缓开过的轰鸣声。这是周末偏安一隅的好去处，沿街再经过几所房子便到了。游戏时间结束，该把尼克从小伙伴杰克的家里接回去，接尼克的途中我感觉好极了。

我们在拉奇蒙特买下了第一幢房子，它在洛杉矶一个环境优美的社区里。我是一名艺术工作者，有一位英俊的丈夫，有一个可爱的儿子，肚子里还怀着第二个孩子。我们一家似乎完美融入这个古老的社区，日子过得顺心又惬意。

那天早些时候下过雨，但我走在路上的时候太阳已经出来了，空气变得干燥、清冽起来，阳光将我长长的影子投射在地上。一切都在焕发生机，踩在湿漉漉的树叶上的每一步都让我觉得舒适清爽。我走在属于自己的街道上，过着属于自己的人生。

邻居的门廊还在滴水，尼克和杰克坐在台阶上正在等我，杰克的妈妈布丽吉特也在。我们聊了几分钟，然后我牵着尼克的手走下楼梯。

"玩得开心吗，尼克宝贝？今天过得怎么样？"我问他。

"开心！我们把所有的小玩具都列队摆好，绕了客厅一大圈呢。"

这是他的爱好。他喜欢在家里把各式物件排成像多米诺骨牌般蜿蜒绵长的一列。除此之外，他还会用大把的胶带制作飞机和怪兽模型，偶尔也会用黏土来做这些东西。

"好吧，听起来还挺有趣。"我说。

"妈妈，影子是怎么一回事呀？"他一边眯着眼睛看向太阳，一边问我。

"什么怎么一回事？"

"我是说，就像现在：我的影子很长，但是它总在变，这是为什么呢？"

对话中止了有一分钟，然后我蹲下身对尼克说："你知道地球绕着太阳公转，而太阳白天在地球的一边升起，夜晚在地球的另一边落下吗？"

"我知道。"

"我们的影子在上午变得越来越短，中午时几乎看不到影子，下午则会变得越来越长，因为太阳在刚升起的时候只朝一边移动，就像现在这样。"我边说边指着我们映在地上的长长身影，它们一直延伸到明亮的阳光里。然后我站起身来，牵着他继续向前走去。"这是不是很神奇呢？尼克宝贝，我们的影子一直陪伴着我们，这难道不美好吗？"

我四岁的儿子抬起头，用他那深邃的棕色双眸看着我，笑着说："是的，等到我们死去后，就会躲进影子里。"

那时，我只是惊叹于他这出人意料的想法，认为他可不是一介平庸之辈。他是个博学的男孩，有着成人般的思想。这孩子注定要成就一番伟业，初为人母的我抱着这样自负的幻想。

尼克和他的爸爸总是形影不离。自打尼克能走路以来，克雷格就把他带在身边，带他去钓鱼，去参观博物馆，彼此之间很是亲密。克雷格没能从他父亲那里体会到父子温情，这样做也疗愈了他曾经的痛苦。晚饭后，尼克大多会跟着克雷格去车库里的工作室。

我的丈夫是一位艺术家，作画时总是坐得端端正正的。他的画作是抽象的——简洁的几何图形被他以丰富的笔触结合在一起。那些画作通过卷尺和水平仪测量后，整整齐齐地挂满了整个工作室。

"爸爸和你完全不一样，妈妈。"一天晚上尼克这样告诉我，"你画画的时候，颜料飞得到处都是，甚至把画刷叼在嘴里。"

"是啊，尼克宝贝，你爸爸恨不得穿着礼服画画。"

尼克当时大概七岁，穿着休闲长裤，赤着上身，四仰八叉地躺在他爸爸整洁的工作室地板上，牛皮纸撕得到处都是，地上堆满了各式各样的画具。他当时正试着用丹配拉画法[1]完成一幅以农家小院为主题的画作，画里的鸡、猪、牛都被关在"精心渲染"的栅栏里。他稍加阴影，画中的动物便变得鲜活、立体起来。画中的天空也不是纯粹的蓝色，地平线处的蓝要淡些，而天边则是深深的钴蓝色。

在家庭招待会上，其他孩子的家长都会在尼克的画作前小声交流。我知道他画得很好，我的脑海里涌现了一幅景象，显示了他光明的前景：整个世界都置于尼克指尖，而我在他身边，只待见证他铸就伟业。

---

1 早期欧洲画家经常使用的绘画方法。——译者注

　　我写作也有十多年了，是在尼克二十岁左右开始的，这也是被我称为"糟糕十年"的开端。不过，那段日子其实并不是都那么糟糕，其中的一些时光也十分有趣，还有一些则以出乎意料的方式精彩落幕了。我视这一节点为开端，但他的病情一定是在这之前恶化的。我开始反复回想他人生中的每一个时刻，竭力找出那些我未曾发现的病兆：到底是从什么时候开始的，我怎么就没发现呢？当他还是个婴儿时的确从床上掉下来过，我记得清清楚楚；他也曾脑袋着地摔在地上过，对此我心知肚明。我偏过头，停止回忆，紧接着继续在记忆里搜寻。家里还有一段吓人的录像——记录的是在我哥哥家后院的一次烧烤。尼克当时只有一岁，直直地朝地上摔了下去，脑袋磕到了石质台阶上，他舅舅和舅妈吸冷气的声音在录像里清晰可闻，而录像者则是克雷格。我一遍遍地看这段录像，录像中的我将他抱进怀里轻轻摇着。

　　"没事的，只是磕了一下。"我当时是这样说的。

　　录像里的我语气坚定，神色如常，揉着尼克的小脑袋，轻柔地说着安抚的话，仿佛这世上没有母爱解决不了的问题。是那次的磕碰导致他的精神分裂吗？我又怎能确定呢？

　　十年来，我在脑海里不断质疑自己的那份笃定、那种认识，怀疑所有的时间点和自己当时的解读，质疑自己做过的所有事情。

　　我痛恨在怀他时因不知情喝下的每一口酒。我怀孕之前也会在睡前喝一点啤酒，孕期内还曾服用褪黑素来助眠，是这些导致他的脑子出问题，还是因为遗传呢？这一点我的丈夫最有发言权，他的家族有精神疾病史和抑郁症史，他自己也深受抑郁症之苦。他是温斯顿·丘吉尔的第六代表亲，据说丘吉尔有双相情感障碍。对遗传病史的怀疑似小小的恶种，开了花，便成了众矢之的，愧疚与归责也在潜移默化之中影响了我们的婚姻。或许，原因在于我们是一对不合格的父母。

　　六十年前，心理学家将精神分裂症归咎到患者的母亲身上，甚至有个专门的术语——冰箱母亲理论（the Refrigerator Mother Theory）[1]。该理论认为，母亲的疏离和冷漠导致孩子患上了精神分裂症，所以在承受子女患病的痛苦与无助的同时，母亲还得背上罪魁祸首的责难。这种说法如今已然不复存在，但医学界依然没能认定精神分裂症的病因，专家只是认同其和基因有关，但未能对生理性致病因素和环境性致病因素进行任何明确的区分。

---

1 20世纪初期，以弗洛伊德为代表的心理学派得到很大发展。同时，人文主义思潮也影响广泛，那时人们认为人类的许多心理和精神问题都来自童年的心理创伤，所以很容易把这些问题归咎于父母，特别是对孩子影响最大的母亲身上。冰箱母亲理论便是由此诞生的众多理论之一。——译者注

青年时期的尼克养成了咬指甲的习惯，因此他的指甲常常是参差不齐的，有时甚至是血淋淋的。

"你这习惯得改，孩子，看你把手给啃的。"

"我知道，妈妈，"他说，"我只是觉得紧张。"

"好吧，试着找点别的事情做，也许你就没这么紧张了，我看开合跳就挺合适的。"我总是觉得自己可以轻易想出最简单的解决方案。

尼克发现吸食大麻能帮助他放松。

我甚至从未问过他为什么会紧张。我知道他吸大麻，但是一直忙着处理其他事情，我没工夫对这件事一探究竟。如今我终日背负着这份疏忽带来的愧疚，如同一只运货的骡子负重前行。是不是我总是想要展示完美的一面，才导致自己没能看见这些迹象呢？这份愧疚一直压在我的心里，渐渐让我无法呼吸。

记得有一次，我路过他敞开的卧室门，看到放学后的他躺在床上，那时他大概十五岁。我知道他和他的初恋女友艾米莉分手了。他用胳膊掩着脸，身子朝着墙。我坐到他的床上，床单还是我小时候用过的。"二战"时我的母亲曾在驻扎在印度加尔各答的红十字会工作，她在厚重的棉床单上印上艳丽的传统图案，然后把它们带回家当床单用。每一张床单角落都印着她的名字——莉莉安·魏斯。当我还是孩子的时候，睡前总是看着床单上的大象和舞女图案，幻想着自己某一天也会造访印度。

"怎么了，小伙子？怎么愁眉苦脸的？"

"是因为艾米莉，妈妈，我感觉糟透了。"尼克翻过身面向我，我这才看见他满是泪痕的小脸。

"我知道你现在很难受，但听我说，在你的一生里，这不过是一个小小的挫折，你还会遇到很多姑娘，会遇见那个对的人，而艾米莉只能陪你走一小段路。"我一通胡说八道倒是有效地缓解了他的痛苦情绪。

他又转身对着墙，可怜兮兮地说："我脑子里的东西让我害怕，妈妈。你没法想象我脑海里在想什么。那些想法很吓人、很糟糕，但我控制不了自己。"

我不想听这些抱怨，总感觉这些话会带来挥之不去的阴影，似乎预示着不祥。我只想让一切恢复正常。

"哦，尼克，"我说，"每个人都会有奇怪、疯狂的想法，这没什么大不了的，重要的是你要做什么，而非你在想什么。这没什么好内疚的。"这话听着可真是滴水不漏，我又补充了一句："更重要的是我们的行动，而非我们的想法。"

如今我真想骂说了以上这些话的自己是个蠢货。"请你别担心那些想法"这话也能对精神将要出问题的人说吗？这都是他出现幻听的预兆啊！

难道这才是一切的开始吗？如果那时我能更敏锐、更清醒一点的话，就能将他从这一切当中解救出来吗？我收到来自未来的轻声提醒，却选择了无视。如果整理一份精神疾病警示信号的列表，然后整理一份正常青少年的行为列表，它们的内容很可能是一致的：情绪反复无常、注意力无法集中、前后行为不一致、学习兴致不高。尼克看起来就和其他孩子一样，但我的直觉却在叫嚣，发出了隆隆的警告。只是我选择了掩耳盗铃。

事实上，我没法找出一切的开端，我的儿子慢慢变得陌生起来。难道我能对这种情况有所准备吗？为人父母的我们，终日与烦忧、痛苦相伴，自孩子诞生起便要拼尽全力地去保护他们。我们会为一切可能发生在他们身上的最糟糕的情况做好打算，会联想到癌症，想到车祸，想到绑架，但谁能想到生下的孩子会备受精神疾病的折磨呢？

突然，我在脑海里反复播放的记忆循环中追溯到了更早的时候。尼克那时才五岁，问起我关于死亡的问题。

"人死后会发生什么呢？"

哦，这个问题我早就准备好答案了："坐下，尼克，我们来好好聊聊这个问题。"

我将一切都和盘托出，用他能理解的方式谈到灵魂，谈到死亡的不可避免。当我听到自己的"至理箴言"在空中飘荡时，我飘飘然地想：老天，我真是个好妈妈！

我向他解释生命的相关性，蜻蜓点水般地谈及何谓天堂，探讨了各种宗教以及它们对死亡的态度。看着他听得那么全神贯注，我很欣慰。他凝视着我的嘴唇，能理解我说的每一个字，真是一点就通的小聪明！

当我把自己对死亡的理解娓娓道来时，我深情地看着尼克，问道："你还有别的问题吗？"

"你嘴巴里有什么？"

那时我就该知道我这个母亲没当好，但那已经是很久之前的事了，早在一切以一种我从未设想的方式分崩离析之前。当事情发生时，摆在我面前的只有一个事实：我失去了我的儿子，不是说抱错了，也不是说他人没了，而是我的儿子就这么离开我了，让我措手不及。我百思不得其解，也恨透了这种感觉，这种恨可以夷平整个世界。尼克还在我眼前，完好无损，没有肉眼可见的外伤，也没灵魂出窍。一切都没变，但他已经不是尼克，不再是我的儿子了。

噩梦开始

十六岁的尼克常常同几个伙伴去一个家住托潘加[1]的朋友那里度周末。我丈夫对此颇有微词。他觉得那帮孩子在那会做尽坏事，但我总是摆出一副"知子莫若母"的样子宽慰他一番，说他不过是杞人忧天，一切尽在我的掌握之中。我们给尼克定下的规矩是，每次他到了那里都要用座机给我们打电话，并时不时地给我们报个平安。就像我说的：一切尽在我的掌握之中。事实上，他在那里吸食各种各样的毒品，这很可能加剧了他当时还未确诊的精神分裂症。但当时的我则认为，规矩都定下了，还会出什么岔子呢！

那是一个周日的凌晨，电话在四点四十五分响了起来，当时全家还在睡梦之中。

我告诉孩子们，如果遇到麻烦，无论什么时候都可以给我打电话。而我不会多问什么，就会直接找他们。现在，一

---

1 位于美国加利福尼亚州，其中有州立公园等景观区，风景奇伟秀丽。——译者注

条语音留言提示我有一通未接来电。

"妈，你能来接我吗？"尼克在话筒那边粗声粗气地问。

"发生什么了？你在哪？出什么事了吗？"

"你来就是了。"

我出门的时候天还没亮。洛杉矶是一个人满为患的大都市，但在晨光未破晓时灯光寥寥，如同只有布景的舞台正等待着盛大演出的开始。我思绪缥缈，驱车驶过雾霭朦胧的街道，试着去辨认周遭的环境。

现在回想起那个早晨，我想留住的却是之前的一天。讽刺的是，我竭尽全力也想不起来自己在那个周六做了什么。我是做家务，开车带孩子们四处转转，还是和克雷格一起出门了？我那天是不是心情不好，白白浪费了人生中最后一个无忧无虑的日子呢？

夜色渐褪，我将车停在了尼克所说的路边。他本人就站在那里，但我没发现他弄丢了手机，也不知道他正从药物制造的幻觉中回归现实，大脑正处于混沌之中，但我能看见的是，他浑身沾满了草叶和泥土。

"你干吗去了，尼克？你是从树林里爬出来的？"我冲他吼道。

考虑到当时的情况，我一开口便厉声喊道。

他坐在副驾驶，面对我的一连串质问，含糊不清地答道，他本来和朋友们在一起，大家都吸食了致幻菇。然后他自己出门了，不知道在哪儿把背包给弄丢了，又四处闲逛了一会儿。最后，他打起精神，找了部手机给我打电话。

那天早晨的景象让人困惑，从夜晚到白天的过稈奇妙而模糊，显得无比漫长。灰色的天空渐渐笼罩了整座城市，将黑暗驱逐。可月亮还挂在那里，太阳如幽灵般若隐若现。很难说是谁占了谁的地盘——日月似乎各自割据一方。我的儿子瘫倒在车门上，捂住了眼睛。

终于，天亮了。我看清了身旁失魂落魄的小可怜，这才注意到一个我未曾留意的细节——尼克的胳膊上都是血。

"天哪，这是怎么回事，尼克？！"我哀号着，"哪来的血啊？"

他的右手腕上有几处参差不齐而又脏乱不堪的伤口。我立刻将车停在路边。我俩一言不发地坐着，感受到事态的严重性。那一瞬间，一切都改变了。现在发生的，是非常糟糕的事情。不再有任何缓冲，那些被我忽视的信号和我假装没看见的线索浮出水面，血淋淋地显露在他受伤的胳膊上。

"让我看看。"

尼克无精打采地伸出他的手臂，伤口已经没有再出血了。

"这是你自己干的吗？"

"是的。"他喃喃道。

"为什么？"我迷茫地看着他。

他开始告诉我一些不为人知的细节：他吸了太多的药物（多到自己也记不清了），乘着夜色跑了出来。他脑子里的东西把他给吓坏了，于是他只好蜷缩在某个灌木丛里哭了起来。然后他拿出他的童子军[1]小刀，开始划自己的手腕。

"你为什么这么做？你想死吗？你不想活了，是吗？"

"我不知道，"他语气平淡，"但我觉得不是。"

天空越发明朗，我却越发糊涂。身后的道路一片狼藉，到处都是废弃的物品。我想着，在附近某个地方，尼克的背包就落在那里，里面有他的小刀，有他最喜欢的那件毛衣；稍远一点，同样被丢弃的，还有我曾经认为的"他只是到了青春期"的天真想法；再远一点，那儿驻扎着一队童子军，当时的尼克只有十岁，邋里邋遢的，嘴里叼着树枝，手中的小刀闪闪发亮；更久远一点，我的宝贝儿子正转动着一个地球仪，我想回到那个时候。

但我回不去了。我坐在车里，尼克在我的身旁，满身是血，一如他刚出生时产房里发生的场景一样。我不知道究竟是哪里出了岔子。我转过身，直直地看着他，对他说："我们

---

1 美国最大的青少年组织，成立于1910年，其目标是训练青少年成为负责任的公民。在童子军活动中，青少年会接触到户外活动等专项训练。——译者注

会有办法的，尼克。"我说得那么自信、那么坚定，但事实
是，我内心惊慌不已。

我家有三个女儿、一个儿子，我一直很喜欢这样的配置。
尼克是家中备受宠爱的男孩。大女儿斯嘉丽是克雷格从上一
段短暂的婚姻里带出来的。她比尼克大十岁，因此未受到家
中变故的影响。当弟弟病发的时候，她已经成家了。二女儿
露西比尼克小三岁，小女儿罗丝比露西小三岁。尼克病发时，
露西十三岁，正是仰慕长兄的年纪，他领她步入艺术的殿堂，
而她则在其中如鱼得水，畅快自由。罗丝当时是一个十岁的
可爱姑娘，总能把尼克逗得哈哈大笑，只要她在哥哥身边就
会乐个不停。

罗丝两岁的时候，我们参加了一位朋友的泳池派对。朋
友雇了一名救生员，所以大人们就不必担心孩子的安全了。
当时我正在和一个朋友闲谈，余光注意到按摩浴缸旁的骚
动。我们的朋友宾·杰克曼从水里站起来，怀里抱着罗丝。
即使隔着一段距离，我也能看出她的肤色有异。

我飞快地冲过去，等我走近时，发现罗丝唇色发青。我
将她从宾怀中接过来，让她的头靠在我的肩上，本能地用
手掌拍打她的背部。她一动也不动，人群聚集了过来，周围
的场景如同慢动作回放一般：大家行动迟缓，鸦雀无声。我
没有惊慌，而是继续为罗丝顺气。终于，罗丝张开了嘴，吐

出了水。她那小小的身体竟能吐出那么多水，让人匪夷所思。咳嗽了几下后，她的脸色又恢复如初，看着我笑了。最后，她安静地躺在我的怀里睡着了。我抱着她，注视着她的小脸，直到一个小时后她醒过来。

我抱着两岁的她坐在泳池边，心有余悸。他们说这孩子呛了口水，我看着她睁开眼睛，搜寻着我的身影。

"天哪，宾，要不是你她就要淹死了。发生了什么？"

"米米[1]，我知道这听起来不可思议，但是我当时就懒洋洋地坐在那闭目养神，有一个声音告诉我：'快睁眼。'就像有人在我耳边窃窃私语一样，或是谁轻轻地拍了下我的肩膀。我抬头，看到按摩浴缸底部好像有什么东西，那竟然是罗丝！我只是伸手把她抱起来，然后你就出现了。我可没有预知未来的能力，只是恰好睁开了眼。"

在接下来的几个月，我失眠了，夜复一夜地回想那一天。我怎么能放松警惕，信任陌生人来照看我的孩子呢？在内心深处，我深信该负主要责任的正是我自己，我无法原谅自己。

恰好睁开了眼睛？告诉我吧，是谁在宾的耳边低语的，是谁让他在那千钧一发之际救了罗丝的命？我想找到那个家

---

1 作者米里亚姆的昵称。——编者注

伙。我眼见着尼克正慢慢失去理智，那个吹响警报的救生员又跑到哪里去了？

罗丝五岁时，我问她还记不记得那次躺在按摩浴缸底时的感觉。她说她还记得。我又问她当时害不害怕。她说不怕。

"我相信自己很安全，妈妈，我就知道你一定会来救我的。"

她记得当时自己沉入温暖的水底，但依然觉得无恙。那个周日清晨，我看着尼克，想知道他是不是也像他妹妹一样，沉溺在深水处，但依然感觉自己很安全。我对此持怀疑态度。

我买了很多绷带和急救物品，在回家的路上帮他把胳膊上的伤处理了。

"哥哥的胳膊上怎么绑了那么多绷带呀？"当我们进屋的时候，罗丝这样问道。

尼克一言不发，默默上了楼。

"他不小心伤到了自己，但他会没事的。"

后来当我们关上门交谈的时候，我向克雷格强调，我们不该告诉姑娘们，这会让她们不安。但是我们告诉斯嘉丽了，她当时同丈夫和他们的新生儿定居在俄勒冈州。

我没跟我的哥哥丹尼讲过这件事情，他和家人就住在距我们半小时车程的地方。当时我们兄弟姐妹的关系还有点紧张——事实证明，只是无聊的手足之争罢了。萨拉，我的妹妹，还有她的儿子就住在我们附近，她的儿子就比尼克小一点。我们三个总是互相较劲。我希望自己是教子有方、最称职的家长。在尼克疯掉之前，我总是拿一些鸡毛蒜皮的小事同他们比来比去。我不甘落后，也不愿向友人倾诉苦楚，我那时还不知道，正是那些友人一次又一次地解救了我。

"他不过是犯懒了。"克雷格笃定地说，"这就是问题。"

好吧，用这个来概括他在托潘加的周末倒是没错，但这并非事情的症结所在。我终于吐露了长久以来的心结："事情不对劲，尼克生病了，我们得帮帮他。"

"哦，是吗？他病了，他'疯'了，他不过是在装疯卖傻！也许只要你别再跟在他后面替他收拾烂摊子，他就能好起来，做回他自己了！"

这话说得有一点道理，只是我不愿意承认。多年后我意识到这是做父亲的正常反应，他们把儿子视为自己的缩影，把精神疾病的预兆视为性格上的软弱和失败。他看到尼克身上展现出了他自己也害怕的特质。

我和克雷格都是艺术家，也因此结缘。我的画作描绘了人们与自然界的现实互动。我喜欢爆炸的场景和极端天气，比如火山，比如龙卷风。我的画作在画廊里展出。另外，我还经营着一家装饰画产业，业务很成功。我在洛杉矶的大住宅和雅致的企业大楼里画壁画、做设计。虽然我的许多艺术家朋友都认为我流于世俗、亵渎艺术，但是我也因此过上了优越的生活，所以我没什么不满。克雷格则是一个纯粹的画家，孤身一人探索着线与形的边界，他的主要营生是做木工活。

我们尊重对方对艺术创作的投入。当出现分歧时，也正是这份尊重使得我们齐心协力、共渡难关。但是随着尼克陷入疯狂的泥潭，我和克雷格也深陷其中，此前所有的努力都几近瓦解。

情况越来越糟，我开始把我认为会吓到姑娘们的东西藏起来，我对克雷格也隐瞒了尼克在家的破坏行为。我补起尼克砸坏的墙面，扔掉他摔坏的餐盘，试图息事宁人。我将事情打造成截然不同的样子，只因我觉得光凭自己便能处理好一切。

尼克割腕后，我和克雷格一致认为应该把他关在家里。有一天晚上，尼克想要翻墙，在房间里到处走动。

"妈妈，你就不能让我和珍妮见个面，喝杯咖啡吗？"他呼吸急促，心绪难平，眼神却是亮晶晶的。

我那时总是处于担惊受怕的状态，已经没法做一个合格的母亲，没法做出正确的决定，因为一直处在"战或逃"[1]的机制里，所做的一切努力不过是防止更大的变故发生，曾对丈夫许下的要做严母的承诺已经烟消云散。

"不行，绝对不行，你知道规矩的。"我当时就知道自己会向尼克屈服。他看起来马上就要怒火中烧了，前额泛起一层薄薄的汗珠，疯狂地搓着左手食指和拇指。

"你不明白——我现在害怕极了，我得出去透透气，我不知道自己会做出什么事来。"话音一落，我们一起看向他的手腕。

那是我最害怕的事情——不知道他会做什么。此时，我的妥协是防止他自残的唯一选项，所以我允许他出门见珍妮了。克雷格知道后大发雷霆。

"难以置信，你让他出门了，米里亚姆。我们都说好了，可是你总不听我的！"

等尼克见完珍妮回家，他同克雷格之间那场可以预见的争吵就在餐厅里爆发了。克雷格口不择言地咆哮着，而尼克则朝着他爸爸的胸口猛地一推。克雷格跌跌撞撞地碰掉了身后墙上的一幅画。事件至此升级成一场恐怖而暴力的斗殴。

---

1 心理学、生理学名词，1929年由美国心理学家怀特·坎农创建。他发现机体经一系列的神经和腺体反应引发应激，使躯体做好防御、挣扎或逃跑的准备。——译者注

拳打脚踢，互扔家具，父子俩打得不可开交，连尝试劝阻的我也惨遭痛殴。我尖叫着叫他们停下，两个女儿就在边上。时至今日，想起当时的场面我依然倍感不适，我知道自己不该不告知克雷格就让尼克出门，这样做只会引火上身。

罗丝和露西像她们在电视里看到的那样打了911，这令我羞愧难当。我们三人还在咆哮的时候，姑娘们告诉我们她们报警了。很自然地，我想装作一切都没发生过，我给警方打了通电话。

"您好，我是米里亚姆，我的女儿刚刚报了警，但我们这边一切都很好。"我说，并试着笑出来，"不过是一场误会，都结束了，一切都好。"

但是警察很礼貌地告诉我，一旦出现了家暴报警，警方是一定要立案调查的。我赶快把家里收拾干净，将家具摆回原来的位置，把碎片收拾到厨房的垃圾桶里。突然，头顶传来直升机的声音，房门被明晃晃的灯光笼罩。

好吧，这不会引起邻居的注意的。我想，我拼命守护的家庭是不会分崩离析的——我还做着这样一个美梦。我没注意到两个女儿，她们坐在厨房里流着眼泪。露西紧张地跟她妹妹小声耳语，罗丝哭得脸都肿了，鼻涕流得到处都是。

我熟练地戴上"一切安好"的假面具，径直走向前门并打开，将警察、护工还有心理专员，以及72小时紧急精神病观察员[1]迎进我那所精心装扮的小屋里。

警察进屋了。一名女警，两名男警。他们人很好，我对他们毫无怨言，但我真想赶紧找个地缝钻进去。他们把女儿们带到一边单独问话。我站在客厅里，看着我那漂亮的房子和窗外的街区，看着我曾认为坚不可摧的世界正在慢慢消失。碎玻璃被匆匆地扫进垃圾桶里，坏掉的餐椅被扔进大厅的壁橱里，家庭暴力的场景已经深深印在了两个姑娘的脑海里。

等到警方确认没有潜在危险，并得到每一位家庭成员的证词后，他们就离开了。

在我们不断重申她们没做错任何事情后，露西和罗丝就上楼睡觉去了。然后我告诉克雷格他得搬出去，无论如何，暴力是不可原谅的。那一夜，他的愤怒在我违背了我们两人之间的共识后爆发出来，超出了一对夫妻可以携手面对的极限。家里不能容忍我们之间的冲突，那些疯狂的行径令女儿们感到害怕。可笑的是，我居然觉得自己没事，仍然相信自己能应付得来——应付得了尼克，只要事情尽在我的掌控之中。我坐在我和克雷格的房间里，看着他的车灯消失在树林深处。

几年后，罗丝把积压在内心许久的不满爆发了出来，指

---

1 根据美国一些州的法律，当暴力事件发生时，会安排紧急精神病观察员，必要时会要求涉事人员强制留观。——译者注

控我道："警察都来了，爸爸也搬出去了，第二天你装作什么都没发生，绝口不提那天的事！"

这话太沉重了，我的那些逢场作戏伤她多深啊，我把我们的母女情分置于何地？她该怎么看我啊？

所以，我带她回到那个差点将她淹死的按摩浴缸。我已无暇顾及一堆无关紧要的事情，那渐渐将我儿子吞噬的思潮，还有我那如同在一潭冰冷死水的家庭氛围里挣扎的丈夫，让我心力交瘁。

我真想有一个师的"宾·杰克曼"，让他们救救我们一家子。

那个可怕的夜晚过后，朝朝暮暮，岁岁年年，我们都在挣扎着想办法，想要搞清楚到底发生了什么。我们还远远没想到会是精神疾病——那是另一个世界、另一群人的事情，而在可爱的拉奇蒙特村，我们不过是家里有个问题青年而已。

我们给尼克找了一位治疗师。六个疗程后，那位治疗师确信尼克的自杀倾向实际上是不真实的，这让我陷入更深的幻想里。看着尼克的伤口随着时间的推移渐渐褪色，变成伤疤，我说服自己：一切都结束了。有一段时间，我以为亟待处理的问题是滥用药物，毕竟这是我可以理解的概念。我们到处求医问药，参与各种戒毒项目，但诊断结果总是变来变去，无非是抑郁、焦躁和毒瘾，这导致我们没法找到一个可持续的治疗方法，因为问题并不简单。

同时，出于"为尼克着想"的考虑，我和克雷格一致认为：要多爱尼克一点，我们只是还没找到够格的医生，尼克需要的只是戒毒。

除此之外，我和克雷格在维系家庭关系上完全没有共同语言。他想做严父，用规矩约束尼克的疯狂行径，而我则主张徐徐图之，用爱感化。

时至今日，仍然让我感到最后怕的，就是尼克的青少年时期，那时的他还不到十八岁，所以我们仍然可以强行把他送去治疗。要是我们早点给他吃药会怎样？要是我在他吸毒的事情上快刀斩乱麻，不那么天真，及时介入呢？我们本可以把他送去戒毒所，他可能根本就不会生病。如此一来，我们就能发现他行为中的症兆，并做到防患于未然。也许这样做了，精神分裂症的病灶根本不会出现。我仰面躺着，盯着天花板，这些问题日复一日地折磨着我。

一天早上，我接到街角教堂牧师的电话。他干吗给我打电话呢？克雷格去圣布兰登教堂做礼拜，而我是犹太人，我们从来没有一家子一起去圣布兰登教堂和街角教堂过。事情的原委是，尼克在黎明时拜访了那位牧师。我们甚至不知道他已经起床了。

"我也不想让您操心，欧鲁克夫人[1]，但我得和您聊聊我和您儿子的谈话，"牧师亲切地说，"他谈到了上帝和精神性，这倒是他这个年纪的年轻人好奇的问题，我也同很多他的同龄人谈论过这些，但是您儿子的某些思考让我十分担心。他对现实的感知似乎出了点问题。"

"有什么问题？"我问他，真希望这一次只是幻觉。

"那倒没有，他问了有关天堂、地狱，还有救赎的问题。我干这行很多年了，但第一次有了一种别样的感觉。看好他，太太，如果我们教堂能提供任何帮助，请您不要客气。"

这一次，我和克雷格达成一致，这太令人不安了。很罕见地，我们夫妻俩态度温和地与尼克共同探讨了这些问题——这对尼克来讲是件新鲜事，他倒是觉得他的那次造访"没什么大不了的"。他不过是恰好路过，决定进去看看，不过时间诡异了一点，在凌晨五点。他给了我们一个被警察突然拦下的司机会露出的那种困惑的眼神，然后就上楼去了。

尼克通过家庭学习项目完成了他高中最后一个学期的学

---

1 欧鲁克为克雷格的姓氏。——编者注

业，顺利进入了社区大学。他住在家里，但家已经不再是避风港了。尼克和克雷格的冲突不断，克雷格和我相看两厌，要很多年后我们才能和解。尼克还会对两个妹妹出言不逊。

"露西，你真性感，男的见了你都挪不开眼了。"

"妈妈，让他闭嘴，他太恶俗了！"

"尼克，你给我上楼去。露西，别理他，他只是想惹你生气罢了。"

在家务上，我们对孩子要求很严格。他们从小开始就得自己整理被褥，将房间打扫干净。随着他们长大，再干些其他家务活——洗碗、洗衣服、打扫院子。尼克的任务是每天清理后院里我们养的名叫巴斯特的狗的排泄物。

"尼克，院子里到处都是狗屎！"克雷格每天都要说一遍，然后争吵又开始了，结果是我们没法要求尼克去做这些事情。当他们争吵的时候，我就缩在房间里。趁人不注意的时候，我自己会去收拾后院，只是想让他们别再大吼大叫了。

为了证明自己戒毒的决心，尼克把烟都戒了。他发誓他没有复吸，但是我们也是从他那个年纪过来的，所以我们给他做了药物测试。一天，我走进社区里的来爱德药店[1]，采买一些必备药，就像很多母亲一样。尼古丁贴片，尿检箱，眼

---

1 美国最大的药店连锁公司之一。——译者注

药水，一大瓶柔莱兹（100片装）[1]，一瓶更大容量的萘普生[2]。我把这些东西都摆到收银台上，收银员穆罕默德凝视着我。我想收银员应该受过培训，不会过问顾客购买的东西，但是我买的这些乱七八糟的东西实在是让人难堪。

"瞧瞧我过的是什么日子。"我对收银员说，他和我交换了一个沉重的微笑。

多年后，露西才告诉我们，尼克会给她钱，让这个对他无比崇拜的小妹妹在瓶子里撒尿。他会在监督他尿检的父亲转身回避时，偷偷把瓶子里的尿液转移到毒品检测的容器里。他之所以会这么做，是因为就像我之前所说的那样，我们是从他这个年纪过来的。

尼克经常昼伏夜出，翘课蹦迪，他和从前相比完全变了样。他之前学习上进，成绩优异，积极参与各项课余活动。他曾在拉奇蒙特的一家时装店做兼职。看在上帝的分上，他还曾参加过童子军。当他的朋友们都因觉得童子军不够酷而退出的时候，他坚持了下来，立志要成为鹰级童军[3]。"这对我以后上大学有好处。"他那时颇为自信，信誓旦旦地告诉我。现在我得喊他起床，好说歹说地让他出门去社区大学上课。

---

1 一种抗酸剂。——译者注

2 一种止痛药。——译者注

3 美国童子军阶段计划中所能拿到的最高成就。——译者注

"儿子，我知道你的日子不好过，"一天早上我这么跟他说，"但是逃避一点用都没有，你得解决问题，让你的生活重回正轨。"

"我也想这样，妈妈，我真的想。"

"那你要去做呀! 尼克，你以前一直是个好学生，你只要沉下气来，念完这个学期，就能申请去艺术学院了。"

"我也想这么做，但我总会搞砸。"他看着我，神情落寞。

"你可以选择搞砸，也可以选择不搞砸，这全取决于你。有志者事竟成，你的生活你做主，小伙子。"

"有些事情变得不一样了，妈妈，高中的时候我还是最聪明的孩子，总是有很多好点子，但现在，我的脑袋里空空如也。"

"这是什么话! 你和以前一样聪明，只是太久不用脑子了，你能赶上的。"

"不是这个，是别的事情。当我分享自己的想法时，大家看我的眼神就像在看怪人，他们好像不理解我在说什么。"

"这不过是你一厢情愿的想法。如果你好好预习，按时完成作业，就没什么问题。"不知怎么的，我在那时仍采取了一如既往的态度，我按对待寻常孩子的方式去对待他。

现在，每当想起那段对话，我都脊背发凉。这种情况的出现实属正常，他们当然会像看怪人一样看尼克，他的思维开始变得混乱，这是精神分裂的前兆。就连尼克自己也说不出个所以然来。数月后，我们也觉得他行事古怪，思维异于常人。

尼克十二岁的时候，我给他报了拥有百年社交俱乐部历史的威尔夏依柏剧院的沙龙舞课。这种课程主要是教小朋友古典礼仪的。那时，克雷格带尼克到拉奇蒙特的男装店买了他人生中的第一套礼服，他只差鞋子了。

我有一双马丁博士的马丁靴，他穿正合适。我觉得比起花一大笔钱给他买一双新鞋，穿这双是更为明智的选择。

我载他去上课的时候，他不满地噘着嘴，眼神明亮，脸颊通红。"这太差劲了。"他说。

"什么意思？"

"嗯，我肯定是唯一一个穿着老妈的鞋子去上课的人。"

"好吧，没错，你就高兴吧，你老妈贼潮，穿着马丁博士的鞋子，其他的妈妈都逊毙了。"

晚上排队接他回家的时候，我看到成群的孩子从那栋老房子里蜂拥而出，朝气蓬勃。沙龙舞对着装要求极为严苛，女孩们打扮得也极为端庄。尼克出来了，和其他几个男孩正谈笑风生。那些男孩看着要么清瘦笨拙，要么还保持着童年的傲气，但尼克看起来很温和，他还没长到和他父亲一样高。

"感觉如何？"

"棒极了。"

他给我讲他们的领舞老师哈里斯先生，一位年长的绅士，他向他们讲解礼仪的重要性。尼克还学习了一些舞步，开始轮换舞伴了。课程结束的时候，哈里斯先生说他们还要再跳一曲。这一次，男孩子要去向他们心仪的女生发出邀请，礼貌地请求共舞。

班上有一个叫南希的女孩，她家在我们街区的末尾。她和尼克是同一天生日，虽然他们那时还不是朋友，但他们相互认识。南希家里有三个女孩，三个小姑娘都胖嘟嘟的。沙龙舞这种场所肯定让她不好受，因为要穿上紧身的衣服，屏息收腹。这个世界对待南希这样的女孩有时并不温柔。

"等到要让我们自己找女生搭档的时候，他们都跑去找漂亮的姑娘了。我本来也想这么做，但是我看到南希一个人倚在墙上，大家都假装没看见她，我停顿了一秒钟，思考了一下，然后做了一个连我自己都讶异的举动。我径直向她走去，问她：'小姐，我有荣幸和您共舞一曲吗？'我说这话的时候很大声，就是为了告诉那帮家伙他们有多混蛋，所有人都看着我，但我一点儿也不在乎。"

"你做得很好，小伙子，很不错。"我赶紧把头转过去，以防他看见我眼眶里的泪。

这个举动奇怪吗？是的，虽然出人意料，但是多么体贴，多么善良啊！

尼克第一次看鲍勃·迪伦的演唱会时才两岁。等到他长大后，他和爸爸已经去看过好几次迪伦的演唱会了。在他十三岁的时候，他们在中场休息时和铁粉们一起等在迪伦的车外。尼克希望能近距离地看一眼迪伦，最后，克雷格都回到场内了，尼克却还在坚持。

十分钟后，他冲进会场。

"爸爸，我和鲍勃·迪伦说上话了！"

迪伦从车里出来，准备回到场上，尼克和几个掉队的人站在栏杆边，那几个人嘴里一直高声喊着："鲍勃！鲍勃！"尼克高举双手，然后默默鞠躬，就像是在对皇室成员献礼一样。鲍勃·迪伦转过身走向尼克，在尼克的T恤上签名，同他握手，并感谢他来看演出。

"他的手软软的，爸爸，就像奶奶的一样。"

我将那件T恤装进拉链袋里，替儿子把它保管好。

克雷格试图统揽大权，做他的严父，但是曾经的规矩都不再起作用了。露西和罗丝不想引火上身、不想被连累，而我则试着让事情恢复常态。那天早上，在尼克毁了他爸爸亲手制作的纱门并跑出去后，我们醒来发现卧房门上贴着一封信。

亲爱的爸爸：

我想为那天晚上的事情向你道歉，我不知道自己的行为会对你产生那样的影响。我无心伤害你，在经历这一切之后，我意识到这会背弃你对我的爱、你和我之间的友谊，以及你一直以来对我的信任。我非常后悔，后悔我让我们之间产生了嫌隙。我很珍惜这段失而复得的情谊，我也希望你知道我现在真的很需要它。你不知道我正在承受什么，我现在是一团乱麻，倍感压力、抑郁和困惑，情绪和行为都飘忽不定。我现在神经紧绷，无论是因为吸毒，还是渴望重新振作起来。我想我现在爱上了珍妮，这种情感让我五味杂陈、困惑不已。如果你看见我从家门口经过，请朝我挥手打个招呼。

爱你的，
尼克

每次看到"挥手打个招呼"这几个字，我都会落泪。

尼克十七岁的时候，便不再假装去上学了，他跑去和珍妮同居了。他们从中学开始就是朋友。按我的打算，尼克会来帮我打理装饰画的生意。他那时依然是个出色的画师，可以在这段时间内想清楚自己想要做什么。尼克不在家后，一家人都轻松了许多，生活也安定、平静下来了。我坚信，一旦他可以为自己的人生负责，那么他终有一天会清醒过来的。

但是事与愿违，比起"承担所有责任"，"失去所有监管"显然更能描述尼克当下的处境。由于药物滥用的情况加剧，尼克几乎不来上班了，有那么几次，我得去敲他的公寓门，朝他大吼，或者一直拍门，直到他的邻居不堪其扰，威胁说要报警。

不仅如此，他在工作上也频频出现失误，我不得不做减薪处理。我害怕最后必须得把他给开除，不知道那时他又会做些什么。我知道我该做个严母，让他为自己的行为承担责任，毕竟育儿电台都是这么说的。我的朋友问我有没有试过别的办法，但就是没人能懂一个道理——他们的温馨提示只适用于另一个世界的孩子。我早就失去做一个严母的资格了，我有的只是恐惧。我的世界是纸牌搭起的危楼——就像我儿时和表亲搭起来的那种一样——我不再去探寻哪里出了问题，而是往上垒起了更多的纸牌，假装它不会坍塌。

最近，我找到一封他旷工后写给我的信。

亲爱的妈妈：

　　我知道这都是我的错，我选择做一个失败者，就该承担相应的后果。我冥顽不化，愚钝不堪。我用了四年的时间来慢慢地实现自我毁灭，这解释了我为何恢复得那么慢。我的生活一团糟，我已经记不起曾经的好日子了，那些日子已成了我人生中的污点。

　　这段时间，我的精神失常和自杀倾向都有所好转，在此前的每一天，它们一直困扰着我。我只希望你知道，我的日子很难过，请你站在我的角度想一想，接受我的选择。

　　我讨厌我现在的处境，我希望能得到一个改过自新的机会，然后去艺术学院上学。等我到了一个适合我的环境，我一定能成为我所在领域的"领头羊"，为人类创造美，这就是我的义务。

　　在那之前，我请求你别漠视我的胡言乱语，因为我正在想办法摆脱毒品的控制。我也想照顾你、关爱你，因为我知道你为我和这个家牺牲了多少。

敬爱你的，

尼克

为什么当我读到"自杀"和"精神失常"的时候没觉察出异常呢？我甚至不记得自己读过这封信，后来我都做了些什么啊？

尼克和珍妮邀请我们去他们的公寓吃晚饭，看看他们是怎么装修的。尼克全程都静静地坐在沙发上，盯着屋里空空的角落。珍妮和我们聊天的时候很不自在，我们则慢慢地咀嚼着沙拉和鸡肉。吃完饭，我们马上就离开了。

"米里亚姆，他现在很不对劲。"克雷格在我们走回车里时说道。

"我明天给塞达家打个电话，他们有个靠谱的心理治疗项目，也许能帮到我们。"

几天后，珍妮给我打电话："米米，尼克表现得很诡异，我是说真的，你能过来一下吗？"

我赶到后，看到尼克坐在餐桌上，死死地盯着桌子看。

"他这样已经有两个小时了，一言不发，还一动不动的。"

"尼克，小尼克，"我的手不停地抚摸他的后背，"跟我和珍妮走吧，我们去医院，去凯瑟医院那儿看看他们能不能帮到你。"

他一句话也没说，起身向车走去。

来到凯瑟医院，医生把他带到一个房间里，给他做评估，认为他需要接受强制的精神病监护。他们告知我，我作为他的合法监护人，也是一个精神正常的人，可以决定什么时候带他回家。

我犯了一个巨大的错误，我将永远不会原谅自己。我记得当时我和珍妮蹲在医院外边。我们到医院外面去透透气，让脑子清醒一点。日落时分，车流滚滚，那时正是交通高峰期。我们身后的赛百味里，店员正在烤面包，散发出一阵若有若无的香味。那个高中时期曾经最受欢迎的男孩正躺在楼上，病房里摆了几束花，我能清清楚楚地感觉到他在那里。我在想，接下来该怎么办呢？我问了珍妮很多关于他一直在用什么药的问题，答案令我很震惊——从药物到烟雾再到致幻剂，无所不有。我还问她关于尼克一些行为的细节，到底发生了什么事情。

她说的每一件事都给我足够的理由将尼克留在医院。她向我描述他那些疯狂作画的夜晚，不断地引诱她，还有他频繁出现的幻想。然而，就算知道这一切，我也只剩下一种本能：不让尼克住院。让他住院等于宣告我的失败，这就像那种能让母亲抬起小汽车去解救自己孩子的超能力一样，只是这种超能力让我成了超级傻瓜。

我时常躺在床上，幻想着另外一种情境：我把尼克留在医院里，他得到了精心照料。那些医生很聪明，把一切都搞清楚了，知道他患了精神分裂症后，将他的强制留观延长了几周。他体内的药物和酒精都被代谢掉了，配合适当的营养疗法，尼克摆脱了精神疾病的困扰，开始了美好的生活。他健康长大，成了举世闻名的艺术家，还娶了个漂亮的姑娘，和她生下了几个孩子。他的生活也许会比我期待的更精彩。

事实上，我不仅让他出院了，还把他接回家里，我当时也不能接受他得的是精神病这一事实。我仍把一切归咎于毒品，并在懵懵懂懂之中不断否认。我真希望当时有人能给我一巴掌，对我说："醒醒吧！"不过，那一巴掌要到很久之后才会到来。

克雷格和我一直梦想着能以一个好价钱买下一块地，买在一个完全不同于拉奇蒙特的地方，一个我们可以安度退休生活的好去处。某一天我突然想到，那个地方也可以用于克雷格离家工作，这样我就有时间全心全意地照顾尼克了，于是当机立断，决定行动起来。

经过几次实地考察，克雷格最终在华盛顿州的乡下发现了五英亩[1]大小的好地方，附有一个谷仓和一栋建了一半的房子。那里离斯嘉丽家不远，我们去看外孙和外孙女也很方便。洛杉矶的房价飞涨，所以我们的净资产相当可观，又因为拉奇蒙特的房产而得到了足够的信贷额度，于是就买下了这处房产。终于，我不必再周旋于两个男人之间了。

1　1英亩约合4046.86平方米。——编者注

克雷格在新房子的装修上投入极大的热情，他喜欢待在那边。夏天的时候，我会带着女儿们一起过去，在房子外面露营。我们去湖边，去远足，去探险，吃过晚饭后还会一起下棋。尼克不在的时候，我们能像正常家庭一样，可以暂时过上寻常而轻松的安稳日子——欢声笑语不断，大家互开玩笑、畅聊开怀。

没错，即便知道潜在风险，我仍把尼克独自留在洛杉矶，就为了过几周安生日子。虽然情感上我无法为这种行为做任何辩护，但我依然这样做了。

那时，我没能注意到女孩们是如何看待克雷格的行为的，尤其是罗丝。她当时还小，只知道她的爸爸离开她了。这就是她的全部感受，我只顾着她的哥哥，没有看到黑暗正在她的身边聚集。

我记得几年前看过一部电影，里面的女人倒着穿过马路，结果被一辆迎面驶来的卡车撞得身首异处。那样戏剧化、令人叹为观止的拍摄手法，给我留下了深刻的印象。我的焦躁症开始发作，呼吸不畅，瞳孔上翻，脖颈突然抽搐了一下，情绪也随之紧张起来，越发觉得卡车在向我驶来。

我们仍在寻找答案。当尼克完成了戒毒项目后，我们被引荐给一位心理医生，他认为尼克抑郁了，药物治疗会对他有所帮助。他又把我们引荐给哈米尔医生，一个正在精神病科住院部实习的年轻人。

哈米尔医生高大健壮，鼻子有点歪。他的胳膊支在桌上，眼睛眯着，看着尼克、我和坐在旁边矮矮的扶手椅上的克雷格。"我得说一下，精神疾病会如同强飓风一样吹过你的生活，将一切都连根拔起，但也不是什么都没留下。"

"尼克，你对这次治疗有什么想法吗？"哈米尔医生问道。

"哦，我希望能在有沙发和长桌的办公室里治疗，如果地上铺的是东方地毯的话会更好，书架上最好堆满了书。"

克雷格和我交换了一下眼神，两人都摸不着头脑。哈米尔医生平静地点了点头，尽管他看起来也很困惑。尼克倾身向前，把胳膊肘放在桌上。

"对了，我的医生应该穿灯芯绒的衣服，你知道吗？就是那种肘部打了皮革补丁的，医生就该这么穿。对，他得是犹太人，兴许是伍迪·艾伦那样的。我就要这样的，还有，别忘了东方地毯！"

克雷格和我又看了对方一眼，尼克的要求还真是"另类"。

哈米尔医生对尼克有着独特的兴趣，他马上就开了处方：一系列对尼克大脑有益的维生素补充剂。我们一直都在想办法找出问题所在，现在终于有了进展。

十月初，尼克十八岁了，事态也发生了变化。我们不能再强制他接受治疗了，我们能起到的作用只是限制他。如果连限制都无法做到的话，我不敢想象他会变成什么样子。他乖乖配合的每一天都成了上天的恩赐。

月底的时候，我收到来自尼克的生日贺卡。制作自己的贺卡是我们的家庭传统，这张贺卡上用圆珠笔画着一些既诡异又略带色情的图画：有着枯瘦手指的老人耷拉着眼；女子衣冠不整，内脏从腹腔中掉落出来，嘴巴、眼眶里淌出滴滴鲜血。贺卡上写着：

> 您的儿子年满十八了，他希望能让您发自真心地笑出来。四十八年来您的不懈努力让人动容，凝结成达利笔下的永恒记忆[1]。

我很想用"很有创造力"来形容这张贺卡，就当它是一个青年正在打破艺术边界的创作，但我不能。所以，我给哈米尔医生打了通电话，他看过那张贺卡后认定这很不正常，意味着尼克的病情又加重了，并建议让尼克每两周会诊一次。

"难以置信，他居然给我那种贺卡。"我在电话里对哈米

---

1 《记忆的永恒》是西班牙超现实主义画家萨尔瓦多·达利创作的布面油画，现存于美国纽约现代美术馆。——译者注

尔医生这样说道。

"既然我们有了进展，你就得记住，米米，我们谈论的是疾病，而不是尼克本人。"听到这话，我就知道，一切注定不复以往了。

洛杉矶的十月仍残留着夏日的最后一丝燥热，有的时候会非常暖和，圣塔安娜焚风[1]往城市里送来炽热的气息。我当时正在为我们社区的一家餐厅绘制一幅大型壁画，为了赶工一直工作到深夜，所以餐厅几乎全天候开着门。克雷格远在华盛顿州，而姑娘们则留在家里。

我喜欢能安静作画的时刻。夜晚气温宜人，我的心情也很畅快。

哈米尔医生打来电话的时候还不到十点。我从脚手架上下来，走到外头的小巷里接听电话。外头可真漂亮，灯火璀璨，微风吹拂。哈米尔医生说尼克确诊了，是双相情感障碍。那时，我已经对精神病有所了解，不再需要他给我解释。

"他接下来得服药了。"医生说。

"要吃什么药呢？"

---

[1] 一种典型的南加州季节性强风，被称为"魔鬼风"，因扇动地区野火而臭名昭著。——译者注

"我想给他开些阿立哌唑[1]，这对治疗双相情感障碍非常有效。如果按时吃药，尼克就可以恢复正常的生活。"

"我们还要做些别的什么吗？"

"你得做好心理准备，他患的也可能是精神分裂症。"这位好医生这样告诉我，"但是先别自己吓自己了，就当他只是双相情感障碍，我们可以乐观一点。"

医生的话像针一样，一字一句都刺得我生疼，每一个字都像一记重拳。这并不是最终的诊断结果，结果也可能会改变。如果把精神疾病视为一个光谱，病人在上面的位置是不固定的。

我能感觉到血管里的血液开始加速流动，我的脑海里充满了各种疯狂的想法。盖棺定论了——我的儿子竟然有精神病？！

我像往常一样做着自己的工作，最后完成得也很不错。等第二遍漆完墙后，我走到水槽边，仔细地清洗我的画刷，然后拂去鞋尖上的水，把滚筒从手柄上取了下来，把它们通通都洗了个遍。然后，我回到画画的地方，确认自己没落任何东西，也没有颜料滴下来。确认完后，我把灯关上，把房门一锁，定好了闹钟。

---

1 用于治疗各类型精神分裂症。——译者注

药物治疗战

尼克不想吃药。"医生搞错了,"他宣称,"我压根没病。"他这反应倒也正常。由于尼克已成年,我们不能再强制他接受治疗,所以我们好说歹说,告诉他吃药只是为了让他大脑里的化学激素水平重归平衡,能让他好受一些;另外,焦躁和抑郁都会得到改善,生活质量也会得到提高。哈米尔医生为了让尼克不再那么抗拒,给他看了一些相关书籍和视频,告诉他吃药是件很正常的事情。我同他促膝长谈,脸色尽量显得和善一点,喋喋不休地同他谈论那些同样被精神疾病困扰的"能人巧匠"。

"牛顿,还有'海滩男孩'里的布莱恩·威尔森[1]。艺术家里有爱德华·蒙克、凡·高,还有泰德·特纳[2],他也有双相情感障碍。派蒂·杜克[3],他的病也没影响他的事业!天哪,还有丘吉尔,他是你爸爸的第六代表亲,患有抑郁症,很可能

---

1 上述乐队的成员。——译者注

2 美国传媒大亨。——译者注

3 美国演员、制片人、编剧。——译者注

也有双相情感障碍，但这没影响他从希特勒手里救下犹太人！你可是有犹太血统的！"

最后，只要尼克乖乖吃药，我们就会给他钱。我知道这和我们从前养育孩子的方式大不相同，但为了谨遵医嘱，有时不得不采取一些极端手段。哈米尔医生的确告诉过我们要跳出传统方式的限制，只有一件事情是最重要的，那就是让尼克按时吃药。他越早遵从医嘱，他那还未发育成熟的大脑便能少遭些罪，那么最后的结果也会好一些。"好的结果"，我从来没想过要用这个词语来形容我儿子的病情，后来这四个字成了魔咒。

每天，我都会把药片给尼克，再给他10美元。他的妹妹们对此很不满，她们之前吃阿莫西林的时候可没人给过她们钱。我也不知对此该作何解释。她们倒是知道尼克生病了，但是对这件事，我们的感受仍然很不真实，我们仍认为这只是我们生活中的插曲。毕竟，感冒的时候吃两周阿莫西林，病痛就都飞走了。

在监督尼克吃药这件事上，我是个新手。现在想想还真是神奇，我居然从未想过尼克可能会把药片藏在嘴里不吞下去，这种方法叫"贴颊"。我曾经在电影《飞越疯人院》(One Flew Over the Cuckoo's Nest) 里看见主角用这种方法，我觉得那部电影很好看。我和其他人一样，把瑞秋护士视为反派人物。麦克墨菲则是反叛英雄，马丁尼和布罗姆登酋长[1]是他的古怪队友。他们不过是饱受世俗世界误会和排斥的人。

医学博士 E.富勒·托里所著《战胜精神分裂》（*Surviving Schizoplrenia*）一书被视为关于该病的标准参考书。它已俨然成为我的《圣经》。在书的封底，他还列了一个名为"关于精神分裂的50本最佳书籍和15本最差书籍"的表。当我看到作者把《飞越疯人院》的原著列为"最差之一"的时候，你们可以想象当时的我有多反感。那位作者认为，《飞越疯人院》中的病人被塑造成受压迫者而非病患，鉴于情节是主人公在煽动病友一起对抗邪恶的疯人院，结局是布罗姆登酋长最后逃出了疯人院，从此过上了幸福的生活。而在现实中，那些病人大概只能同睡在天桥下和大街上的流浪汉为伍。

大麻的确会影响大脑发育，我确信是药物滥用导致尼克的病情加剧。如果他不曾吸毒，可能就不会犯病。当我意识到这一点，就要面对长久以来一直逃避的现实，我不光欺瞒了外界，也蒙骗了自己。就算记忆不甚清晰，我也知道我对尼克造成了不可磨灭的伤害。

尼克的情况并未出现好转。那是自然的，毕竟他没吃药，虽然我以为他吃了。他情绪激动，极具攻击性，开始从我的

---

1 电影中的人物，酋长为外号，该人物为印第安人。——译者注

包里和他妹妹们的房间里偷东西。

露西哭着跑到厨房，坐到餐桌旁，对我说："我有一件可怕的事要告诉你。"

"出什么事了？"

"妈妈……"她抽噎得说不出话，用手把脸掩住。

"露西，你说句话呀，吓着我了。"

"我到你的房间上厕所，看见尼克也在你的屋里，他正要从窗户溜走。"接下来，露西的声音变得尖锐起来，"他从你的包里拿了钱。"

这对她来说简直是太不可思议了，彻底颠覆了她的认知——她可永远都不会偷拿我的钱。

"妈妈，到底是怎么回事？哥哥怎么能这样？"

我的答案并不会让她好受一点。

我给两个姑娘都买了一个专门放重要东西的带锁储物柜。家里严格规定房门不许上锁，所以我只能这样保护她俩的贵重物品。

医生给我开了些赞安诺[1]，这只是短期用药，有助于缓解我的压力。那天我打开卧室卫生间里的抽屉，发现赞安诺不见了。我把它藏在抽屉末端，但还是不见了。是我弄的吗？我

1 用于精神类疾病治疗。——编者注

把卧室和卫生间翻了个底朝天也没找到。我知道，一定是尼克干的。

"尼克，"我大声喊他，"你过来。"

我坐在椅子上看着他。

"混小子，我知道是你干的。"他却无辜地看着我。"我给你机会坦白，如果你说实话，我就不怪你，但你要是撒谎，就给我小心点。"

我们盯着对方，我耐心地等着他的回复。

他全招了。

他一口气承认了多年来的一连串"罪行"，神父听了也会觉得大事不妙，有的甚至是我完全不知道的事。从冲动行事到犯罪行径，无所不有。他的招供让我失眠了。他承认了他犯下的所有错，就是不承认自己拿了赞安诺。我不知道哪件事更糟糕一点，是我提前说了不会责怪他，还是药真的不是他拿的？

多年后，我找耳环的时候在我的首饰盒里发现了那瓶赞安诺。

有时候尼克会在妹妹们跟前发病，没什么比这更糟糕的了。有一回，我们带了汉堡回家吃，并没有带他那份，因为不知道他也在家。他就让露西给他吃一口，露西把汉堡给他，他咬掉了一大半。露西抱怨了一下，他就把汉堡夺过来砸到了墙上。

通常情况下，没人能想到接下来会爆发争吵和斗殴，但我们家是例外，我们已经习惯了一些事物的优先级。没错，尼克这么做不对，露西也有理由生气，但是我们都知道首先要对付的是谁——克雷格。

补充一下背景：克雷格用他高超的工匠手艺打造了一个精致的厨房，所以他很在意厨房的情况。让人不能理解的是，他要求那里得一尘不染，在厨房里打翻食物是绝对不被允许的。不管疯没疯，尼克都心知肚明，不让情况变得更糟糕的最佳方案就是赶紧上楼去看晚间新闻。

"你们在下面干什么？"克雷格在屋里大叫道。

我们四个面面相觑，然后赶在他下楼之前把罪证收拾干净。我们抬起头，无辜地看着他，说："没事啊，怎么了？"

现在我和女儿们聊起这件事时真的会笑出来。看起来很好玩，其实不然。好像我们一家人在打仗一样，总是活在高压之下，害怕下一秒会闹个天翻地覆。露西有权生气，有权表达自己的不满。罗丝只是想吃她的晚饭。尼克出现了幻听，但是他的妹妹们却不能发声了。我们不再倾听对方的心声。

罗丝奉行的是明哲保身的法则——不出来碍眼；尼克的行为让人越发不安；我和克雷格冲突不断，两个女儿都得默默忍受着。她们看起来一切正常，在校成绩优异，人际交往和谐，生活中依然有欢声笑语，但是现有的安稳正在日渐坍塌。处在这种环境里，她们会有什么感觉呢？其实我不必问，她们自己已经告诉我了。

关上家门，我家这本难念的经既深不可测，又很特殊。我盯着邻居的窗户，仿佛它们是填字游戏里的单字，其他人可能也要面对家人吸毒或其他不良行为的问题，但是谁家要担心家里有个神经病呢？拉奇蒙特的街坊邻居就算没有我们，也依然能过着优渥舒心的生活。我只希望我不是唯一需要面对这种问题的人。我需要有人能告诉我，我并不是孤身一人。

多数人不知道的是，尼克疯癫的状态并不是一直存在的，有时好几周家里都相安无事。在这些日子里，我都认为是药物起作用了。有人告诉过我，双相情感障碍患者是可以正常生活的。我无视那些会让我丧失乐观的信号，但现在却不得不面对它们了。

这时候发生了一件挺奇妙的事情，我曾经的客户要我去她巴黎的新家画壁画。我和克雷格需要离开家，于是我们决定把尼克带上。这是一次将他带入新环境的机会，我认为换个环境对他的治疗是有益的。我们仨可以一起画画，可以尽情探讨艺术。

尼克在那段时间一直住在街角的宾馆里。我为了让他走出家门，给他付了六个月的房租，到期时时间刚好合适。周末打包好东西后，他把行李甩在家里的地板上，告诉我们："都挺好。"

"'都挺好'是什么意思？"我问他。

"我把宾馆的房子收拾得干干净净，一切都很好。"

"真的吗？不需要我再去看看吗？"

"不需要。"

就算他没疯，我也不信他的鬼话。我雇了一名保洁员，她叫玛丽亚，每周都会来一次。那天刚好她来收拾，所以把要用的东西都放到了车里，顺便去收拾尼克的宾馆房间。我知道那里不可能很干净，但还是低估了里面的脏乱程度。我永远忘不了可怜的玛丽亚看到屋内情况后的表情。她的表情和在恐怖片里女人知道自己大事不妙之后会出现的表情一样，我羞愧难当。厨房里堆满了剩饭剩菜和没洗的餐具，水池堵住了，浴室生满苔藓，我的儿子活得跟牲畜一样。关键的是，这还让外人看见了。现在玛丽亚也逃不掉了。收拾了几个小时之后，我和玛丽亚离开了那里，我们吓坏了，此后再未谈起此事。我觉得只要我不提，那件事便没有发生。我甚至没有去和尼克对质，我知道那样做毫无意义。

克雷格问我情况有多糟糕的时候，我告诉他："也没那么坏。"

我雇了朋友布伦达已经成年的女儿去陪伴露西和罗丝。

女儿们都很喜欢那姑娘，也很高兴她们几个女孩子可以单独聚在一起。尼克似乎都能按时服药，也很高兴自己能出远门。克雷格买了几顶贝雷帽，然后我们就出发了。

在巴黎度过的日子十分美妙。我们一起画画、观光，尝遍各种美食。一天晚上，我们在一家小酒馆里，尼克找了个借口说要上楼去洗手间。他去了很长一段时间都没回来。我对克雷格说："你要不上去看看他是什么情况。"

几分钟后，克雷格下楼来了，神情愉悦地说道："他好得很，别操心了。"

尼克走过来，拿起他的夹克，然后向门口一位年龄比他大点的女孩走去。他和她一同离开了。那天晚上，他躺在浴缸里，抽烟喝酒。第二天，我们仨一起去参观卢浮宫，欣赏里面展出的画作。我们仨沉浸在我们的兴趣爱好中，这种体验实在是太好了。

"看看咱儿子，把巴黎姑娘们都给迷晕了。"我说。

"他画得挺不错，你不觉得吗？"克雷格问我。

"当然了，"我说，"他真的很努力。"

"我在他这个岁数大概也会做一样的事情。"克雷格笑着说。

我也回了一个微笑："他真有才，是真正的艺术家，也许我们只是误以为他有精神病，他可能只是个举止古怪的艺术家，我们早该知道的。"回想起前一天，我们在描阿拉伯式的图案时，尼克手中的画刷在公寓的墙壁上掠过，脸上带着笑意。

"是啊，我们早该知道。"

站在拜占庭时期的雕塑前，克雷格看起来就像年长的尼克一样，有着宽大的后背。石像那象牙白的肩颈线条让我痴迷不已。

"我们去看看当代艺术吧。"尼克说。

"我不想看见杰夫·昆斯[1]做的东西。"克雷格说。

"我要是见到他真人了，保准会扇他一巴掌。"我说。

"我也是。"克雷格面无表情地说。

"你俩真是疯了。"尼克笑着说。

等工作结束，尼克和我一起坐飞机回家，克雷格则比我们早回去一天。我是被两名空乘人员叫醒的，他们拿着尼克的护照问我："您认识他吗？"我得承认，但下意识地想要否认，然后继续睡我的觉。

"认识，"声音有些磕巴，"怎么了？"

"他不愿意坐在自己的位置上，还一直想溜进头等舱。我们很不安，一些乘客也被惊扰到了。如果您能让他老实坐

---

1 雕塑艺术家。——译者注

好，我们就把护照还给他。"

"我来处理吧，我保证这只是一场误会。"我告诉他们。"误会"已经是我字典上的常用词了。

我赶紧走到尼克的座位旁边。

"你在干吗，尼克？你想把我们搞坠机吗？你知道'911事件'之后他们对劫机有多忌惮吗？"

"哦，他们不过是在小题大做罢了。"每当被批评时他都会这么说。我发现他的地毯被烟头烫得千疮百孔，当垃圾几个月都不清理时他也会和我说我是"小题大做"。

"是吗？好吧，把你的护照收好，老实坐着。已经很晚了，别瞎搞，伙计。"说完，我转身回到我的座位。

他故意大声地说："前面还有那么多座位，他们干吗不让我坐？"

我瞪了他一眼。之后当我醒来时，看到的不光是空乘人员，副机长也来了。

副机长严肃地说："情况很严重，女士，您儿子不好好坐在自己的位置上，我们没收了他的护照。等到了洛杉矶，我们会把他交给当地警察处理。"

我看着眼前的副机长，跟他说："无所谓，他满十八了，你们想怎样就怎样，我要睡觉。"我摆出一副若无其事的样子，试着说服自己尼克的问题只是暂时的，压下自己的惊恐，这些都让我身心俱疲。在说这话的时候，我已经全盘皆输了。

我现在没工夫搭理这些。

我不知道飞机落地前又会发生什么。但等我醒来时，尼克正好好地坐在他的位置上，手里拿着护照，面带微笑。我问他是怎么回事。

"哦，我与空乘达成了一致。"

"这是什么意思，你把护照拿回来了？"我松了一口气，但是又觉得自己行了不义之举，是个置人于不顾的叛徒。

"没错，"他说，"我同他谈了谈，把原因也告诉了他，然后就没事了。"

这倒是很有意思，哪怕他病得再重，在关键时刻也能施展自己的魅力。他有时能一句话也不跟我说，只是点头，但是等我们到了赛百味点餐台，他又能清晰地描述自己要点的食物。

"我要一份火鸡片全麦卷，不用烤。"

"认真的吗？"我询问道。

"两边都要蛋黄酱，可以多加些洋葱和橄榄吗？谢谢您。"

问他一千个问题，你也许只会得到一千声咕哝。但我要是少给他零花钱，我就会发现自己在和一个会计打交道。

"不对，妈妈，你周二多给了我5美元，但现在是周四了，你得给我10美元。"他据理力争。

"尼克，我周二还多给了你一包烟，你忘了吗？"我反驳道。

"那是上周的事情了，我上周周末就已经少要5美元了。"

最后是我妥协了，或者说放弃抗争了。我并不记得事情的真相，也许他说的是真的呢？

更重要的不是我态度坚决，而是他病情稳定。我常想还有什么尚未觉醒的病情，它们会在某一刻苏醒。难道我们就不能找个办法把他的精神病赶走，让他重获自由吗？

从巴黎回来后，尼克就搬回家里了，他也无处可去，他靠打零工、和朋友一起画画挣钱。我们在尼克九岁的时候搬到了诺顿，那里的房子更大，而且距离老房子不过两个街区。他的卧室是最好的那间，带有一个阳台。现在我们把电视房让给他，因为我们不想让他上楼。克雷格会在"农场"待很长时间，我们管那叫"农场"属实是过于乐观了。至于我，仍然认为，如果没人阻碍我，我就能把尼克的事情处理好。这时候我唯有保持这种信念。

我继续实施自己瞒天过海、粉饰太平的计策。这倒是帮了我不少，克雷格不再问东问西。尼克的房间也在发生着变化，他的癫狂处处留痕。他收集了一些跳蚤市场淘来的怪异的旧家具，也从路边捡来一些废弃品来补充他的收藏。他从克雷格的店里拿了把锁，把自己的房门锁上了。我把锁拆了，他就再拿一个装上。这种情况持续了足足一年。女孩们也要疯了，明明家里不许上锁的，我的偏心又让她们失望了。

我所谓的育儿经在里奇伍德便形成了。当时我认为自己是拉奇蒙特最棒的妈妈，有过不少风光时刻，其中有一件事让我印象格外深刻。尼克当时八岁，和露西吵个不停。露西不停地用球将尼克搭起的积木碰散，尼克对此很不满，罗丝那会儿还是个婴儿，我的头等大事便是保证她的睡眠。

"你俩能不能消停会儿？要是把妹妹吵醒了，我会生气的。"

于是，尼克便重新用他的绿色积木块搭拱桥去了。几分钟后，我听到了巨大的撞击声还有尖叫声。我怒冲冲地走回房间，让他们安静下来，但是他们已经打起来了。

大概是因为尼克年长一些，而且动手打了露西，所以我把他拽到厨房里。

"我刚刚说什么来着？安——静！"

"露西老把我搭起来的东西弄倒，凭什么光收拾我？"

"你是哥哥，你得给她做个好榜样。"我说。然后我吼道："这样子绝对不行！"我把他拽过来，然后打了他的屁股。等我意识到自己在干什么的时候我赶紧住手了，我自己也被吓到了。我和克雷格从来没打过孩子。

我让尼克回自己屋里去。面向海湾的窗户上映着我的倒影，我看到了一只野兽。

我长吸了一口气，走进尼克的房间。他盘腿坐着，伤心地看着我。

"尼克，我向你道歉，我发脾气了。你不该打露西，我也不该打你，我打你更是大错特错。"

他用深邃的棕色眼睛看着我，然后说道："没关系，妈妈，我理解。我只是很担心你，你以前没这样过。"

顿时，那感觉像丢进林中小溪里的鹅卵石激起的水花，像淅淅沥沥的春雨来袭——我发现他比我更体贴、更温柔。

"要不你去陪罗丝吧。"他说，"我会好好和露西相处的，妈妈，我会让她安静下来的。"

我坐在床边，盯着房门，他的聪慧让我佩服。我八岁的儿子正在帮我看女儿呢，这给我莫大的安全感。

在他开始失去理智的那段时间里，他的朋友依然会来找他，让他指点迷津。他的这种能力是受他父亲耳濡目染的结果，其他孩子的父母可不会跟他们的孩子讲费林盖蒂、聂鲁达和卡特兰[1]那样的创作者。在朋友眼中，尼克是天才，在他

---

1 费林盖蒂，即劳伦斯·费林盖蒂，代表作《心灵的科尼岛》。聂鲁达，即巴勃罗·聂鲁达，代表作《二十首情诗和一支绝望的歌》。卡特兰，即莫瑞吉奥·卡特兰，作品有争议。——编者注

疯掉之后，更是令人称赞的天才。

从巴黎回来后，尼克决定在我们的私家车道上开一家画室。他和朋友们常常工作到深夜，完成一些大规模的项目。他还把音乐声音放得很大，也不再做分配给他的家务了。他行事越发随心所欲，公开表示自己不会再吃药。女孩们因为我的差别对待对我生出了厌恶与怨恨。

姐妹俩如今开始相互照顾了。

露西、罗丝和我照常坐在桌边吃晚餐，只不过桌边没有她们的父亲和哥哥。大家都洗过手了。桌上的饭菜看起来很可口。烤鸡、蔬菜、沙拉，都是自己做的。大家笑着递过餐盘。小狗巴斯特正靠着玻璃门睡觉。突然，后院亮了起来，出现了无数光束，让人不由得眼睛一花，四个个头不一的青年正赤身裸体地玩油漆呢。当我们三人静静坐着的时候，他们在一大堆织物上闹腾。

然后音乐响了起来，是声浪巨大的即兴吉他演奏，有电音，还有其他不知名的噪声，震耳欲聋。通过玻璃滑门，我们看着亮如白昼、混乱不堪的后院，还有青年躯体在风中摇摆。我没法同时遮住两个女孩的眼睛和耳朵。

女孩们笑着遮住自己的眼睛，我跑到后院让他们停止这种暴露行为。

第二天早晨，我要求尼克去找份工作。这会让他有一个规律的时间安排，需要他足够靠谱，也许最终能让那个我所熟悉的男孩回到我身边。

"好的，妈妈，这主意真不错。我的确需要钱。我也许能到'碎布'[1]上班去，我喜欢那儿。"

"也行，你有认识的人在那工作吗？"

"我不确定，我得回去看看。"

尼克的确试着去那里找工作，但是那里不招人。但他没有放弃，而是日复一日地靠电话、信件去"骚扰"人事部的那位女士，还会时不时地登门拜访，他不接受被拒绝的命运。我的确教育我的孩子要有职业操守，永不言弃，所以我倒是能理解他的行为，这是他贯彻那些信条的方式。但是在"碎布"的员工看来，这无异于一种跟踪狂行为。

朋友吉恩打来电话，她当时正在和店经理约会。

"我不知道该怎么跟你说，你知道尼克想到'碎布'工作吗？"她问我。

"知道，但是他跟我说那里已经不招人了。"

"事情可不光是这么简单。"她告诉我。

我心里一紧，知道那辆卡车要撞过来了。

"他的行为已经让店经理很困扰了，我不得不跟你说，米

---

1 美国服装品牌。——译者注

米，我感觉很不好。"

"不，不，别道歉，"我说，"感谢你告诉我，有时候尼克会有点疯狂，我保证这只是一场误会。"

先做几个深呼吸似乎是个好主意，可是她到底说了啥？尼克决意要拿到那份工作，这很好啊。我只需要和他谈谈，告诉他我为他感到骄傲，只是是时候去试试别家了。

等到他终于回家了，我在他进屋前揪住他："尼克，我知道你很想到那里工作，我也赞成你去那儿工作。"

"是啊，我觉得经理喜欢我，我正尝试说服他呢。"

"但你知道吗？有时候你需要退一步，给别人留点做决定的空间。你要是逼得太紧，结果可能会适得其反。"

"好吧，我知道了。"

他默默地退回自己那方新生的疯魔世界里，关上房门。接下来的一周，他没再提这件事。

天色还挺早的，我刚送完女儿上学，吉恩的电话就打来了。

"米米，很抱歉这么早打给你，我听说尼克现在在店门外要求见经理，如果你不把他带走，店员就要报警了。"她听起来很痛苦，我想要安慰她。

挂掉电话后，我意识到这次没有时间做深呼吸了。我该怎么办？找克雷格？不，他在华盛顿。我给尼克打了通电话，留下一条语无伦次的消息。我知道我该马上开车去接他，但我不想一个人去。我给朋友吉尔打了通电话，她就住在街角。

"吉尔，是我，帮个忙吧。"

成年后，我从未直接去寻求过他人的帮助。一分钟后，她就到我家了。我们坐她的车去了"碎布"，但是等到了的时候，尼克不在那里。我当时确信他是被警察带走了。于是我们给吉恩打了电话，但是她跟我说是尼克自己走掉的。这多少给了我一点安慰。吉尔开车带我到处找，很多家庭主妇穿着睡衣看热闹。我们看到了他的身影，但随后又消失不见了。最后我们只得回家，在路上仍不停地给他打电话。

"要我进屋陪你等吗？"

我打开车门，一只脚已经跨出去了。

"哦，不用了，我没事。你还有工作要忙吧？今天真是谢谢你了，我只是不敢独自面对。"

到家后，尼克已经回来了，正在若无其事地吃着早餐。我拉出椅子坐下，清了清嗓子，请他抬一下头，我要和他谈谈。我告诉他如果他再跑到那家店去，他会有很大麻烦。我重述了一遍他写给店经理的信件里的扰人内容（是吉恩把那些信拿给我的）。信里的话倒不是威胁，都是些很寻常的句子，表达了他对工作的渴求，但字里行间让人不寒而栗。

他已经到了无论有没有发病，都已经不能正常表达的地步了，更别提像之前一样出口成章。他现在说的话常常是诡异而意味不明的。曾经以为是微妙而迷人的东西，如今成了他病情的写照。

"妈，某种真实和虚构的东西在不断强调一种强大的关系。"尼克吃完饭后说道。他身后的窗外露出了一截树枝，在我看来仿佛一道晴天霹雳。

我打电话告诉吉恩，尼克不会再去骚扰他们了。吉恩是那种时时刻刻都打扮得很完美的女人——头发、指甲、妆容，面面俱到，而我则截然不同。整个过程她都待我很好，态度亲和、言辞恳切。这件事真是太糟了，我们所在的社区很讲究面子，她从未让我难堪。尼克没有再去那家店，而她也没再提起这件事。

我小时候在睡衣派对上玩过一种游戏。其中一个小朋友躺在地上，其他人都会跪在她的周围，伸出两根手指，垫到她身下。然后大家在同一时刻把躺在地上的那个人抬起来，仿佛她是一根羽毛。每个女孩只需要伸出两根手指就能做到这件事。这就是女性团结的力量。

尼克的古怪收藏品把电视房、私家车道和后院都塞满了。他在草地上搭起了工作台，时常会有小孩睡在我们家的后门外，食物频频不翼而飞。尼克不让任何人进他的卧室。

克雷格回家的时候，尼克倒是会把东西都收拾干净。尼克的内心深处有一种强烈的渴望，希望能得到克雷格的认可，这种渴望似乎连他的病情都可以战胜。克雷格回家的时候我会竭尽全力为尼克的疯狂行径打掩护。再给我一些时间，我就都能处理好了。

女孩们很喜欢这些艺术性的场面。她们长大了，看她们同其他男孩互动也是件趣事。她们会在家里公开亲密互动，于是那些男孩会时不时地出现在我们家，那场面是只属于青少年的盛宴。

对此我完全无法插手，我的理念更接近于"打不过就加入"的模式。我能改变的只有自己的观念，所以我觉得我们家特立独行。让那些只顾体面的邻居见鬼去吧！我们可是一家子艺术家，有自己的生活方式。我会给自己倒上一大杯酒，幻想多姿多彩的生活。我所在的地方是一幅巨型壁画的中心，我靠着色彩鲜艳的宫廷风刺绣枕头，周遭都是年轻的画家和音乐家，他们正在进行创作。这种幻想真是奇妙极了。

有一天，我去确认尼克有没有把电视房的窗户锁上，看到他床垫下有一个拉链袋露了出来。我走过去，把它拉了出来，是两袋致幻菇，它们就躺在我的手上。我早该知道，他们从来不是有什么怪癖的人，不过是一群在后院的瘾君子。

我再一次动用自己颠倒黑白的天赋，谎称事出有因——

无非是"孩子大了，翅膀硬了"等托词，也没有告诉克雷格。我倒是和尼克对质了，但难以置信的是，我相信了他说的"那些东西不是我的"的鬼话。他说的话正中我下怀：这些不是真的，我就想听到这个。我把药物扔进马桶冲走了。

但是他在家里吸毒这件事始终让我无法释怀，既然这已成事实，我就不能让姑娘们继续处在这种环境里了。我不再允许别的孩子跑到我们家聚会，这使得尼克又陷入无聊之中。他那些倒霉的朋友要么返校了，要么又去了别的地方鬼混。两个姑娘也在秋季返校了，成绩依然优异，这倒是让我松了一口气。

我不知道该拿尼克怎么办。我既没办法让他按时吃药，也没办法让他戒毒。我一直处在惊恐之中，我害怕如果自己真的把他赶出家门，他会做什么，所以我决定把他送去念大学。现在看来我当时真是不知天高地厚，他怎么可能顺利毕业，又怎么可能拿得到奖学金呢？

我搜了一些相关信息，找出那些特殊人群也可以进入的文理学院，这种学校兴许能提起他的兴致。由此发现了位于华盛顿奥林匹亚的长青州立大学[1]，这所学校有跨学科的艺术

---

1 这是一所另类的文理学院，五分之二的新生都有资格获得佩尔奖学金。——译者注

导向项目，面向那些本身不符合标准入学要求但是通过其他合法途径展现出天赋与才能的本科生。我打电话给他们的招生办，并投递了申请资料。

"长青州立大学可是上了'改变人生的大学'榜单的。"我告诉尼克，"这所学校真的很不错，最主要的是它的艺术类专业很出色。学校离爸爸的工作单位也近，你周末的时候就可以去看他。"

尼克的孝心与内心的追求迫使他接受了我的提议。我填好了所有的文件，我们一起做了一份出色的作品集。尼克写了一封自荐信，陈述了他们为什么要录取他，上面写着：我知道我浪费了许多机遇，我想要创作举世之作，请给我一个机会……我看了一眼，决定把这些字删掉，但之后发现其实留着也不错，他写得很符合实际情况。我们在信封上贴了邮票，然后开始祈祷。

几周后，学校的回信到了。尼克站在门厅，紧张地将信封撕开，然后大声读出信上的内容："亲爱的尼克同学，我们在你身上看到了无限潜力，并允许你参与特别招生计划。"

信中接下来提到他如果想被录取，就得遵守的条件：头三个月是试用期，还会给他配一位监督顾问。为了不破坏气氛，我小心翼翼地表达了我的狂喜。

"你觉得这怎么样？"我问，"要不要考虑一下？"

"这不是废话吗？"他把信纸拍在桌上，"如果真的有大学要我，我当然去啊。"

我打电话给克雷格，把这个消息告诉他。我们在屋里欢呼雀跃。我想要给尼克一个拥抱，但是他躲开了。姑娘们笑得也很开心，她们的哥哥要去上大学了。

与此同时，愧疚充斥着我的内心，我知道这一定行不通，但在绝望而又心神俱疲的时候，一切都被突如其来的喜悦和不切实际的幻想占据了。我需要解脱，需要一点希望。当我们为他进入校园做准备时，尼克在打包行李的时候表现得一意孤行，他会在每件细枝末节的小事上同我争吵。他固执己见，异常抗拒我的提议，好像我会害他一样。

"我的生活我做主，妈，不用你告诉我该干什么。"

我让步了，尼克总归是找回了一些生活上的自主权。

在出发的前两周，他说他都收拾好了，路上要多花点时间，兴许会顺路去探望一下斯嘉丽。

"然后我就去和爸爸一起住，他懂我。"

迟来的耳光

我对接下来那段日子里发生之事的细节记忆甚深，已经深到了恐怖的地步，那些记忆每每在睡前都会侵蚀我的大脑。奇怪的是，这些记忆中有很大一部分是模糊的，它们像滚落的雪球突然停了下来。从尼克出家门到他回来的那几周，就像纷飞的"雪球"一样，只是没有雪，也没有粼粼雪光——只有我们的生活，在一片一片地分崩离析。

在车道上，我和女儿们像寻常人家一样同尼克挥手告别，等彻底看不见他之后才进屋。随后，我们立马去查看了尼克的"老窝"（我们那时管他所在的电视房叫"老窝"）。里面的景象把我们看傻了：姑娘们被偷走的东西，用过的避孕套，等等，都在里面。最后，我把屋里的东西一件一件地丢掉了，连地毯也没放过。

我把天花板漆成淡淡的蓝色，墙壁则漆成米色，沙发也换了一张米色的。这里需要补充说明一下，米色在我们家是有特殊含义的。我们夫妻俩都是很看重色调的人，对各种各样颜色的运用驾轻就熟。如果墙壁是浅色系的，那就只能是白色，而非米色。米色让我们生厌，它意味着保守、妥协、中立。所以我刷墙的时候，两个姑娘都看呆了。我把尼克的"老窝"搞得像心理医生的候诊室。我只想把他在房间里留下的痕迹通通抹去，让它重新焕发生机。

在半路上，尼克就被警方逮捕了，我猜原因大概是他吸食大麻以及对警察的恶劣态度。在看守所被关了整整一夜，不知为何尼克又被释放了，但是驾照却被没收了。

本来说要尼克和他爸爸多待一段时间，但他只待了两天。他对我也心存不满，在那里的第一天，多数时候尼克都在向他的父亲抱怨我。

"米米，他说你的坏话，说你构陷他，挑拨我们的父子关系。"

随后，他就把自己关在房间里，抽烟喝酒。尼克很善于适应新环境并把那里变成其他人忍受不了的地方。

"我该怎么办？他不愿意出来。他这个样子上得了学？"克雷格独自一人在谷仓的时候，打电话跟我抱怨道。

"他能做到的，我们只要再帮他撑过这周就好了。"

"我觉得疯了的人应该是你吧，费尔德曼！"

"我说真的，他想干的事都能干成，只要按时吃药就行。"

"你在做梦！"

"求求你，克雷格，我已经不知道还能怎么办了。"事实上，我在乞求他，请他看在我的分上，看在他自己的分上，看在我们儿子的分上。

第二天，克雷格就对尼克下了最后通牒。于是尼克把行李装回车上，冒着大雨开车走了。

马里布那天的天气极佳。我正在和朋友享受美好时光的时候，电话响了。

"妈妈，我不知道怎么办，爸爸不由分说地就把我赶出来了，我现在无处可去了。"尼克跟我说。

"等会儿，你说什么？"这句话已经成了我的口头禅。

"我现在在塔姆沃特，但汽车旅馆不让我入住，因为我的驾照让警察给扣了，我不知道自己该怎么办。"

"塔姆沃特，你在说什么？等等，关警察什么事？"

"那不怪我，妈妈，我只是和其他人一样在车里点了檀香，结果那帮愚蠢的乡巴佬以为我在吸毒，你敢信吗？"

我的确敢信。他话音刚落的那一刻，我的胸口就一阵紧抽，就是大家常说的心脏病发作时的感觉。接着，我又听到了他的狡辩——关于其他人误会了他、小题大做之类的长篇大论。

我的朋友此时正在海边的小屋里，享受午后美好的时光。他们好奇我跑到哪里去了，殊不知此刻我正蹲在沙滩外的公共停车位边上，像个疯子一样压低声音，朝着翻盖手机连珠炮似的飞快发问。我打电话给塔姆沃特的一家汽车旅馆，用我的信用卡给尼克订了一间房。

"到那家旅馆去办入住，别给我惹事。"我告诉尼克。

小麦色的冲浪者乘着破旧的客车飞驰而过，附近停着一辆在阳光下闪闪发光的兰博基尼。天空万里无云，我所在的地方可以看见沙滩和碧蓝的海水，但我就是提不起精神。我把手机夹在脸颊和肩膀之间，在手包里找笔。我有预感，一些不好的事情马上就要发生了。

我现在只想一头扎进那诱人的海水里，让海浪尽情冲刷我的身体，而不是和我的丈夫聊我们那疯掉的儿子。于是，我决定在回家的路上再跟他讲这桩事。我把信用卡塞回包里，面带微笑地朝朋友们走去。

那颗雪球还不够大——接下来的一周我被各种电话、争论和安排塞满了。尼克在搬进宿舍前一直待在汽车旅馆里。克雷格感到五味杂陈，又气又恼，还很愧疚。

不知怎的，尼克的驾照被寄到克雷格那里去了。他驱车来到尼克所在的旅馆，准备把驾照还给他。但尼克拒绝给他开门，天知道他在里面干什么。过了四十五分钟，克雷格放弃了，把驾照从门缝里塞进房间后便离开了。

"挺好的，他已经拿到驾照了，等开学了他会需要这个的。"我佯装无事发生。

再听到尼克的消息时，他已经搬进宿舍了，但他不愿详谈，只是含糊了几句。

"我不喜欢我的室友，"他说，"他们比我小太多了，就知道办派对。"

"你好好上学就是了，总会找到合适的朋友的。入学手续办得怎么样了？"

"我倒是挺喜欢我的顾问的，学校里还有不少艺术课呢。"

就这样，几次驴唇不对马嘴的谈话过后，我又找到了一些保持乐观的理由。当时是周五，尼克下周一就要正式开课了，我屏息以待。

当时我忙着完成一幅大型壁画，所在的大楼还未完全建成——这是我一贯的工作环境。我戴着安全帽，穿着钢趾靴，把工具放到棚子里。克雷格正在他的店里忙活，我能听到台锯发出的尖锐声音，也闻到了空气中锯末屑的怡人香气。我痴痴地站在原地，沉醉在这种莫名的幸福感中，不愿梦醒。摆好颜料桶后，我在把滚筒挂起来的时候听到电话响了，铃声是鲍勃·迪伦的《永远年轻》——露西专门设置的来电铃声。

"妈妈，是我，尼克。"他语速很快。

"嗨，尼克，周一就要开课了，激动不？"我问他。

"可能是吧，我问你件事，妈妈。"

"好吧，你要问什么？"

"我的亲生父亲是谁？"

"你说啥呢？"

"妈，我知道克雷格不是我亲爹，我亲爹是鲍勃·迪伦吧？我知道的，你一直瞒着我，但现在不同了，你得跟我说实话。"

当信息量太大时，人体不得不关闭一些机能，就好像人在截肢后会陷入休克一样。"这也太荒唐了，我还要把梯子装好，没空搭理你。"挂了电话后，我重新开始忙活起来。这件事我谁也没告诉。在那段时间，如果把什么事都公之于众的话，它就成真了。

当天晚上，尼克又打了一次电话，我没接，直接转到了语音信箱。

周六下午，我和克雷格在我们最喜欢的墨西哥餐厅吃饭的时候，尼克又打来电话，这次我接了。

"妈妈，你肯定想不到我在奥林匹亚市里看到谁了。"

"谁？"

"保罗·西蒙[1]！他开着一辆劳斯莱斯，他一定是来这边

―――――

1 美国音乐家、创作歌手、唱片监制。——译者注

开演唱会的。"

至少他这回没说保罗是他亲爹，我是说，他这次说的至少是人话。保罗的确有可能去奥林匹亚，至少尼克这次没有疯疯癫癫地胡言乱语。

"酷极了，你准备好周一开始上课了吗？"

"他听起来如何？"正在吃玉米条的克雷格对我做了一个口型。吧台的兰切拉音乐[1]歌声悠扬，头顶的旧风扇正在吱呀作响。

"有点狂躁。"我捂着电话跟他说。

"准备得挺好的，回头再打给你。"尼克听起来兴致颇好，语速很快。我没问他上次鲍勃·迪伦的事。

周日和以往的寻常日子一样，昏暗的光线懒洋洋地照进房间，窗户半掩，窗帘被轻柔地吹起。床上只有我一个人，克雷格去做礼拜了。我起身，环顾了一下四周，天光明亮。屋里还是原样，这种感觉真是久违了。我穿上睡袍，准备去门口拿报纸。昨夜虽说下了雨，但是街道看起来并没有被雨水洗刷得干净一些，只是湿漉漉的。

克雷格从教堂回来的时候女孩们还没起床。他上楼换衣服去了，我则坐在餐桌边看报纸。突然前门传来了"砰砰"

---

1 墨西哥传统音乐的一种流派。——译者注

的敲门声。谁大清早的来我们家？

我瞥见伸向门把手的手。我喜欢我那双像干粗活的人的手，它让我不会忘本——我的祖父母是匈牙利人[1]，我同拉奇蒙特的其他阔太太不一样，从来不做手部护理。把房门拉开后，我抬头看见的人却是尼克。

他比离开家时要瘦一些，看得出他这段时间也不曾剃须理发，身上穿着一件像印度长袍的衣服和棉质长裤。他右手腕上的伤疤被一个巨大的红色钻石纹身盖住了，脸上挂着大大的微笑。

"嗨，妈妈。"

太阳出来了，把站在门口的尼克照得光芒四射。台阶下的路依然带着些水汽，但街上的道路反射出金属般的光泽。说好听点，漂浮着油脂的水沟正呈现出彩虹的颜色。尽管场景如此闲适安逸，我却看到了世界正在缓缓崩塌，那颗雪球滚落了。

"尼克，你怎么会在这？！"

我的脑海里立马闪过无数种可能。他昨天不可能是在奥林匹亚看见保罗·西蒙的，那离家太远了。他是没有真的见到保罗，还是他当时并不在奥林匹亚呢？这重要吗？他还能

---

1 匈牙利的平原很适合耕作，作者这里指自己是平民出身。——译者注

按时到校上课吗？"

他不仅留了胡子，还做了文身！克雷格看见了肯定要发火的。我在脑海里快速地计算了车程，他打电话的时候也许在旧金山，他应该是在那看见保罗的，这听起来合理多了。不对，有什么合理的？他的说辞真的能信吗？我是出什么毛病了吗？更严重的是鲍勃·迪伦那件事。

当你的孩子疯了之后，你就不能像寻常人一样思考了，你得具备一种全新的分析能力，生活变成一堆需要分类的待洗衣物：什么是疯话，什么是真话，什么是精神错乱的表现，就像洗衣服的时候需要把纯白色的衣物和其他颜色的衣物分开一样。

"没什么事，妈妈，"尼克边说边走进屋里，"我只是想在开学前过来看看大家。我决定把我的车卖了，寻思在这边卖的钱会多一些，所以我决定今天就把它卖了，晚上再坐飞机回学校去。"他的眼神闪烁，语气断断续续的。

这会儿姑娘们和克雷格都在客厅里。

"你说啥呢？！学校明天就要开课了！"我尖声说道。

全家人都进了餐厅，我们要搞明白到底是怎么回事。尼克只是说一切都很好，克雷格说他就知道尼克会把事情搞砸，而我只想知道怎么能把尼克按时弄回华盛顿，露西和罗丝只是沉默不语。尼克说他累了要休息，便拿了一杯水，随后走进那间被我刷成米色的房里,把门甩上。

我听到了一声巨响,尼克把水杯从窗户丢了出去。他冲进厨房,大声地说克雷格不是他的亲生父亲,他把自己关于鲍勃·迪伦的设想说了出来,姑娘们害怕地听着。此外,他还跟我们说他生了个孩子,但我们把他藏了起来。

"我知道崔佛·舍利丹是我的儿子,"他大吼道,"别再骗我了!"

他说的这个男孩住在街角,只比尼克小八岁。这年龄差比起他那糨糊般的逻辑更加恼人。

他出了很多汗,眼睛怒睁,可以看见所有的眼白包围着他那暖棕色瞳孔。那样子很吓人,曾经饱含善意的眼睛如今却吓得我往后退了一步。

"够了,"克雷格咆哮道,"你不能想来就来,乱打乱砸,吓唬你的妹妹们和母亲,还嚷嚷着这些疯言疯语!我已经忍无可忍了。滚出去,从我家里立刻滚出去!"

我不知所措,只希望这一切没有发生。那么多日日夜夜、岁岁年年,所有的努力,好不容易他现在能去上大学了,我想象中的大团圆结局此刻在我面前幻灭。

"听你爸爸的话吧。"我告诉尼克,毕竟我已无计可施了。

全家人都站在那里,像西部牛仔一样,面面相觑。想起和珍妮一起在医院外的那天(闻着面包的香气),我当时没能鼓起勇气让他住院，却没人把我扇醒，冲我喊："醒醒吧！"
而今天，露西这么做了。

"等等！爸！妈！你们这是在干什么！你们不能就这样把他
赶出去！他可是你们的儿子啊！你们得帮他！"她讲话的语气
清晰而坚定。

"我想让他滚。"克雷格大声说道，"我不允许家里出现
这种事。"

我看着露西，她看着我。"他得去医院。"露西语气坚定
地说。

我在顺从丈夫和面对尼克的病情之间犹豫不决。

"走吧，尼克，走吧，我们带你去医院，医生可以帮你
的。"我考虑再三，由衷地说道。

但尼克不愿意，他要去杜马角¹找鲍勃·迪伦把事情都说
清楚。露西和我答应他说如果他先去凯瑟医院，我们就带他
去找鲍勃·迪伦。随后，我们就出发了，留下克雷格和罗丝
在厨房里目送我们远去。

关于罗丝当时脑子里在想什么，我恐怕只能靠想象了。
在我小时候，有个表哥会把我拽着转圈，直到向心力使我脱
离地面。周围的人都会大笑，所以我想这件事大概是有趣的。

---

1 位于马里布。——译者注

但事实上，我只觉得头晕目眩，等他把我放下来，我得过好几分钟才能缓过劲来，不敢走动。我想，当时站在餐厅里的罗丝大概就是这种感受吧。

我的大女儿帮我办理了尼克的住院手续。他当时举止疯癫，也许是因为他吸了毒。就算他有过心理问题，就算他曾经去看了心理医生，就算他曾经有妄想症，我也觉得是毒品导致的。

他们把尼克关到门外有守卫的房间里，这是当前处理精神病人的标配。在被心理医生评估之前，他不能离开寸步，而我们只能在外面等着。

除了哭泣以外，我丧失了一切语言能力——不能问问题，不能说清楚我儿子到底怎么了，甚至连自己的名字都说不出来。幸好露西做到了。绝大多数时候我都在为此事向她道歉，她只是回复我："别跟我道歉。妈，我们是一家人，就该照看彼此。我很好，别操心我了。"

在我们等心理医生来的时候，我在走廊里，有一刻就像爆炸案的受害者一样。一位女士推着装有毛巾和其他补给物的小车路过我的时候，我依然思绪缥缈，沉溺在惊吓之中。一分钟后，更衣室的门打开了，那位女士把我拉了进去。

"坐下，亲爱的。"说着，她把一个桶倒过来，给我当座椅。

现在是怎么回事？露西在外面应付着医生和护士，而我却在清洁工的更衣室里坐着。

"听我说，我要告诉你一件事。"她直勾勾地看着我说，"我老公和你儿子一样也生病了，情况一样糟糕。那些医生就是一些自视甚高的王八蛋，什么忙都帮不上。你得坚强，亲爱的，你是他亲妈，别让别人推着你走。我知道你现在只想哭，但是你不能就这样消沉下去。"

她伸出臃肿的胳膊抱住啜泣的我，然后把我推开，说："他的病不会自己消失的，现在你不要再浪费时间祈祷那不是真的了。"说完，她抓着我的手，很快又松开，然后就走了。

医院很大，很现代化，最近才翻新过，设施都是新的，壁画新颖前卫，铺的是仿木地板。在走廊的尽头，我的儿子被绑在床上，门外站着守卫，等待着心理医生来判断他到底疯没疯。

我的周围满是病人、伤者、慌乱的技术人员和治疗师。年老的女士们在哭泣。隔壁尼克房间的人呻吟着，我无法想象他此刻正在承受的痛苦。那天晚上医院肯定有人去世了，血流得到处都是，从血管和动脉溅射出来的血液冷却后凝固在地上。身处这种环境，我独自一人坐在更衣室，很惊恐，却在一个负责叠毛巾的清洁工怀里得到了安慰。

不同以往，这一次我毫不犹豫地选择让尼克留院观察。我希望尼克留在医院里查明病因，等到痊愈后再把他带回家。我和露西在医院花了四个小时，填信息，签名，然后离开。我们不带尼克去找鲍勃这件事让他很生气，但是他似乎并不介意我们把他留在医院里。凯瑟医院的心理病房住满了，所以尼克得转去大学附属医院（附属于凯瑟医院）。讨论两家医院的条件后，我已是精疲力竭，随后便回家了。有什么区别呢？我又该如何评判？难道还要给疯人院评三星、四星吗？事实上，我只想一走了之，觉得自己简直罪无可恕。

跟家里说明情况后，我带罗丝去了西夫韦[1]。到熟悉的地方去逛逛的感觉实在是太好了，我可以给家人买点健康的食品，假装一切正常。我拿起奥利奥的时候，店里正播放着舒缓的音乐。

"罗西，买点这个当零食吧。"

怪不得罗丝长大后那么讨厌我，我什么都瞒着她，她一定觉得我是个疯子。

在奶制品区附近，我遇到了带着几个女儿的布兰达。

"嗨，米米，近来可好？"她问。

"我刚把尼克送到精神病院了，现在来杂货店买些东西。"

---

1 美国连锁超市。——译者注

我想我大概是在强迫自己去接受这一事实，但是这肯定给布兰达造成了心理阴影。她当即就沉默了。我们匆匆地聊了几句。我不知道自己当时是想躲着谁——是孩子们，还是店员们？布兰达是个好人，她听完后深表同情。在那之后，我回到家里，做了托斯卡纳风味的意大利面和肉丸。

那天晚上，尼克被转送到一家小型医院。第二天早上，我和克雷格做的第一件事就是开车去那里。那里的环境不错，就像公园一样，没有持枪警卫。也许情况并没有那么糟糕，也许这里的医生知道该如何治疗尼克。我们被介绍给卡拉米乔斯医生，他说尼克要先接受七十二小时的收容。这段时间里尼克会被观察和评估：如果药物可以让他稳定下来，他就可以回家了；如果不行，就会继续待在收容所里。

我问了很多问题。我给医生讲述了尼克的所有事情，但他似乎并没把它当回事。这并不是我第一次体验"稳定病患""批准出院"的心理健康治疗流程。他们只是想确保病患不会给周边带来危险（通常是用药实现的），然后就把他们丢回外面的世界。

走廊很长，我们过了好几个自动门才到探病室。尼克安静地坐在一把椅子上，面带微笑。克雷格重复了一遍医生叮嘱的细节，然后问尼克是怎么看这件事的。

尼克向后靠，抬起他的脚让我们看，咧嘴笑着说："看啊，他们把我的鞋带抽走了。"

我想大多数人都会被这其中的意味吓到，但不知为何我们却都笑了。悲伤深藏于下，而笑声就是外面的皮毛。

"他们可能以为我会上吊呢。"尼克说。

我们也只剩下这种玩笑可开了。寻常戏剧中的禁忌在我们家俨然成了唯一谈资，所以我们都笑了起来。

告诉他要配合医生查明病因之后，我们便走了。第二天我再去看他的时候，他已经好多了，药物开始起作用，他说的话也变得合乎逻辑了。第三天我们到医院后，他们告诉我们尼克的情况已经稳定下来，按照法律规定，他们得放他回家了。双相情感障碍的诊断大概率没错，但还是推荐他继续接受治疗和观察。他们给尼克开了一些安定药物，然后祝我们一切顺利。

走出医院的时候，我没由头地来了一句："等等，我们来拍张合照吧！"

一位路人帮我们在医院门口拍了照。尼克被我们搂着，站在我和克雷格中间，大家都面带微笑。我不知道那张照片如今何在，但我会把它归类到"糟糕的主意"里。

"好了，大伙，我们得商量商量。"克雷格说。

我们费了好大的劲才让尼克明白他生病了。

"尼克，这没什么不好意思的，不过是激素紊乱而已，是可以治好的。"

"就像得了糖尿病要打胰岛素一样。"

我们向他保证，长青州立大学会给他延后一个学期上学，在这段时间里我们会给他提供最好的心理治疗，让他按时吃药。等到这些都做完之后，他就能回去上学了。

"我不要，我现在好得很，我收拾收拾就能去上学了。"他说。

我解释了半天，但是他快二十岁了，能自己独立做决定了。

"尼克，"我说，"我跟你说清楚，我和爸爸不支持你这么做，这主意糟透了。你要是执意如此，就别怪我们再也不管你了，毕竟学费已经付过了，所以你得找份工作养活自己。"

"好的，妈妈，我知道了。相信我吧，我能搞定的，你到时候会为我感到骄傲的。"

"尼克，要是你做不到，你就不能搬回来和我们住在一起。从今以后，你只能靠自己，你确定你准备好了吗？"我这样问只是希望他能留在家里。

当我们向机场驶去时，正午的阳光正洒在我们的车上。在洛杉矶，一般没人会只盯着一个地方，但就在那一天，我真希望时间在那一刻停止，那里的路很宽敞。三个人在车上激烈地讨论着尼克的计划，畅想着他在学校里能有多厉害。我冲旁边车里的女士笑了笑。一只鸟飞过云霄，我们把车停到停车位，放下我们要离家的儿子，拥抱了他，告诉他我们爱他。

之后，我和克雷格去看了一场电影。当时是周四的中午，但是我们去看电影了，因为不知道还能做点别的什么。

尼克在学校只待了一周，我想我永远也不会知道那段时间到底发生了什么。他选了个辍学的好时机（能把他的学费拿回来），然后搭上了去洛杉矶的火车。

我也不知道他那些带走的行李去哪儿了，我能想象到那些行李撒落在美国西海岸的铁轨边上。看，那是我和露西怕他孤单给他做的相册，正静静地躺在某棵树下。那是什么？是他高中时的照片，照片中的他正躺在河边的石头上。他的腕表又是怎么跑到波特兰车站[1]外那位女士手里的？尼克上火车的时候，只带了一个行李袋和一个盒子。

克雷格和我坚持先前不让尼克回家的决定。没人能再假装一切正常了，我们只能同时报以恐惧和爱意等待着。

1　位于俄勒冈州。——译者注

在尼克二十岁生日的那天早晨，我出门工作去了。尼克当时还没到洛杉矶，所以我觉得自己应该照常去工作。我把车开到洗车店，在排队等候的时候，尼克的电话打来了。

"喂?"我试探性地打了个招呼。

"喂，"电话里传来了女人的声音，"我在华盛顿车站捡到了这部正充着电的手机，他们说一个年轻人赶火车的时候把它落下了。"

"你怎么会给我打电话呢?"我问。

"哦，我是在通讯录里找到的，你的号码备注着'妈妈'，我想您肯定是最担心他的人了。"

"哦，真是太感谢你了。"

我们断断续续地聊了一会儿。她说她会把手机邮寄过来，我跟她说邮费我出，并坚持让她把地址给我，她告诉我没必要。

"我也是当妈的人，亲爱的，我知道那有多难。"她说得那么真挚，让我羞愧难当。

"我不知道该怎么办了。"我向一位陌生人倒苦水，"我不知道该怎样才能帮到尼克。"尽管她人很好，但是她也没能提出什么建设性的意见来。这段时间里，我四处寻求答案。在停车场看到求助电话的时候，我会抑制自己跑过去的冲动，我多想捡起话筒，问一问："拜托，拜托，我该拿我儿子怎么办才好？"

第二天，尼克到了。我们告诉他东西可以放在家里，但是他必须离开，他得去别处住。于是，他暂时留宿在他朋友杰克在里奇伍德的家里。早在童年时期，他问我关于影子的那些问题时他就开始和杰克一起玩了，他们是发小，一起蹒跚学步，一起骑自行车，如今都成了大人。

尼克手里还剩了些学校退的学费。几周后，他在社区里租了一间公寓。他还时不时地打些零工——打扫后院、作房屋装饰画之类的，看起来消停了一些日子。但他把药停了，说他想试试只靠自己能不能行。他已经二十岁了，我不能逼他吃药，我难道还以为他的病能自行消失吗？

"妈，我还想去上学，我昨天给那名顾问打电话了。"

"是吗？"

"真的，他说会有点难，但要是我能振作起来，然后有医生开的处方的话，他就会帮我。"

"但是你按时吃药了吗？"

"我打算开始按时吃药了。看着吧，我不会让你失望的。"

我拭目以待。

病情毫无起色

大学风波后，尼克的日子安稳了一段时间，家里的气氛也更祥和了。斯嘉丽带着刚出生的孩子来看望我时，尼克依旧行踪不定、性情狂躁，但他似乎正忙于过自己的生活，也不再妄想了。他开始痴迷于"健身塑形"，经常被人看见穿着小骷髅图案的泳裤在社区里慢跑，因此身材变得有形了。他又开始和朋友交往了，我将此视为一个好现象。

尼克在打造自己的公寓上花了很长的时间。看了某一集《宋飞正传》（*Seinfeld*）[1]后，他决定效仿故事情节搭出几个安装台来。我带他去市中心的服装店买需要的材料。

"看看这时髦的造型，妈妈，你觉得如何？"

"真酷，但你确定这点东西值得你花这么多钱吗？"

"对艺术家来讲，创作环境很重要，这点你是知道的。"

尼克小时候的画都是写实的，等他上了高中，对农场和动物的兴趣又让位于静物图。他画的人体模特图曾让他被选

---

1 美国全国广播公司（NBC）播放的电视剧。——译者注

中，成为参加一项南加州大学特别项目的十二名学生之一。曾经他笔下的躯体坚实而有力，现在他在画作中的可识别图像中混入了非常抽象的视觉图案，用色大胆而又充满活力，使人看了为之一振。

我们坚持让他按时吃药，但是他拒绝了。尼克没钱花的时候，我和克雷格决定一分钱都不给他，希望互助戒酒协会的"触底反弹"[1]理论可以奏效。

"妈妈，我连饭都吃不起了，我好饿。"

我开车到他的公寓去，把一袋三明治从副驾驶的窗户里递给他。我觉得他现在的模样过分凄惨了：苍白的皮肤、突出的肋骨、纤瘦的身影。

我的儿子，我的男孩。天哪，为什么会变成如今这副模样？看着他的头发耷拉在前额上的样子，我心碎了。我多想安慰安慰他，抱抱他，把他带回正常人的世界里，但是现在的他已经不能忍受肢体接触了。我说了些他不爱听的话，他回以一个疯狂的眼神。"轰"的一声，我只能落荒而逃。

一周后，他跑到我的车边，说："妈，我有个好主意，我要看医生，然后吃他开给我的药，你给我点钱让我把衣服给洗了，这样我才好去见他。"

---

1 该理论是指，当一个人情况不能更糟糕的时候，他会主动去解决问题。文中提到的是各种互助小组里的常见理论。——译者注

"不，我不会再上当了，你要是想换身干净的衣服，就把你的脏衣服给我，我给你洗。"

我们面面相觑，他突然来了一句："我出生的时候你没想到会有这样一天吧？"

确实没有。

尼克十六岁的时候，受邀去纽约帮他朋友为一个女孩家里画壁画。他的才华和那女孩对他的喜爱让女孩的父母心甘情愿地替他出了路费。他打电话时，我和克雷格正坐在好莱坞的一家路边咖啡厅里吃早饭。

"把电话给爸爸，把电话给爸爸。"

"我很好，尼克，你过得怎么样？"我问候道。

"妈妈，对不起，但是我得和爸爸说件事。"

我把手机递给克雷格，他听了一会儿，然后眼眶湿了。"我完全理解你，儿子，我看毕加索的画作时也曾有这种感受。"克雷格说，"拜拜，我爱你。"说完将手机合上。

"怎么了？"我问他。

当我吃完班尼迪克蛋时，克雷格开始讲事件的始末。尼克自己去了现代艺术博物馆[1]，看到了那幅讽刺战争的《格尔

---

1 位于纽约市曼哈顿，世界上最杰出的现代艺术收藏地之一。——译者注

尼卡》[1]。那幅画让他异常感动，不禁哭了出来，这让他有些害怕。他打电话来确认一下这是不是正常的。

我每晚都会经过尼克的公寓，看看有没有灯亮着，以此来确认他是否还活着。他的行为渐渐失控，时常突然发火。他不再同朋友来往，对家人也报以敌意，对我尤其如此。他的妄想症更严重了，情况已经比"我爸爸是鲍勃·迪伦"的阶段更严峻了。

"我知道你做了什么，妈妈。"

"你瞎说什么呢？"我有点迟疑地问道。

"我知道你吸毒，你不光吸毒，你还每天开着车给那些毒贩子打电话谈论我。"

这还是我儿子吗？我发现他的症状已经不能用双相情感障碍来解释了，这些"扭曲的思想"全都指向精神分裂。"这都不是真的，尼克。"我尽可能让自己听起来语气平和点。

"你可别以为我把自己的儿子给忘了。我知道我是崔佛的父亲，你再也别想瞒着我！"

我把我能找到的有关精神疾病的图书都买了下来。哈米

---

1 毕加索最出名的作品之一，同名城市在西班牙内战时期遭到了飞机轰炸。——译者注

尔医生在住院部的实习已经结束了，所以他搬到了别处。我们只能再一次把尼克带去凯瑟医院。心理病房依旧人满为患，每年只接收一定数量的病患，如果赶不上，那就完蛋了。毕竟开导脑子出问题的人不光赚不到钱，还很乏味冗长。尼克的医生一点忙也帮不上，为此我发过几次脾气，后来她便用隐私保护法把我拒之门外。我意识到这家医院帮不了他后，便开始自己研究。

克雷格问我："他还能好起来吗，病情真的会有所好转吗？"

"每一百个人里就有一个人患有精神分裂症，这些人大多有家族病史，但是总体上来讲他们并不都有亲缘关系。大概四分之一的患者在初次确诊的十年后都能康复。"

"做了不少研究吗。"他说。

"我不知道还能怎么办，他现在完全符合精神分裂症的描述，也许等十年后他就能恢复正常了。"

"来聊点别的吧，费尔德曼医生。"

这种夫妻相处模式将持续很多年。我们的婚姻中，比艺术创作更加深刻的纽带，便是我们共同生育了子女，这一事实即便在至暗时刻也支撑着我们。这个纽带将我们永远联系在一起，却又让我们彼此疏离。我们无法承受谈论尼克的病情时带来的痛苦，所以非必要便不再提起尼克。我自己哭过很多次，还借酒消愁。最近，我问丈夫在那段时间里是否也曾在绿树成荫的街道边抽泣，他有没有意识到他离这个家越来越远了。他的答案都是肯定的，但我当时并不知情，我只顾着自责，只知道顾影自怜。

我和尼克坐在我们最喜欢的黎巴嫩餐厅里，桌上摆着一系列中东美食：鹰嘴豆泥、塔西尼，还有我最喜欢的黄瓜和番茄沙拉。尼克正在和我讲光照派[1]的事情，而我只是麻木地听着。

"我不知道那是什么东西，尼克，这对我来讲超纲了。"我跟他说，我还是想过得切合实际一点。

"妈妈，你怎么能说出这番话呢？这些不都是你教给我的吗？"

"怎么可能，我什么时候教你了？"

"还记得小时候你给我讲政府是怎么一回事的吗？你说过他们可以监控我们之类的话。"

老天呀。

"尼克，你吓着我了，我不知道你在说什么。"

---

1 经常被指控合谋控制世界事务，通过策划事件来赢取政治权力。最初出现在启蒙运动时期，如今已经成为一种阴谋论。——译者注

"显示屏，监控摄像头，只有光照派才知道事实真相。"

鹰嘴豆泥如今吃起来已不香，餐厅里的喧嚣声褪去了，我的脸开始发烫。

随着时间的推移，出现了更多变化。他的偏执和妄想经常会持续很长时间，说话方式也彻底变了。他之前可以清楚地描述他那些不正常的想法，如今的他却连话都讲不清楚，开始自己造词、造句了。

"我最近在读布考斯基[1]的诗。妈妈，我很担心他的重先（reprement）[2]。"

"那是什么？"

"重先（repremention），它太恼人了。"

"哦，我就不会操心这个。小伙子，要不你还是去看看塞林格[3]的书吧。"我向他提议。

"他们来了！"

"他们？"

"就是弗兰妮和祖伊，塞林格写的那些人，不是说那只大脑袋猴子。"

---

1 20世纪美国最有影响力的诗人、小说家之一。——译者注
2 原文是一个只有词缀组成的单词，为尼克自创，常人眼里无意义。——译者注
3 美国作家，代表作品有《麦田里的守望者》以及下文提到的《弗兰妮与祖伊》。——译者注

我疑惑地看着他，他报以一个让见者目眩又能改善心情的微笑，说："就是他之前写的那些书，不是新出的那些。"

他很难保持专注，也很难予人回应。我终于发现他出现了幻听，还会大声地回应那些声音。

不得不说尼克脱离现实的方式很有趣。当我置身事外时，甚至会觉得他真是个天才。才华与疯癫之间到底有什么区别，还是说它们本就是一体的？

他对人造成困扰却不自知，还以为自己只是在表达友善。他迷上了住在同一栋楼的一位女士，楼管说他独自一人在房间的时候会大喊大叫。他之前的朋友去拜访他，然后打电话告诉我他的浴缸里挤满了莎莎酱（以西红柿、墨西哥小辣椒为主料的酱料）。这还有趣吗？有趣个鬼！

我知道他没多少钱了，毕竟一浴缸的莎莎酱还是要花不少钱的。

一天，我鼓足勇气，叫上我的朋友布鲁克一起到他那里去。我们偷溜过走廊，爬上楼梯，做好心理准备，最后却只是敲了十分钟的门便离开了。因为别无他法，我就算一直敲门他也不会来开门的。

一位朋友向我介绍了美国国家精神疾病联盟。这是一个帮助精神病患的组织，该组织有一个名为"家家对"的为期十二周的训练项目。这种项目确实是一场及时雨。我去那里的头一天晚上，活动还没开始几分钟，电话就响了。

"妈妈，妈妈，家里的灯灭了，我们害怕。"电话是露西打来的，我能听到罗丝在她旁边呜咽。

"冷静点，露西，"我龇牙咧嘴地说，这个动作让我的牙根都疼了，"可能只是停电了，你们去看看邻居家的灯还亮着没。"

"亮着，只有我们家的灯没亮! 这是怎么回事？"

"好吧，照我说的做，把罗丝带到特蕾莎家里去，把门关好就去街对面，我会给她打电话告诉她你们去了。"

我回到家里，发现有人把我们的电闸拉了。电箱上面贴了一张纸，上面写着：

致洛杉矶的停车场服务员，

仔细听，

听进去，

看清你自己，想想你的乐趣、幸福与健全。

现在请听我说……

辞职吧，

别坐在电脑前打印那些票据了，

撕碎它们!

从现在开始，我会付钱给你，给那些收到罚单的人写道歉信/情书，你们正式收到了我圣诞／光明节派对的邀请。

我甚至不屑于去问尼克，直接买了把锁把电箱锁上。我给克雷格打电话，告诉他是时候搬回家住了。

"为什么突然这么说，发生什么事了吗？"他问我。

我事无巨细地给他讲了一遍。

"这个人已经让我觉得十分陌生了。"

"我也有同感。"我说道。

"我会尽快回家。"

那天夜里，等到姑娘们睡下后，我播放了一些之前的家庭录像以提醒自己从前的日子并不是这样的。看完生日派对录像后，我把光标挪到"2001公路旅行"的文件夹上，我之前没看过这个。

十五岁的尼克拿着相机，画面里，克雷格倚着驾驶舱的窗户，点着头，对着窗外犹他州的平原挥手。背景隐约能听见鲍勃·迪伦的歌声，山羊成群结队地走在路上，风声呼啸。这段录像仿佛电影画面一样，尼克给橘红色石头前的克雷格拍了个特写，他戴了一顶鸭舌帽，穿着紫色的衬衫。

"爸爸，我们现在在哪？"

"我们刚过纪念碑谷。"[1]克雷格告诉他。然后，镜头切到了窗外的世界："今天是6月23日，我们正前往科罗拉多参加卡尔伯伯的葬礼。"

尼克喘着气，说："看看那些云。"

克雷格说："愿他安息。"

"发放他儿子婚礼的邀请函……"是鲍勃·迪伦的声音，他们已经开到另一条路上，那里的土地更绿，一辆卡车呼啸而过，他们俩一起跟着唱和，一辆银色卡车飞速驶过。背景里的鲍勃唱着："哦，妈妈，是不是这就是结局了，再一次被困在播着孟菲斯蓝调的车里……"[2]

镜头切换到另一个场景，尼克用他稚嫩的声音发出一声"啊……"，他把镜头转向幽蓝的山谷，唱道："宝贝，我只是想要和你做朋友。"[3]

画面一转，雨点砸在挡风玻璃上，将泥冲走，尼克的声音洋溢着喜悦之情："真好啊，我们很久没来了。"水在柏油路上流淌着，音乐继续放着："我那时老得多，但我现在比那

---

1 纪念碑谷位于科罗拉多高原的一个由砾岩形成的孤峰群区域。——译者注

2 整段都出自鲍勃·迪伦的歌曲：*Stuck Inside of Mobile with the Memphis Blues Again*。——译者注

3 出自鲍勃·迪伦的歌曲：*All I Really Want to Do*。——译者注

会儿年轻了。"[1] 随后，车驶进一家时髦的汽车旅馆，镜头又转向克雷格的脸。停车场里已经停了一辆皮卡，克雷格把车停到它旁边的时候小声地问了下尼克："看那辆兰德酷路泽，喜欢吗？"

"喜欢！"尼克说。

风声呼啸，克雷格大声叫道："多有美国风情啊！啊，这里是上帝的国度！"背景里能听见尼克清亮的笑声。轻柔的节奏在父亲和儿子之间回荡着。

屏幕被尼克的眼睛占满了，接着出现的是他的鼻子。在鲍勃的歌声里，他转过身对着天空。背景里传来了谁大声打嗝的声音，他们都笑了。在看到"欢迎来到科罗拉多"的指示牌后，克雷格大声道："我们又来了！"

"科罗拉多的云呦！"尼克也跟着他吼。"鲍勃·迪伦正在科罗拉多唱歌呢！"然后他们都开始跟着车载音乐唱歌："真爱啊，真爱啊，真爱总是要遗忘……"[2] 他们快速驶过一个老磨坊，穿过高高的草地，尼克把镜头聚焦到一头牛身上。

现在是克雷格在拍摄了。尼克站在他身边，身穿亮蓝色的带帽卫衣，浅浅地笑着。哦，他那时又高又帅，还很健壮，

---

1 出自鲍勃·迪伦的歌曲：*My Back Pages*。——译者注
2 出自鲍勃·迪伦的歌曲：*True Love Tends to Forge*。——译者注

迈着轻盈的步伐，沉默地望向远处的山丘。克雷格通过镜头看着他，他的身影越来越小。他突然挥舞着手臂跑了起来，像个小孩一样，然后停下，转身看向他的父亲说："上帝的国度！"然后大笑起来。

雨刷来回作响，远处的山上仍有积雪在闪闪发亮。从车窗向外看去，整个画面如水墨般写意。"尼克快看啊，有辆校车呢。"然后视频安静了下来，只能听见车上电台里的口琴声。

尼克穿着滑稽的塑料凉鞋和短裤站在山脊上，身旁的牌子上写着"白杨小径"。他冲着他的爸爸露出一个大大的微笑，说："这是不是棒极了？"克雷格拿着相机，跟拍着儿子。天渐渐黑了，褐色的云彩被映在湖中。

在明亮的日光下，克雷格祖父的牧场有一片广袤的土地，还有一座白色的大型农舍。这些土地因前几年没有纳税而被没收了。"尼克，我想给你在这里拍张照。"镜头从畜栏移回车上。"我希望你能把这里买回来。"尼克微笑着，懒洋洋地将手指向车窗外的房屋。

"把这当成你的使命吧，"克雷格边说边拍掉胳膊上的一只小虫，"你觉得如何？"

尼克像大人似的点了点头。他穿着纯白的T恤，轻声说："我会把它买回来的。"

沿着双车道柏油路行驶时，尼克的声音响起："科罗拉多的莱德维尔！"崎岖的金绿色大地，车流点缀其间，克雷格吹着口哨，发出班卓琴般的声音。"耶！"尼克在鲍勃的歌声里大叫，"但是，这种感觉多奇妙啊。"[1]父子俩沿着土路行驶，途经两辆锈迹斑斑的拖车。他们像老夫妻一般依偎在一起，没有言语，只是看着窗外的车流，看着沿途的围栏和垃圾。电台正播放着鲍勃·迪伦的《清晨》。

他们下了车，站在一段铁路旁，身后是搭起的帐篷和燃烧的篝火。镜头朝左边移动，乌云遮住了几匹牧马，录像里尼克大声喊着："啊……"尼克模仿吉他的声音时，镜头正拍着电缆。突然，镜头靠近克雷格，他做了个鬼脸后笑了。"耶！"尼克又喊起来了。克雷格用充满慈爱的声音说："看看这家伙。"说完，克雷格抢过相机，又做了几个鬼脸，咕哝道："像个疯子一样。"那是我听过的最温柔的语气。

克雷格还在华盛顿的那几周，尼克曾两次在夜里试图强行闯入邻居的家里。邻居打电话给房东，房东报了警。所以尼克被赶了出来，他们给他三天时间搬走。

"现在怎么办，我不知道怎么办！"

---

1 出自鲍勃·迪伦的歌曲：*The Man in Me*。——译者注

"你不能让他回家，米米。"克雷格说。

"我知道，我们得让他离姑娘们远一点。自从上次他把电闸拉了后，她们一直都惊魂未定。"

"你有没有和管理公司的人聊聊？"

"他们都不愿意和我谈，只说如果尼克周二前不能搬出去，他们就要报警，还会上诉。"

"这家公司是干什么吃的，他们不能这么做！"

"显然他们可以。想想吧，那位女士该有多害怕啊。"

我们聊了大概一个小时。我们不准尼克搬回家，他又不愿意住院，这样下去他会无家可归的。我们要不要打电话给律师？我的大脑飞速运转着，但就是想不出办法。

突然，克雷格大声对我说："米米！这太糟了。你不知道被驱逐的话会被记录在案，这会影响信用评估的！"

信用评估？

"我觉得尼克现在要担心的不是他的信用评估。你最好赶紧收拾好东西上路，朋友家里出大事了。"

尼克设法再次溜进了杰克家的车库（布丽吉特不敢让他进家门）。他又住进了杰克在里奇伍德的公寓，杰克家离我们的老房子只隔了三间房。

尼克在克雷格到家的前一天夜里出现在门口。

"我就是来看看。"他说。

"尼克，你得去别处，我跟你说过了，你不能到这里来。"

"得了吧，妈妈，我就是想吃点东西，有什么大不了的？"

我告诉尼克如果他不走，我就要报警了，他这是非法入侵。我此前发现这兴许是一个机会：把警察叫来，就有可能把他送到医院去，但是有可能会闹出人命。人们经常能看到这样的新闻：患者的家属因为患者发病而报警，警察到场后觉得患者很危险而开枪射击。一些大城市也许会专门训练警员应对嫌疑人有心理疾病的情况，但是大多数城市都没有。用这种办法无疑要冒着极大的风险，因此也不怪亲人对患者的病情都藏着掖着。

尼克的行为愈演愈烈，姑娘们都跑上楼去了。他使劲地砸门，所以我叫来了警察。他们把尼克带到路边单独聊了聊。他设法让警察相信自己没出什么事，也同意马上离开。我后知后觉地想到，刚刚就该谎称他要自杀，或者说点其他什么能让警察把他带到医院去的事情。那天夜里，我一直背朝街站着，看着我的女儿们。

"有他没我们，有我们没他。"露西护在罗丝身前，她蓬乱的长发完美地衬托出罗丝的棕色直发。真是两名勇敢的姑娘啊！

第二天早上，我开车到警局时仍穿着工作时的衣服，我当时的形象可以很好地融入警局的环境：头发没梳，身上沾着颜料，几近歇斯底里。所以我试着将自己同那里的瘾君子、流浪汉，以及小偷小摸的罪犯区分开，毕竟我只是个需要帮助的好市民。

"警官，打扰一下，我儿子现在的情况很糟糕，很需要你们的帮助。"我操着权威的语气说道。

他们听完后跟我说他们现在什么也做不了，得等到尼克真的做了些什么或者试图做些什么的时候，他们才会采取行动。也就是说，如果尼克捅了谁，他们才会来。

我那时把全部的希望都寄托在警察、医生、心理健康从业者和社工身上，甚至丢盔卸甲、放弃尊严，我不曾想到会有这样的一天。可他们谁也帮不上忙。这都什么年代了，怎么还有这样的事情，我又惊又恐。

克雷格到家后，我们一起试着让尼克知道自己得病了。但是他一直不能理解，有一个专门的词来形容他这种情况：病觉缺失——对自身的疾病缺乏认识。这倒是说得通，毕竟他是脑子出了问题，而脑子往往是负责告诉主人身体哪里的部位出了问题。

尼克的行为已经完全失控了。他会跑到家里来，冲着草坪大喊大叫，会躲在灌木丛里，直到警察来了才离开。无计可施之后，我写了一封联名信，告诉尼克不许再踏入我们的领地，还附上了其他亲人、朋友、医生的名字以及求助热线。我写道，如果他吃药，我就会为他提供帮助。把信拿给克雷格后，他在我的签名旁签了字。把自己的儿子驱逐在外让我的良心备受煎熬，但是我还有女儿要保护。疾病可能战胜了尼克，但我不能让它打倒我，更不能让它毁了我的家庭。

我把信拿给布丽吉特，向她多次道歉，并让她代我传给别人。我们都清楚把尼克留在她家里有多危险。

我又想起来这里接小尼克回家的那个下雨天。那天，树叶上的雨滴摇摇欲坠，我们一起讨论了人的影子。对那些日子的怀念时常会在我的脑海里闪现，扎得我生疼。

从布丽吉特那儿回来后，我已经筋疲力尽，只能在车里坐着。我想：我受够了故作坚强，我已经到极限了，要么让我治好我的儿子，要么就让我去死吧。尼克变成现在这个样子全怪我毫无办法。我打电话咨询、查阅资料、做研究。我找朋友寻求帮助，去咨询那些比我聪明得多的人。我哭天喊地，但是没有谁告诉我该怎么做。我毫无头绪，所有人都表示同情，都感同身受，但就是没人告诉我该怎么办。一点思路都没有，给我一点该死的思路吧！

但我不能一直坐在车里顾影自怜，我还得带罗丝去看牙医。

我又参加了美国国家精神疾病联盟的集会，打算在那里学个一招半式。克雷格一直都很配合我，但是随着尼克的病情加重，他就不怎么去了。尼克现在整天都在周边游荡，白天跑去和一些不靠谱的人鬼混，晚上就睡在杰克的车库里。一切都糟透了。

联盟的项目很实用，总共有十二课时，每一课都对应一种精神疾病。课程涵盖了精神疾病科学、用药指南、相关法律以及治疗选项等。终于，我得到了一些用得上的信息。

会上，每个人都做了自我介绍，有的是夫妻一起来的，有的是单身母亲，还有患者的兄弟姐妹。此时做自我介绍的是一个年轻人，她眼睛明亮，涂着粉色的指甲油。

"大家好，我是菈彤亚。"她说，"我的男友得了精神分裂症，我们在一起一年多了，我真的很爱他，希望他能好起来。"

看着她那张年轻的脸，我在心里向她咆哮："快跑！跑得越远越好！"

与会的夫妻们都很纠结，有的明显是被自己的另一半强行拉来的。每个人都很难过、很受伤、很疲惫。到我发言的时候，我说："大家好，你们可以叫我米米，我儿子叫尼克，他是……他得了……哦……他疯了。"

空气突然安静了下来，连针掉在地上的声音都能听清。

他们很有礼貌地告诉我，我的用词不规范。主持人借此机会讨论了一下"羞耻感"的问题，她发给我们一张杂志里夹的卡通插画，上面画着一个戴着锡箔帽子的被告，帽子上写着"精神错乱"，他正在接受审判。我当时是如此迫切地需要在生活中找到一些幽默感，以至于我真的笑了出来，周围人闻声朝我投来了鄙夷的目光。

病耻感大概是心理疾病患者在得到最初诊断结果道路上最大的阻碍，比病理、病兆的阻碍都要大。它将患者的苦难放大数倍。出于病耻感，他们羞于接受治疗。一般而言，癌症患者并不会感觉耻辱，但是精神疾病多年来都承受着误解和歧视，没有人想讨论它，我们把它扔进角落，避而不谈；我们把病人锁在阁楼里，视而不见。我们给患者冠以其他更好理解的名字，诸如"蠢货"和"疯子"。我们对缩在墙角的他们发出的尖叫充耳不闻。

可是，如今在那儿的，是我的亲生儿子。

美国还没有完备的心理健康治疗体系，大多数精神病人要么无家可归，要么被关进了监狱，监狱俨然成了实质意义上的精神病院。我渐渐发现，过往数年的努力之所以毫无效果并不全是我的错，因为在这个国家，根本就没什么是行得通的。

羞耻感，我早已忘记了那是什么。我怀疑在警察第一次出现在我家门口，面对邻居惊恐、批判的眼神时，我就已经不在乎了。实际上，有个精神分裂症的儿子的好处便是，你能做到真正意义上的"无耻"。随他们看去吧，我还有正事要做。

罗丝十二岁的时候，经常会做一个滑稽的动作来模仿我。

"看，妈妈平时就这样。"她会拿起手机，尽可能用大人的口吻说，"您好，我的名字是米里亚姆·费尔德曼，我的儿子得了精神分裂症，我想知道您是否能帮助我。"她模仿得惟妙惟肖。

在说这些话的时候，我带有明确的目的性，不会藏着掖着。我儿子生病这件事已经很让人痛苦了，难道我还要跟着一起羞愧吗？我无力防止他人见证精神疾病的丑陋，让人们能够直视它是我们迫在眉睫的使命。

下一次参会的时候，我决定低调一点。我在那里没结交任何朋友，活动是为了让我们更好地理解不同种类的精神疾病而举办的，其中包括体验精神分裂症患者的感受。一半与会者会围坐在桌边，拿着纸笔，每个人的身后都站着一个人，主持人拿着黑板擦站在我们眼前。

站着的人会得到一张纸，上面写着"不要听指手画脚的人说的话，他们是魔鬼，他们在骗你，他们要害你"之类的话，具体细节略有不同，但大意如此。活动要求坐着的人按照简单的指示在纸上画一个圆。主持人会告诉坐着的人先画一条一英寸¹的垂线，然后画一个圆。同时，身后的人会弯下腰，在坐着的人耳边读纸上的文字。

我坐在桌边，试图在身后高大的男人不断重复有人要来杀我的时候画出一个圆。除此之外，其他人的声音掩盖了主持人的声音。那场面和校园里课间休息的场景一般，嘈杂、野蛮，难以控制、难以理解。

主持人喊道："好了，停笔。"过了一会儿身边才安静下来，房间内的气氛紧张到极限。等到完全安静后，主持人轻声说："你们身边的精神分裂症患者每天过的都是这种日子。"她说正常人的神经系统保证我们能够过滤那些噪声。所以，即使在有一定噪声的环境里，正常人也是可以保持专注的。但是对精神分裂症患者来说，他们的大脑无法过滤那些噪声。噪声会全速袭来，而他们的大脑照单全收，再加上他们会出现幻觉，这就导致他们完全迷失了方向。

做完这些后，我们分享了一些经历。我身边那对很和善的夫妻向我们讲述了前一周的情况——他们四十七岁的儿子仍住在他们公寓里的那张摆在阳台上的锻铁装饰桌下，那是他们买来享用早餐的。他这种状态已经持续三年了，至今仍没有表现出要出来的迹象。

1　1英寸约合2.54厘米。——编者注

菈彤亚还没和男友分手，他变得很暴力，开始砸东西。有时候他会在半夜尖叫着惊醒。醒来后，尖叫声依然不会消失，因为他不是做了噩梦，而是发病了。每周我都得忍着不去劝她分手。

大卫是个从事IT行业的胖男人，他的母亲和妹妹都患有精神分裂症，那一周他情绪不是很好，只是那一周吗？好吧，言归正传，我看着他那件洗得褪色的蓝衬衫和他那双悲伤的蓝眼睛，想着我要是他会如何，因为害怕自己是精神分裂症基因携带者，甚至不敢生孩子。虽然菈彤亚倒是能接受自己的男友是精神病人，但不代表其他女人也可以。

他的生活里只有工作和防止母亲、妹妹搞破坏，整日如此。

门开了，一个女人在门外偷偷朝里看，身后是她的儿子。儿子身材高大，仪容清爽，穿戴整齐；母亲身材矮小，体型圆润，妆容精致。这一天对他们显然很重要。她西装革履，发型时髦，戴着珍珠项链，一点也不像缩在座位上的我——穿着牛仔裤，头发蓬乱，身上溅满颜料。但是我足够了解她，因为她现在的处境跟我一模一样。

那仍充满希望的神情——想着这里就是能让事情好转的地方吗？我也曾愚蠢地决定"把事情都往好了说"。这位付出真心的母亲，殊不知破烂不堪的碎片反而会割伤双手。

哦，我可太了解她了。

会后，在走回车上的时候，我已经不知道这世上还有什么欢愉可言，涌上心头的悲伤也无法使我动容分毫。当我拉开车门时，车门的尖端划过我的脸颊，即便是这样的小伤小痛也足以将我撕碎。我坐在车里，望着夜空瘫坐着。

"你在哪？我儿子疯掉的时候你跑到哪里去了？我的妈妈在哪？我的爸爸又在哪？去你的，让这帮信徒的信念都见鬼去吧！如果它们是真的，你现在又跑到哪里去了？！"我尖叫道，"上苍啊，快显灵吧。"

我用手背抹了一下脸颊，发现自己流血了。

"我妈妈说你摸了我的手，所以我才能画得那么好。我走进色彩和创作的世界，在那里认识了自我，在那里又失去了自己，但我总能找回自己。所以关于画画的事情，我很感谢你。但是可不可以，我把你给的天赋还给你，你把尼克还给我？我不会再画画了，求你，求求你，把我的儿子还回来吧。"

上一周的会谈内容是关于精神病人的危害行为的。数据表明，大多数情况下这里的"受害者"都是病人的母亲。我知道那些女人是怎么回事，她们义无反顾地奔赴险境，因为她们相信自己的孩子不会伤害她们，你总能看到这种事发生。

她们会想：他会清醒过来的，当他看到我的眼睛就会停下来。母亲不相信孩子会伤害她们，可是等到子弹、刀刃飞来，等到手指掐过来的时候，一切就都太晚了。

得不偿失

尼克没再回过家，露西和罗丝因此放松了不少，也渐渐有了安全感。早春的白昼一天比一天长，晚饭后可以听见小孩子在外玩耍的嬉闹声。我把厨房收拾干净，好让女儿们可以在餐桌上写作业。餐厅里的电视还开着，里面播放着某个有奖竞猜活动。与此同时，我将剩饭剩菜撤走。我喜欢每天的这个时刻，做家务让我有一种重回正常生活的真实感。

天渐渐黑了，楼上还有家务要做，所以我把电视和灯都关掉，房子暗了下来，后院被路灯照亮。我看到直逼云霄的枫树和克雷格木匠店的大窗户上反射着露西房间里的灯光。花园的入口有一堵克雷格同孩子们用从河边捡回的石子搭的墙。墙附近是爬满玫瑰的藤架。尼克站在花架下，手臂垂在身体两侧。看着他游离在外的一举一动，我假装熟视无睹，不忍心再让他离开。

尼克快出生的时候，在我肚子里偶尔会突然不动，每当这时我便会很担心。我会拍拍肋骨附近，假装抓住了他的小脚踝。他感到我的动作后就会醒来，活动一下，我由此知道他一切都好。可这天晚上，我什么也抓不了，他被隔绝在窗户的另一边，咫尺却是天涯。

我的朋友劳拉是一家心理机构的顾问。那天晚上，我们正坐在她家客厅品尝红酒，她对我说："米米，你应该给尼克申请SSI（补充保障收入）和加州医疗补助。"

"为什么这么说？"我问她，"他已经在凯瑟医院登记了呀。"

"总不能一辈子靠你们出钱吧，他吃的那些药那么贵，要是没有保险补助，住院会花掉大把的钱。"

等一下，她说得好像尼克的病永远都好不了一样。

"SSI具体帮扶的对象是哪些人？"

"主要是针对残疾人士的，很难申请，你最好趁早，他需要申请终身残疾那一项。"

等等，为什么是终身残疾？他按时吃药之后病情就会好转的，他会过上正常的生活。总而言之，我们能照顾好自己的儿子。

"他们只是帮忙垫付一部分医疗费，还是说会额外发钱？"

"每个月会给800美元左右，虽然不多，但也是一小笔钱。"

劳拉在给我解释繁杂的申请过程时，我给自己又倒了些红酒。

我把这事跟克雷格说后，他的反应和我差不多，这意味着我们得承认尼克不会好起来了，还要接受他人的施舍。

"我们确实用得上那笔钱，但是我总感觉不舒服，就像领救济金一样，我们不是需要救济的那类人啊。"

"我知道，"我说，"但是我们之前并没有一个得了精神病的儿子，而现在我们有了。"

"再考虑一下吧。"克雷格总是这样说。

我们考虑了一下，不觉得自己的儿子得了精神分裂症是什么丢脸的事情，但是给他申请这些补助的时候我却有点尴尬。接受公共救济？搞得好像我们在钻医疗系统的空子一样。我努力经营我的绘画生意，因此放弃了不少艺术理念，以此让家里人过上好日子。我们不是富人，但我们也不是穷人啊！我查了尼克的药这些年的花费，找到了一张大学附属医院的账单，账单明细上写着17000美金，我这才意识到再这样下去，我们可能真的会一贫如洗。

"我觉得我们应该申请补助，"我跟克雷格说，"我想了很久了，只有傻子才不申请呢。"

"也许是吧，但我就是感觉不对劲。"

"不然换个角度想想，"我说，"尼克的确病了，我们没法否认这个事实。这个项目就是为这类人设立的，我们一辈子都在为这些项目交税。"

"我知道，"克雷格咕哝着，"但我就是不喜欢。"

"我恨所有人，"我说，"我恨全世界。"

那段日子，我常常是白天保持冷静，夜里酗酒，在浴室淋浴的时候才敢哭出声。这很解压，我肩上的担子越来越重，克雷格却在渐渐放弃。一天晚上，我刚从抽噎中缓过劲来，就发现露西站在我的旁边。

"妈妈，你怎么了，你是在哭吗？"

我没法假装自己没哭。"因为我想你哥哥了，露西。"

"这说的什么话，你想他了？他又没去别的地方，他还在这儿。"

"我知道，"我说，"但是他已经不是以前的他了。"

她悲伤地看着我，说："他就是他，只是不符合你的期待罢了。"

我跑到工作室，给自己倒了一杯酒。我知道自己酗酒已经越来越严重了，也因此惴惴不安，酒精曾一度毁了我的婚姻。克雷格已经戒酒很多年了，但是我骨子里的恐惧依然没有消退。过去的很多年里，我都活得小心翼翼，时时担忧克雷格醉酒后会发脾气。当时罗丝还是个婴儿，我就带着三个孩子离家出走了，克雷格的车堵住了车道，我只能把车从草地开到街上，而他站在门廊对我大吼大叫。意识到酒精的危害后，克雷格真的开始戒酒了。我看着手中的酒杯，想着我到底在蹚什么浑水。

现在，给尼克申请SSI是最切实可行的解决办法。

当务之急是给他找个住所。我想给他找一个能让他保持清醒的地方，让他不能喝酒。我最开始的想法是只要能找个地方把他塞进去就行。只要他有地方住，再加上不吸毒，那我们就赢在起跑线上了。

尼克尽可能把自己打扮得得体一些。他也知道他需要找个地方住，即使病情恶化，他潜意识里也不希望自己变成流浪汉。他穿着一身干净的衣服，刮了胡子，剪了头发，看起来很精神。他的长相依然俊朗不凡，面容同他父亲一样硬朗又不失温柔。他当时又高又苗条，走在街上回头率很高，我因此认为这次行动会很顺利。我想帮他理一理外套的时候，尼克却躲开了我的手。一行人准备去参观那些备选的地方，在那之前我们告诉尼克要懂礼貌，说话要简洁。

我们把车停在洛杉矶的某个郊区。那里都是四四方方、灰泥外墙的房子，死气沉沉。所有的门窗都装有带弧度的铁栅栏，仿佛是装饰一样。接待我们的人名叫戴夫，是这个地方的负责人。

"不算我，这里现在住了六个人。"他边说边带我们参观，告诉我们这里的住房守则，向我们介绍了正在后院抽烟的几个人。

我们在厨房里填写申请表时，尼克正专注地看着炉子后的墙壁。

"尼克，有什么问题吗？"戴夫问他。

尼克指着一尘不染的墙问："那个地方是沾了滴红酒还是有一只瓢虫？"

戴夫将我们送到门口，整个过程都不失礼数。

在被第三个地方的负责人请出门后，我们彻底放弃，直接回家了。

到了这个阶段，尼克已经发展到自言自语的地步，而且对话带着些唱腔。我和克雷格坐在车上一言不发的时候，他便断断续续地哼唱歌曲，歌词含混不清。

"嘿，爸爸，可以在卡塔斯墨西哥卷饼店门口把我放下吗？我饿了。"尼克问道。

"你带钱了吗？"克雷格问。

"带了，我应该带了吧？嗯，我带了。"

"等等，我记得那里的人说过不许你再去那里的。"我说。

他那时会在很多店里待很久，大闹特闹。每次去他说的那家店的时候，尼克都想自告奋勇地把墙重新画一下。

"哦，我们达成共识了。"尼克说。

"什么共识？"

"我能去他们那，但是不能总去。"

我和克雷格交换了一个眼神。

在帮尼克过上清醒日子的计划泡汤后，我们开始在网上搜寻一些方法。我们发现实际上已经有不少为精神病患者而设立的机构了。克雷格列了一个清单，按照他的习惯，会用潦草的字迹逐一写在便利贴上。我们看上的第一家是出于地点的考量，那里离我们家只有几个街区。到了之后，发现那个地方虽然有一点破旧，但整体看上去还不错。这是克伦肖大道上为数不多的单户住宅，那里已经变成繁忙的商业街。迎接我们的是一名四十多岁的丰满女士，名叫珀尔。她打开门后，扑鼻的炸鸡味差点把我们熏倒。

珀尔说："跟你们介绍一下，这位是罗伯特。他是这里的一位房客，今天由他负责带你们看看这个地方。"罗伯特身穿短袖衬衫和斜纹棉裤，头发梳得很奇怪，皮肤苍白。

"很高兴认识你，罗伯特。"我和克雷格异口同声地说道。

我们被带到一楼，那里看起来是闲置的，但还可以接受。一个老烟枪访客正坐在立有"禁止吸烟"标志的前门廊下抽烟。我们又上楼去看卧室，罗伯特先把我们带到最里头的一个房间，里面墙纸剥落，天花板能看到漏水的痕迹，衣服鞋子满地乱扔，垃圾桶也倾倒了。

"这间房里还有张床，"珀尔说，"罗伯特就睡这屋。"

"哦，挺好。"我小声咕哝着。炸鸡的味道挥之不去，气味留在我的口中了。你可以听到人们在自己的房间里自言自语。这里的住户要么空洞地瞪着眼睛，要么急于同别人讲话。恍惚间，我看到一只老鼠跑过大厅。

谢天谢地，珀尔决定结束这次参观。回到公共休息室后，我们道了几次谢，彼此交换了微笑，尽管我永远不可能同意把尼克放到这个地方来。只需看一眼克雷格，我就知道他也不会同意的。他向罗伯特伸出手说："能认识你很开心。"

罗伯特用我见过的最真挚的眼神，看着克雷格说："你们肯定会喜欢这里的。"

回到车上，我重复了那句："你们肯定会喜欢这里的。"但是我们压根就笑不出来。这个地方太差劲了，我们甚至连下一家都无心再看，给尼克找寄宿的计划到此为止。这简直就是诈骗，房东买了栋摇摇欲坠的老房子，雇一些根本不称职的员工，然后把精神病人塞到里面。至于房租，和尼克能拿到的补助款一样多。如果良心过得去的话，他们完全可以靠这个赚得盆满钵满。

傍晚时分，我们社区的灯亮了起来。遥遥望去，一派阒家欢乐的景象，我能看见餐厅陈列的餐品，看起来营养又美味。我们坐在车里，只有沉默。

我想着：我们不属于这里，我们和这里的其他人不一样。

我的办公桌上有一沓没看的邮件。最上面的是让尼克出席陪审团的传票，这是半年来我们第二次收到这种传票。嗯，我相信这很"适合"他。传票下面是最新一期《人物》杂志，封面是一位著名女演员，她最近才公开了她的双相情感障碍病史。看到这种文章，我总是会如饥似渴地读完的。她的丈夫也是一位知名演员，他带她去了一家机构。她在那里待了几个月，其间医生把她治好了，她痊愈了！

我迅速上网去查了那家机构，发现它位于弗吉尼亚州，占地七英亩，环境优美。最出色的专家聚集在那里，他们治愈的是病人，而且不光是治病，每个月要花费45000美元。

我们的房产虽值不少钱，但是面对这样的开销也支撑不了几个月。我们没有积蓄也没有退休金，我们夫妻俩不过是一对倒霉的艺术家，撞大运才住进一个好社区。我把头埋在桌子上，感受着额前木头冰凉的触感。

第二天，我把那个地方跟克雷格说了，我们甚至真的考虑了那么一下。但是从长远来看，我们不能花掉女儿们的学费，让她们居无定所，也不能让我和克雷格在退休后无房可住。

要是只有我一个人，我肯定会毫不犹豫地带尼克去那个地方。

谢天谢地，并不是只有我一个人。

我们必须给尼克找个住处，布丽吉特已经下了最后通牒——尼克在月底前必须搬走。

"老公，联盟的一位女士告诉我，要是无计可施，就让精神病人去流浪，让他们自己找出路。"

"你知道你不可能让尼克去流浪的，那又何必再问呢？"

"是啊，我做不到。"我闭上双眼，手臂靠在扶手上，"好了，我想到一个一石二鸟的好计策，尼克本来就很担心自己会流落大街，要不我去跟他说如果他能按时吃药，我们就给他租一家公寓——惯用的贿赂手段，哈米尔医生也推荐过这个方法。"

"说得跟能行得通一样，你简直是在白日做梦。"

"试试又少不了一块肉，你有什么更好的办法吗？"

克雷格沉默了一下，问："我们有足够的钱吗？"

"应该有，就租一间，如果尼克SSI的申请通过了，是可以行得通的。"

我去和尼克商量这件事，告诉他如果他好好吃药，我们就给他找个地方住，给他吃的，每天再给一包烟，条件是他得按时吃药。其实我从一开始没抱多大希望。

"好吧。"尼克说，"听起来不错。"

终于，守得云开见月明了。

我们在七个街区外给尼克找了一间单身公寓，既不会远到不方便我们去看望他，也可以给他留一些喘息的空间。街对面就有一座教堂，不知怎的，这让我很欣慰。公寓已经打点过了——换了新地毯、翻新了厨房，也重新刷了墙。他将在那里重新开始。几天前他开始重新吃药了，我看到情况出现了明显改善。

我是如何心安理得地把他自己一个人扔到社会上去的？我难道不会为了摆脱他而感到羞耻吗？人们仍会问我为什么不让尼克和我们一起住，这问题就像在说：冷的话在屋里点篝火不就好了？我活在母爱与险境的交会处，我爱他的同时也惧怕他，两种感觉交织在一起，每一天都在轮番上演。

我简化了申请SSI的流程，跳过一些闭环——填表、表被弄丢了、再填一次、机构人员没收到、错过了快递、表又被弄丢了、表填错了、再填一次，然后我决定亲自去提交。这样的拉锯战持续了几周，那段时间我一直在打电话。最后尼克要和有政府授权的阿尔比斯医疗集团的一名医生会面，接受为时十五分钟的评估，然后决定他的申请是否通过。

去接尼克的路上，我和克雷格都很紧张，一切都要看这次会面了。

尼克的情绪很激动，我说任何话都只会让情况更糟糕，所以我选择了闭嘴。

跟医生会面的地方挺远的，路上也很堵。尼克在路上犯病了，这是药物的副作用——迟发性运动障碍和不自主的肌肉抽搐。这里面有一点矛盾的地方，因为这些副作用和他的一些病症是一样的。有的病人的副作用表现在舌头和嘴巴上，他们会不自主地进行咀嚼、吮吸或咬唇的动作，偶尔会表现为四肢抽搐。尼克的副作用比较特别，他会不断地将双臂的内侧撞在一起，手心朝上——那场面路人看了会震惊和害怕。等到克雷格把车停好后，尼克就在做那个动作，同时在大喊大叫，因为他坦言自己听不惯我的呼吸声。

好吧，至少医生不会怀疑他到底有没有病了，我冷冷地想着。

"好了，小伙子，进去吧。"克雷格说。

"不要，这样得不偿失。"

又来了，我想。

"快去吧，"克雷格冷静地说，"这要不了多久的。"

尼克喊道："如果她也跟来的话，我就不去！"

"好，好，好，就我和你去，"克雷格说，"就我们俩，不带她。"

我缩回后座的时候，克雷格成功地把尼克带走了。我悄悄跟在后面，尼克怒视着我，我看着放在角落里的破旧电视。珍妮·琼斯正同一些女士谈论对非裔美国人头发的歧视[1]问题。克雷格被叫去回答一些基本问题，尼克焦躁地跺着脚。

医生观察了尼克好一阵子，等他出来后，他对着克雷格挑了挑眉，说："别担心，他的申请肯定能过。"

我们终于过上了全新的生活，只因一位医生的点头，这值得庆祝。十天后，尼克的申请通过了。

事情都定了下来。尼克开始服用奥氮平[2]，病情也有所好转。我们不再相信他能被完全治愈了，我小心翼翼地看护他。精神分裂症有两种类型：阳性的和阴性的。阳性的并不是说它们是好的，而是指病人会出现一些病症，比如出现幻觉、幻听、偏执以及妄想。药物治疗可以很好地缓解这些症状，但这是有代价的。

不同的药物会出现不同的副作用，但它们无一例外都很糟糕。而阴性的症状则是病人会失去一些东西，比如感受情绪的能力、理智和逻辑、共情能力。这被称为"扁平效应"。这些病症是无药可治的，在多数情况下，它们只会愈演愈烈。

---

1 《珍妮·琼斯脱口秀》是美国著名的谈话节目，而对非裔美国人头发的歧视是种族歧视的衍生物。——译者注
2 一种非典型抗精神分裂症药物。——译者注

药效也会随着服用时间而慢慢减退，一开始能起到疗效的药物在一段时间后可能就失效了。

通常情况下，患者会自主选择断药。有时候，患者服药后病情好转，他就觉得已经痊愈，便停止服药了。有些副作用是难以承受的，比病症还要难熬，这也是患者停药的原因之一。医生必须不断重新评估病人情况，重新调整用药和剂量。我们定期带尼克去看心理医生，医生给尼克加大了剂量，还开了一些其他药。那些阳性表现慢慢消退，他比之前也清醒了一些。

一天，尼克在客厅漫无目的地转悠。

"嘿，尼克小伙，你是来吃饭的吗？帮我上楼去喊你妹妹们下来吃饭。"说完，我走回厨房。

露西和罗丝开始激烈地讨论，背景音乐里放着披头士的歌曲，我没忍住，跑上楼去看楼上发生了什么。

"嘿！"我听见尼克冷静地说，"你俩干啥呢？听着披头士的音乐吵架是对他们的亵渎！别吵了，把这首歌听完就下楼吃饭，妈妈在叫你们呢。"

我透过门廊朝里看，看见两个姑娘坐在靠窗的座椅上，尼克站在旁边，露西用崇拜的眼神看着他，她的手放在坐垫上，手指朝着尼克。罗丝托着屁股坐着，脸颊轻轻擦过露西的肩膀，凝视着窗外。

是的，你永远不知道会发生什么。

别高兴得太早

我给尼克打了一早上的电话，他都没有接。熟悉的忧虑涌上心头，我决定开车去看看到底是怎么回事，而不是坐在那里瞎操心。

按门铃没人应，于是我就不停地敲门。过了很久，他才姗姗来迟，衣衫不整地开门，一副站立不稳的样子，像幽灵一般。他张着嘴，里面正冒出有淡黄色粉状物的泡沫。

"尼克！你嘴里是什么东西？"

他只是看着我，一声不吭。他是感染狂犬病了，还是在吐？突然，我意识到，那是药。他的嘴里塞满了咬碎的药片，我一只手拿电话打给克雷格，一只手伸到他嘴里试图将那些药片抠出来。

"我在尼克这里，他吞了好多药。"不知为何，我压低声音说道。

"什么？我听不清。"

"尼克出事了，他好像服药过量了，我该怎么办？"

"快把他弄到医院去，快，米里亚姆！"

意想不到的是，我多次参加美国国家精神疾病联盟的课程，我当时更害怕的是这场闹剧过后尼克会被房东赶走，所以我决定先开车带他回家，让医护人员在那里接我们。这意味着我要把一名一百八十斤重的成年男性弄下楼，再弄上车。而克雷格则打电话给911，骗他们说尼克已经在家里了。

家门口停着两辆救护车、一辆消防车，而我在拐角处被红灯困住了。即便在车上，我也能感觉到那些医护人员的不满。当我终于到了的时候，克雷格正向他们解释为什么他们没能在第一时间见到病人，邻居们都在好奇地围观。

"病人在这，病人在这。"我喘着气，"在我车上，他嘴里都是药片。"

两名医护人员听完后跑到车边。

"求你们救救他。"我的声音颤抖着。这才意识到，因为担心他被驱逐，我浪费了不少时间，他可能会因为我的本末倒置而死掉。我是不是有毛病？

他们把他转移到救护车上，然后飞快地开走了，警报声随后响起，意味着情况危急。克雷格和我开车跟去医院，等我们到了的时候，救护车已经离开了。我从车里跳下来，跑到门卫面前。

"我儿子呢？他没事吧？"我抓着门把手，防止自己摔倒。

"女士，你得去急诊室，医生才能回答你的问题。"门卫平静又温和地告诉我。我以为尼克已经不行了。

我们冲进候诊室，走到前台。

"嘿，我儿子尼克，尼古拉斯·欧鲁克，就是刚刚被救护车带来的那位，他现在在哪里？我们该去哪找他？"克雷格和我焦急地杵在那儿。

十分钟后，我们被叫到尼克的病房。医院总是会把墙漆成活泼的颜色，但在沉重的心情里一切都变得黯淡无光，空气里弥漫着无法摆脱的悲伤，病房里能闻到花香和手术刀上酒精的味道。

我深吸一口气，眨了眨眼。尼克的头偏向枕头的一侧，皮肤显出土色，身下的床铺着蓝色床单，一根约两英寸粗的管子插进他的喉咙，连接着某种抽吸机，设备里满是某种黑色的东西。静脉注射器插在他的胳膊上，食指指尖上还绑着一根输液管。

医生进到病房里，说："你儿子服用了大量药物，情况很严重，他的血压低得出奇，心律也不齐。我们已经给他洗胃了，你眼前的是木炭过滤器，里面的液体会在他的体内循环，以吸收残留的药物成分。你把他带来的时间刚好，要是再晚上几分钟，我们就得用呼吸机了。"我震惊地捂住嘴。我知道上呼吸机意味着生命垂危。

"接下来我们要做什么？"克雷格问道，缓缓坐进一把椅子里。我的心怦怦直跳，像玩偶夹[1]里的玩偶一样，只差按下开关就能立刻展开行动。

"只能等了，希望等木炭把残留成分吸出来之后他能恢复意识。要是能知道他都吃了哪些药、吃了多少，就最好了。"

话音刚落，所有人都看向我。

"我不知道！"我相信我是吼着说的，"他最近在吃奥氮平，还有另一种黄色的药片。哦，之前的萘普生应该也有剩下的。"我边说边想着，为什么我没有注意到他在吃什么药呢？

"你有办法搞清楚他到底吃了多少吗？"医生问。

"我去他家看看。克雷格，你留在这陪他，我知道去哪里找。"我转身出门，回头看了一眼我那躺在病床上的孩子，就赶紧跑出医院。

独自一人坐在车里时，我哭了起来，哭到后面，需要打开窗子透透气，再到后来哭得上气不接下气，不得不靠边停车。我打电话给布鲁克，告诉她事情的经过。

"我不敢一个人去。"我对她说。

"深呼吸，冷静下来后再开车过去，我在那里和你会合。"

1　一种玩具，按下开关，盒中的玩偶会蹦出来，一般用于恶作剧。——译者注

我到的时候她已经站在那里等我了。

"哦，米米，我真替你难过。"她挽上我的胳膊，我又忍不住哭了。

虽然我每天都会去看尼克，但他通常都只在门外和我见面，我已经有几个月没进过他的公寓了。巨大的蜘蛛网从天花板上垂下，百叶窗上积了一层厚厚的灰尘，依稀可辨厨房柜台的桌面被盘子和外卖盒堆满了，洗手池里也堆满了垃圾。尼克用黑色的天鹅绒布将窗户都遮了起来，除了其中一个窗沿上摆了一台风扇，曾经白色的扇叶已经被灰尘覆盖，看不出原本的颜色，上面满是污垢。床头柜上净是烟头，地毯上也全是被烟蒂烫破的小洞。我停止了哭泣。

我们到处找药瓶，有三个已经空了的处方药瓶，另外还有一些萘普生，还有半瓶没吃完的黄色处方药。我把它们一股脑地都收进包里。

"要我陪你回医院吗？"布鲁克问我。

"不，有克雷格在，有什么事我会再给你打电话的。"

她抱了抱我，我向她道了谢，然后就开车离开了。谢天谢地，我有这么好的朋友，我怎么就没早点让她来帮我呢？

我和克雷格将药瓶分类，依据上面的标签反向推导尼克究竟吃了哪些药。詹姆斯帮我们完成了这项任务，他是一位身材魁梧的年轻护士，刚从中西部搬到这里来。

"这边的人更包容一些，希望你们懂我在说什么。"他说，我向他挤出一个微笑，但随后又开始哭了。

"他会死吗？"

"哦，不会的，亲爱的，我觉得他不会死。"詹姆斯说，"我相信那些木炭能起作用，他很快就会醒过来的。"

克雷格和我分别坐在尼克病床的一边，我伸出手理了理尼克的头发，把它们梳到远离抽吸机管道的一边。他的脸颊像男人一样长出了胡茬，但头发却像婴儿一样光滑。

我拿出我的翻盖手机，它有一个内置镜头，但我以前从未用它拍过照。我当时想着，要是尼克真的不在了，我连他近期的一张照片都没有。自上次在医院门口的合照以来，我们就没再给他照过相。他还在长身体，和之前的样子已经大不相同了。我把拍摄键调出来，拍了几张照片。几年后，我将那些照片打印出来，并打算照着它们画几幅画。开始的时候都很顺利，但是我渐渐无法继续以这样的照片为题材作画了，我还没有做好心理准备。我用石膏把它们封起来，开始画些别的东西。只有我知道，在那之下的画布上有怎样的画面，我将它们藏了起来，后来它们消失不见了。

"你觉得我们应该通知姑娘们吗？我是说，如果这是最后一面的话……"我说不下去了，露西才十六岁，罗丝还不到十三岁。

"不……我也不知道。"克雷格说,"她们现在还在上课,先等等吧。"

那个下午格外漫长。我给斯嘉丽打了电话,用一种冷静而克制的声音告诉她发生了什么。我们当时处于某种赋格[1]状态,像生产线上发出"咔哒咔哒"声音的机器一样。詹姆斯一直陪着我们,他喋喋不休地说个不停,好让我们熬过这段时间。然后,没有任何预兆,尼克睁开了眼睛。

"看,我就说吧。"詹姆斯说。

医生回到病房,尼克脱险了,但情况依然不妙,晚些时候他们会把尼克转到重症监护室,要是顺利的话,尼克明天就会回到常规病房。他将接受强制留观,毕竟这看起来像是一次自杀未遂。在拔管前他都没法说话,所以医生建议我们先去休息一下。

我一边摸索着包中的钥匙、钱夹、手机,一边记下詹姆斯的联系方式,克雷格托着我的手肘,把我带向门外。然后我突然转了个圈,回到床边,又看了一眼我的儿子。他的脑袋耷拉着,手臂被绑在床的两侧。他又睡着了,但看起来却

---

1 通常情况下,我们会努力迎合他人的正面评价,从而展现自我存在的价值,并以此来满足自己的内心需求,用这一人类的普遍心理给予目的正面评价,从而让目的自行往我们等候的方向转变,这就是赋格。——译者注

像是殡殓后人们瞻仰的尸体，那模样太吓人了。

我们得把这件事告诉姑娘们，她们也长大了，这种事情是瞒不住的。等她们坐进车里，我们先跟她们说哥哥出事了，然后再解释事情的原委。

罗丝听完后一言不发，露西一下子就哭了，说："妈妈，还记得爷爷吗？"

"不，露西，这跟爷爷那次不一样，哥哥不会死的。"我跟她说。罗丝猛地靠在座椅上，心神不宁地摆弄起她的书包来。克雷格把车停在路边，我爬到后排和她们坐在一起。

克雷格的父亲当年因为髋部骨折住院，本来并没有生命危险。一天晚上，到探病时间时，我随口问露西要不要跟着一起去，她拒绝了。她说周末就能见到爷爷了，并让我代她向爷爷问好。可是第二天早上，在我们毫无准备的时候，医院的人却告诉我们他已经去世了。姑娘们伤心欲绝，露西到现在还会因为那次不告而别感到愧疚呢，我能看到她眼底的惊惧。

我们到医院时，尼克正坐在病床上，脸色已经恢复正常。

"嗨，伙计们。"他说，脸上洋溢着灿烂的笑容。

詹姆斯仍陪在他的身边。

"我身旁的这位是詹姆斯，"尼克说，他仍然插着管，所以声音听起来粗粗的，"他这人可逗了。"

"嗨，姑娘们，很高兴见到你们。"詹姆斯笑着说。

"你的声音怎么了？"露西从我们身边走到床旁，左手挽着罗丝，把她也带了过去。

"哦，没什么。"尼克说，"别担心。"

露西一下子扑到他的怀里，尼克两臂攥着床沿，像个十字架一样。罗丝伸出一只手，碰了碰她哥哥的手指。

我们站在那里闲聊，脑海里有无数的问题想问尼克，但不能当着女孩们的面问。没人提到"自杀"这两个字，我们表现得像这件事是意外引起的。詹姆斯后来把女孩们带到自动贩卖机那里。

"尼克，你还记得自己是怎么到这里来的吗？"克雷格问。

"我不确定。"他平静地回答。

"你把所有的药都吞了！"我怒火难抑，"我去你的公寓找你，你没应门，后来你出来的时候，口吐泡沫，你到底干啥了？！"

他只是看着我们，摇摇头，他每次面对高压环境都会如此。

"你想自杀吗，尼克？"

这个问题让他清醒了一点，他告诉我们，我们误会他了，他绝对没有要自杀的意思，他只是"一时糊涂"。他说可能只是不小心吃多了药，我们接着逼问他，他的说法每一次都不一样。最终，他说了实话。

"我吃药之后效果很好，所以我就想着，如果我一次性把它们都吃了，那我可能就痊愈了，就像我还没得病的时候那样。"他的眼神突然变得和从前一样了。克雷格浑身发抖，一只手托着另一只胳膊的手肘，将头扭开，另一只手则捂着脸。他正咬着嘴唇，浑身颤抖。

我们在回家的路上把这件事告诉了两个女儿。罗丝沉默地接受了事实，而露西却号哭着："我就知道和爷爷那次一样，他看起来好好的，其实他就快要死了！"

"他已经脱险了。"克雷格斩钉截铁地说。

"要是他以后还这么干该怎么办？"露西边哭边说。

我们试着好言安抚，向她保证哥哥绝对没有生命危险。但我们只是在强装镇定，我们自己也害怕此事还会卷土重来。

第二天早上我和克雷格来到医院的时候，发现尼克已经转入常规病房了，医院专门派了一位护士时时监督他。这一次，病房外没有警卫了，但他不允许独自待着。他心情很好，和护士有说有笑的。尼克面前摆着一沓纸，他正奋笔疾书地写什么。

"认真的吗？你没看过《精疲力尽》[1]？我得把它也写下来！"

那名护士笑了，拍了拍尼克的手。

"那你看过《天堂的孩子》吗？"护士摇摇头，表示也没看过，尼克又动了动笔，他正在写一个清单：

《马耳他之鹰》

《惊魂记》

《欲望号街车》

《午夜牛郎》

《现代启示录》

《猎鹿人》

《出租车司机》

《愤怒的公牛》

《精疲力尽》

《天堂的孩子》

"写什么呢？"我问。

"难以置信，妈，艾米没看过这个清单上面的任何一部经典电影！我们本来在谈电影来着，但她除了那些弱智电影之外，其他的都没看过！所以我给她写了张必看清单。"他转

---

1 1960年的法国电影，清单上的电影均为欧美电影。——译者注

过身对她说："你得向我保证你会把它们都看了，我说真的。"

她用力点头，又拍了拍他的手。克雷格进屋的时候我正好坐下。

"怎么了？"

"别说话了，我们叫个人来问问情况。"我按下呼叫铃，尼克和艾米同时露出惊恐的表情，然后一起大笑起来。

"怎么啦？"我问。

"看你都做了什么。妈妈，你把那个刻薄的护士喊来了，她不喜欢我们。"

"为什么这么说？"

他们同时看向地板，然后尼克说："摊上大事了。"

我并不想过问太多，那名刻薄的护士很快就来了，我倒是很高兴见到她，她把昨晚的事情告诉了我们。尼克已经脱险，这次留观结束后他们会再决定需不需要延长观察时间。

她还跟我们说，尼克不停地想把针拔出来。我们因此教训了尼克，克雷格向他重复了过度服药有多危险。我们苦口婆心地劝他看清现实。给他换针时，护士让他听我们的话，这把我们都逗笑了。

"你不能再拔针了，尼克。"我坚决地说，护士弹了弹他的胳膊，让血管更明显一些，好把针扎进去。我想：欢迎你加入对付尼克的队列。

床单上已经留下了血迹，报废的注射器堆成了小山，那名刻薄的护士不耐烦了，而我被吓坏了。艾米站在边上。尼克问克雷格能不能去街尾的加油站给他带点儿糖回来。

"不能，你在开什么玩笑？"克雷格说。

终于，针扎进去了，那名护士气冲冲地走了，只留下可怜的艾米收拾残局。

我整个人都傻了。"糖？你还想吃糖？没糖吃！没零食吃！你还想要奖励？你把爸妈吓得要死，还想吃好吃的？！想得美，你这小子。"我大声叫道。

尼克转身对正在收拾针头的艾米说："打扰一下，我能带点针头回家吗？"

"啊？你要这玩意干什么？"我翻了个大大的白眼。

"哦，我就是想把番茄酱都吸出来，换成蛋黄酱挤进去。"他笑着说。克雷格无语地走出病房。怎么说呢？番茄酱这事是挺搞笑的，他在和我们开玩笑，我知道。他会开玩笑了，就代表曾经的儿子回来了吗？

那天下午，心理医生华尔纳来的时候，我早已做好准备，从联盟里学到的东西正准备派上用场。

"我看病例上说您儿子被确诊为双相情感障碍，疑似精神分裂症，他否认这次事故是自杀未遂，我建议他继续吃先前开的药，但是你们最好每天按当日的剂量给他吃。"

我不敢相信我此前竟然没有这么做。

"他撒谎了，他就是想自杀，他昨晚亲口承认的，他有前科！您现在还能看见他文身下的伤疤，他还跟我说以后会再试一遍的。"

我在骗人吗？是的。由于让他继续住院需要满足的条件十分苛刻，因此我只得出此下策。在三种条件下，患者才能继续留院观察：

1.患者很可能将自己置于险境。

2.患者极可能对他人的安全造成威胁。

3.患者无法照顾自己。

前两条很好理解，第三条的覆盖范围并没有表面上那么宽泛，不能保持仪容仪表和穿成对的袜子并不算数，必须是在患者没法自己吃饭或者满足日常生活需求的情况下才算符合条件。这一条很难满足，所以通常得利用前两条才能留院观察。华尔纳医生冲我皱了皱眉头，他知道我在撒谎。第二天，尼克又住进了大学附属医院，他要留观到周一，之后会由一场听证会来决定他是否还要留观。我很高兴，因为只要尼克待在医院里就多了几分治愈的希望。另外一个原因则出于我的一己私欲，度过这次危机后，我需要一点喘气的时间。

我当前的任务就是打起精神，回去收拾尼克的公寓。我全副武装，擦洗，吸尘，把墙上的蜘蛛网打扫干净。他的浴室让人头大，像是那种脏乱的公交车站。水池里有成群的蟑螂，我徒手把它们拍了个稀烂，垃圾装了一袋又一袋。最疯狂的是，我爱这种感觉，因为这是我唯一能做的事情。我没法治好他的大脑，没法驱散他的噩梦，没法替他承受这一切，但我能帮他把房间打扫干净。

清理结束后，我将身后的门关上，走到太阳底下。当时已经是下午了，我回想尼克告诉我们为何服药过量的表情时，一只瘦骨嶙峋的猫飞速跑过，空气中弥漫着淡淡的烟味。

我把车开到车道上的时候，仍能闻到那股烟味，可能是山火导致的，我看见工作室的上空也弥漫着一缕烟。克雷格还在自己的店里，傍晚的阳光照亮了台锯的锯齿，也照亮了他脖颈和双手。他的店铺是开放式的玻璃建筑，没有承重柱，克雷格就是这么设计的，通过巨大的桁架来承担屋顶的重量。我记得他亲手打磨了很多齿扣，将它们合在一起，每一件都如同艺术品。

"哇，有好多排排。"

"那叫扣带。"他笑着说。

"好吧，为什么要亲手打磨呢？没人能够得着它们，甚至没人知道它们在屋顶上。"

"我知道呀。"他脸上的笑容挥之不去。

克雷格和巴斯特走到车道上来迎接我，克雷格问道：

"是起山火了吗？"

"肯定是。"我说。

"尼克的公寓怎么样？"

"你不会想知道的，但是我已经把它收拾干净了。"

"我们以后该怎么办？"

"尼克已经变得面目全非了，他的情况更糟糕了……"

烟雾四处蔓延，遮天蔽日，天色更暗了几分。我和克雷格看着对方，我的嗓子突然哽住了，说不出话来。我们抱住对方，我的太阳穴贴在他的法兰绒衬衫上，我想再靠紧一点，把自己埋进去。

我们都抽泣着，卸下伪装，把痛苦释放了出来。巴斯特踮着脚尖围着我们转，一边呜咽着，一边嗅着什么。

接下来的日子相对平静了下来。尼克出院了。我们每天到尼克家里给他送药，带一包烟，再给他10美元。我在路上就给他打电话，所以他可以收拾好站在门外等我们，这样更省时间。像是一种奇怪的仪式一样：我把载着梯子和颜料的卡车停好，他悠闲地走过去吃药。

他每天的情绪都不一样，有时候会很开心，很健谈，他会朝车窗探头，然后问我："嗨，妈妈，今天过得怎么样？"

有时他又完全不在状态，头发蓬乱，神情复杂，喃喃自语。最差的时候，他神情冷漠，一言不发地拿了药丸转身就走。有时他会在我递药的时候手突然抽搐一下，这样药就会掉到地上。

"我不要掉地上的，再给我一片。"

"尼克，我只带了这么多。你不能再这么搞了，你就不能像个正常人一样好好接住吗？"我真的说了"像个正常人一样"。

等他回屋后，我就会把车底的药捡起来，放回药瓶。

一个月后，他看起来似乎好一些了，他会乖乖吃药，再拿我给他的钱。"把药吞进去，尼克。"我告诉他，"把嘴张开。好，现在把舌头抬起来。"等我确认他把药吃进去后，我才能去做别的事情。

露西正躺在工作室的沙发上看大学申请通知，我在餐桌旁设计壁画的样本图。

"我能用电脑吗？"罗丝戴着我给她做的圣诞树套装的帽子出现在门口。不同色调的毡毛树叶衬托着她的小方脸和小眼睛，让人不禁联想到神秘的森林。

"当然可以，你用吧。"我说。

"罗丝，这周末要不要跟我一起开车去圣芭芭拉参观一下学校？"露西问。

"不要，你不能去上大学，不能把我一个人丢给这个疯女人。"

"哦，谢谢夸奖。"我说，一边把画刷上的水朝她甩过去。

"你可不是一个人，爸爸也在家。"露西说。

"哦，你忘了，他已经不在家里住了。"

"罗丝，别再说这种话。你爸爸住在这，他是为了这个家才去华盛顿工作的。"

罗丝翻了个白眼，露西清了清嗓子，我则假装忙着弄我的白色颜料。

日子一天天过去，我每天数着药丸，把它们配好。我感谢每一次日落和生活中的每一种颜色，我走火入魔般拼命地画画，将尼克带来的痛苦抛在脑外，颜料四溅，每天都像打仗一样，然后到晚上再喝上几杯红酒。

但是痛苦依然在那里蛰伏着，就像一只蹲在你家后门外的老狗。有时它露出可怜的神情，有时它发些牢骚，在其他日子里，它安安稳稳地睡着，丝毫不打扰我。偶尔忍无可忍了，我会听天由命般打开门，长叹一声，说："好吧，你今晚可以进屋来。"但是每次的结果都是一样的，那只老狗会把家里拆得稀碎。

猩红的墙

自吞药事件以来，尼克一直都表现得很安分。他来家里看我们的时候，总是会坐在门廊下。我小时候很喜欢《杀死一只知更鸟》[1]这本书，其中我最喜欢、最令我浮想联翩的角色便是波·莱德利，镇里的人对他的误解更衬托出他的善良难能可贵。看完这本书十多年后，我的生活里也出现了一个波·莱德利。

尼克在父亲节聚餐上一句话也没说，家里其他人对此似乎并无意见，至少他没有大喊大叫，也没有说些诡异的话。但是我一直没完没了地问他问题，想要让他恢复到从前的状态。

"那么，尼克，你现在开心吗？"我放下叉子问他。

他慢慢地摇摇头。

"那你不开心喽？你难过吗？"

"不。"他轻声回答。

---

1 美国小说，文中提到的波·莱德利为书中人物。他从不出门，行为怪异，小镇里有很多关于他的传说，但是他其实心地善良，多次帮助主人公兄妹。——译者注

"那你是怎么了，如果你不开心的话，能想开点吗？自己能排解吗？"我像个咄咄逼人的律师一样，誓要刨根问底。

餐桌上的每个人都张着嘴看向我。

"干吗？"我问，"你们搞得好像没什么问题要问一样。无论如何，我不喜欢这样。"

"这么做有什么意义呢？"露西问。

"这叫永不言弃，宝贝。"我说。

露西和罗丝听到我的回答都笑了，她们肯定在想"咱妈疯了"。

"尼克甜心，你准备好回家住了吗？"我问他。

他摇了摇头，但是他的回答是："准备好了。"

回到车上，他的行为让我又想起了波·莱德利。我看着后视镜里的天空，大概还有一个小时就要天黑了。太阳躺在六月昏黄的地平线上，它是如此完美，如此清新，漂洗了整个上空，给天空抹上了一层奇异的颜色。看着后视镜里的此情此景，我只想沉溺其中，可不敢抬头望向真正的天空。

但是几周前的尼克可没有这么老实。我到他的房间里完成我的例行卫生检查工作，发现墙上有三个拳头大小的坑。

"怎么回事？"我不解地问道，"这是怎么搞的，哪里来的洞？"

尼克低下头。

"说真的,这是你干的吗?"我怒视着他,他报以同样的眼神。

"把你的手伸出来。"

他抗拒地把手伸出来,关节变得乌青,还有些擦痕,那画面让我很不舒服。"你砸墙了?"

"我没有。只是吃药之后,我偶尔会变得很焦虑,然后就会撞到东西,这只是意外。"

"你是说,同一个意外发生了三次?"

"这都是误会,妈妈。"

"这种误会会让你无家可归的!你要是在这间屋里闹事,就得睡大街去了!让我看看你的手。"我尽可能在他能忍受的范围内处理了他的伤口,然后准备回家。我跟他说我很快就会回来。

我带回一桶石膏和两把六英寸的柔性刮刀。

"我们得把这些洞补上,现在就得补。"我说,"你也别闲着。"我递给他一把刮刀,然后一步一步教他怎么弄,还好有他,我不是一个人在收拾残局。

后来,墙上经常会出现这样的洞,我就得定期把石膏拖过去。我已经不再跟他争论砸墙的事,只是从容地把它们抹平,补上油漆。

填上洞的第二天，我带他去凯瑟医院会诊，他在那儿的治疗效果并不如人意，但我们别无选择。那一周，尼克的情况很差，他因为墙的事而生我的气。我们开车途经我曾经常带他路过的那条街，只是这一次，坐在我车里的不是儿时的他，不是青年时期的他，而是一个可怕的陌生人。

他开始咆哮，大喊大叫，胳膊相撞发出奇怪的声音，他不停地踢腿，用头撞座椅，胡言乱语。

他开始一遍又一遍地重复一个词汇：하지 마라! 하지 마라! 하지 마라! 声音越来越大。

我行尸走肉般开着车，毫不理会正在发生的事。

我记得"하지 마라"这个词，这是韩国小孩经常说的话，但我不知道它是什么意思，也不知道尼克为什么重复这个词，难道他以为自己还是个小孩子吗？

我坐在驾驶座，副驾驶座上的尼克两眼突出，车里回荡着他发出的怪异声音。他会攻击我吗，还是说他会一把夺过方向盘？

突然，他跳下车，冲进车流中，然后边尖叫边沿着路跑。他就这样迈着坚定的步伐跑掉了。我一直看着他，直到他安全地跑到人行道上。

我后来知道了"하지 마라"的意思是"不要"！

我可以感受到他的痛苦，我抨击这个让他感到痛苦的世界，我在这个男人身上依然看得出他儿时的影子。我麻木地愣在那儿，然后开车走了。

到处都是窗户被拆掉的建筑，那些地方会有泥瓦匠用水泥把原先窗户留下的印子涂掉。刚抹的时候看着还不错，但随着时间的推移，命里有时终须有——原先的痕迹又会露出来。想解决这个问题，只有一种办法，那就是把整面墙都拆掉，不然泥瓦匠就要一遍又一遍地涂抹，才能把那个痕迹遮住。为什么会这样呢？为什么想要修补一些事情就这么难呢？

像拔牙后麻醉药的效果过去那样，我缓过神来。来到医院后，我歇斯底里地大闹了一场，求那里的接待员帮帮我。他们把我带进一个过于明亮和热闹的房间。在那里，我接受了社工的咨询。那名社工很善解人意，但他什么忙也帮不上，然后他们只好尽快把我送了出去。

我至今未能知道尼克那天最后跑到哪里去了，回家后我给他打了电话，他却假装无事发生，把电话挂了。"咔哒"一声，我已经听习惯了，但是每次他挂断之后都会有一阵缓缓消失的声音，仿佛尼克正慢慢陷入另一个世界。说真的，我有时甚至能听到模糊的电流在低语，像见了鬼一样。

青年时期我曾在以色列生活过一段时间，那里有一种名为"坎辛"的风。那种风吹在身上会感觉又热又沉重，总之就是让人不舒服。它会把黄色的沙卷起来，给蔚蓝的天空蒙上一层黄色的阴影。我不会忘记那种风吹来时的感觉，它们就像水坝开闸放水般突然袭来——来势汹汹、热气腾腾，然后突然消失不见。在加州，也有圣安娜风，它们通常只在秋天出现。在我朋友卡罗琳家后院烧烤的那天，它就造访了。

我们坐在她家的花园里。放眼看去，卡罗琳有两个和尼克同龄的儿子，所以她的家里充满着青春的活力。我很难不去把他们和尼克对比。他们健康，未来可期。我得很努力才能抑制那种自卑感，好在我的努力奏效了。露西和罗丝给了我无限慰藉，我知道还有众多好友在支持着我，所以我得珍惜当下。几小时后，我们酒足饭饱，启程回家。

我开始有种不详的预感，我给尼克打了通电话，但是他没接。这倒是不奇怪，他经常白天睡觉，很长时间后才会看手机。但我还是放心不下，于是又打了一次，他依然没接。等我到家的时候，电话都没接通，所以我决定到他家里去看看。这种情况时有发生，我出现不好的预感后便会跑过去找他，他开门的时候还顶着鸡窝头，看上去睡眼惺忪。警报解除，然后我会给自己找补："嗨，尼克，我就是来打个招呼，回见。"接着悻悻离去，感觉自己就像个傻子一样，但我又不能避免这种事发生，无力抵抗。

我敲门的时候就已经感到自己蠢极了，屋里发出一些声响，但随后又消失了。当时天已经快黑了，我又敲了敲门。一阵窸窸窣窣后，门打开了，他只穿着平角内裤，灯光昏暗，窗户上映着他的剪影。

"尼克，你搞什么，干吗又不接电话？"

"嗯？呃，我不知道，我在睡觉。"他嘟囔了一句。

"你没事吧，看起来不在状态。"我当时还觉得很滑稽，"我都看不清你，把灯打开。"

我越过他，把开关朝上推。

灯亮起来，我看到他浑身都是血，屋里的墙都被染成了猩红色。

"天啊，尼克，你怎么了？"

他身形微晃了一下，什么都没说。

我都不知道要从哪里问起：哪来的血？他又自残了吗，还是谁把他给揍了？天哪，难道这是其他人的血吗？

"过来到床边坐下。"我冷静下来，看了看他身上，没看到哪里在冒血。一个人可以在松了一口气的同时感到恐惧吗？如果这血不是他的，那它们是从哪里来的？

我拨通了911，然后在我血淋淋的儿子身边坐下，环顾着四周。坐在床上等待救助的时候，他轻轻地把肩膀靠在了我的身上，我撑着他，我们的姿势像是一幅诡异的圣母怜子像[1]。几分钟后，医护人员到了，他们检查了一下，发现尼克后脑勺上有一个很大的伤口。

"他流了很多血，女士，但是应该没有看起来那么严重。"听了这位医护人员的话，我认定他就是我的救世主，我将一生敬爱他。

"先生，请把头转过来，带您去医院前得先给您包扎一下伤口。"一名医护人员温和地说。我愿意为这名医护人员上刀山下火海。

这个世界令人称奇，我们按一按通话键，就会有高大强壮的人上门帮忙。他们不会在看到你家的蟑螂后觉得恶心，拔腿就走。他们称呼我为"女士"，管尼克叫"先生"。这种礼貌是一种恩赐。这间公寓可能令人作呕，但他们没有责怪它的住户。

尼克躺在轮床上，被抬进救护车里。这是我第二次看着他进了救护车。

"我呢，也要跟着进救护车吗？"

"不，女士，您最好开车跟着我们，这样您回家的时候也方便。"

---

1 最出名的当属米开朗琪罗的作品，现存于梵蒂冈圣彼得大教堂，雕刻的是圣母玛利亚抱着儿子耶稣的身体痛哭的景象。很多基督教国家有这种题材的雕塑。——译者注

哦，这我倒是知道。我打电话给女儿们，告诉她们我带哥哥去吃三明治了。

公寓外，风一直吹着，然后突然停了，大地瞬间像被冻住了一样，万籁俱静，以至于天空、大地、树木、草石都安息在一片静谧之中。空气中的热浪也消退了。救护车开走后，我看着自己血淋淋的双手，然后面朝天空静静地站了一会儿。风又吹了起来，我动身前往医院。

等我到了医院，尼克的伤口已经被缝了几针了，他身体上的伤很快就会恢复。我告诉医护人员尼克患有精神疾病，他们问他是不是尝试自杀，尼克否认了，他也不知道他是怎么把自己搞成这个样子的。我怀疑是他用头撞墙导致的，我告诉医护人员这绝对是一次自杀未遂，这已经不是他第一次尝试伤害自己了，并坚持让他们找一名心理医生来。他们的确找到了一位，这让我松了一口气，我又得到了三天喘息的时间。

上车后给克雷格打完电话，我便开车回家了。我没有告诉露西和罗丝这次发生的事情。那场面太过惊天动地，我不希望她们去想象那个画面。我上楼去给自己倒了杯酒，我现在把酒都放在工作室的橱柜里。看着办公桌上的邮件，那里又放着一张叫尼克去参加陪审团的传票，我大哭了起来，他们在跟我开玩笑吗？

　　第二天醒来后，我有一种此前从未有过的感觉，我觉得尼克今天这样全是我的错。不是因为我孕期不注意，也不是因为他自己摔了头，而是因为我此前的傲慢。他高大英俊，才华横溢，聪敏过人，沉溺在自己表现出色的喜悦里。上帝让他生病，完全是对我的惩罚。

　　那一天，我带着自我厌弃的情绪度过，我想去死。我打电话给特蕾莎，她是我可以倾吐肮脏秘密的朋友。我把事情的前因后果一股脑地告诉她，向她表达我的自责，然后就只是在电话里抽泣。

　　"亲爱的，快别这么说。这不是你的错。"她在电话里安慰着我，"我知道你现在的感受，但这不过是你自己骗自己。事情太多了，你一下子接受不了，但是请你相信我，你什么错都没有。"

　　我很清楚，甭管这是谁的错，都得有人去收拾这个烂摊子。

　　我一直觉得，只要戴上乳胶手套我就什么都能干，不戴手套我是不会碰尼克公寓里的任何东西的。我其实是害怕在白天看见他公寓里那幅混乱场面，但是我必须去收拾。

　　屋里看起来像凶杀现场一样，到处都是血迹：墙上、床上、地板上。和我生尼克时产房里的手术台一样，鲜血淋漓，不过当时他的血和我的血混在了一起。我开始进行这浩大的工程，带着水桶、氨水、刷子行动起来，但这一次我没有哭。墙上的那一摊血迹表明事情已经严重到另一个阶段，落泪也无济于事了。

我挥舞着刷子，使它可以够到足够高的地方。汗水沿着我的面庞流下，我跪在地上，双手走火入魔般疯狂地擦拭着地上的血迹，然后停下，擦一下汗再继续。我再一次意识到，我正在干一些实事，等我打扫完，血迹就不见了，至少我做出点成果来了。

我给区法院打了电话，打算和他们商量一下传票的事情。两年里收到三次传票是真的很离谱了。每一次我都得编一个尼克无法出席的借口，但是很显然，他们还会往家里寄传票。我等了大概四十五分钟，才等到了某位管事者——摩根女士，我向她说明了情况，让她明白尼克不可能参加陪审团。

"哦，亲爱的，你不用跟我说这些，你应该直接打给永借办。"

"什么东西？"我还以为我听错了。

"这样就可以一次性把问题解决了。"摩根女士说，并把联系方式告诉我。

谁能想到还有个部门叫永借办呢？这可太有用了。我回想起这些年来的许多过失，那些让我感到尴尬的事情，也许这个部门能派上其他用场？我当然想少些麻烦，这个部门要多久才能审理我的申请呢？

拨通电话，是一个女人接的："这里是永借办，有什么可以帮到您的吗？"

哦，有太多事想让你帮忙了。我说："您好，我叫米里亚姆·费尔德曼。我的儿子尼克，他患有精神病，在过去的两年里他收到了三次陪审团传票，但是他真的没有办法出席……"

刚说到这里，她就打断了我："好的，您需要填一份1644号表格，必须让他的医生在上面签字，这样他就不会再中选了，您需要我将表格寄给您吗？"

"能寄过来最好了。"我说，并把地址告诉她。

"还有别的事情吗？"她问。

"呃……有，你们还管其他事吗？"我没忍住，问她。

"我不太明白您的意思，女士。"不得不说，她有点失礼。

"哦，没什么，别在意。谢谢您。"我说。然后，我将电话挂断，笑了起来，我永远是自己最忠实的观众。

凯瑟医院不再接收申请了加州医疗补助的病人，所以我得把尼克带到别的医院去。我到了区心理健康所，它在麦克阿瑟公园对面，我小时候经常去那家公园看小鸭子。现在那个地方已经变成瘾君子和罪犯的后花园了。我有健康所的预约吗？没有预约，等就是了。那里的候诊室可以让你看尽世态炎凉。

完全疯掉的病人在里面跑来跑去，被吓坏了的病人家属则坐在那里等待着，小孩子完全没有人看管。许多老人眼神空洞，看起来很茫然。那里真的很臭——体臭、汗臭、尿臊味和烟味混合在一起。角落里，坐着一个又高又瘦的人，五十岁左右，穿着肮脏的斜纹棉布裤和一件已经脏得看不出本色的衬衫，他脚下铺着一张老式床单，左边的地上放着一个纸板箱，里面装着半张薄饼。

工作人员来来往往。有匆匆忙忙的新职员，他们仍认为自己可以做出一番伟业。还有兢兢业业的专家们，其中一些仍然保持乐观，另外一些已经不再抱有幻想。还有一些临时工，他们一直在奔波，眼神空洞，心灰意冷。他们给尼克指派了一位名叫乔什的顾问。

他跟尼克一般大，我坐在他对面，感觉很荒唐。他就跟我儿子一样，我感觉自己该给他整整衣领之类的。作为尼克的顾问，他可以家访（希望你在那里过得愉快，乔什），也可以带尼克出门锻炼身体，参加活动。

这起了一段时间的作用，乔什成功地把尼克带出门了，这减轻了我不少负担，但是那些医生不会监控他的服药情况。然后我想起最初给尼克诊断的哈米尔医生，我在网上搜了他的名字，发现他已经不看诊了。我联系了哈米尔医生，得知他现在主要做的是临床试验。如果尼克参与哈米尔医生的一些项目，没准可以吃下医生新研发出来的灵丹妙药，就此痊愈了也说不准。哈米尔医生并没有说过他有什么灵丹妙药，但他的话在我听来就是这个意思。这些还在试验阶段的药吃下去可能会有不良反应，对此哈米尔医生也不能打包票，所以存在一定风险。这需要尼克把目前吃的药全部停掉，我们有点担心这样做是否会得不偿失。

那天，我和克雷格在客厅里，他善意地提醒我尼克在家的时候不要把刀摆在桌上。我有点被冒犯，但是他说得确实在理。

我想起最近和朋友的一段对话："哦，我并不担心尼克会施暴，他连蚂蚁都舍不得踩死。"

我在骗谁呢，我担心的事情太多了：尼克疯了，我怕得要死。每天夜里，我都会想起那堵猩红的墙，也会想起那些血的主人。我还担心地毯上烟头烧着的痕迹，害怕他家会失火，还担心那些莫名其妙就不见了的药片。我怎么能让女儿们接受这些呢？尼克后来有没有伤害过别人？他会不会自杀？我死了谁来照顾他？女儿们以后会不会也得精神分裂症？我膝盖后面长的肿块又是什么东西？

我带着这些忧虑继续同尼克相处。一天，他顶着瘀青的眼眶走到车前，也不告诉我怎么回事。一般情况下，如果我逼问他的话，他会把奇奇怪怪的伤口给我看，但他从来都一言不发，只会摇摇头。有一周，他一直戴着帽子，所以我没看见他给自己剃了光头。每当我看见他的指关节又有了红肿，我就知道又该补墙了。有一回他把整瓶奥氮平都弄掉了，然后拒绝服用任何药片，我把那些药处理干净后，他也不愿吃。他的颧骨上出现了瘀伤，手心里有烟烫的焦痕，他伸出那只手，对我说："我不吃。"

我开车去药店，打算听听药剂师的说法。那时候，社区里的人都知道"尼克有点毛病"，我的好友都知道具体情况，但是大多数人其实并不了解事情的原委。

排队到我的时候，我说："嘿，听着，出了点情况，你们都知道我儿子尼克，我来取他的药。今天它们不小心掉地上了，所以他不愿意吃，但他要是不吃药我就一整天不安生，现在医院已经下班了，我们联系不上他的医生。"

"哦，没关系，我们可以按结转处方给您一些药品，帮您撑过这周。"他说，"请稍等，等他们找好了我会通知您。"

有结转处方这种东西？

我顿时放松了不少，我转身看见罗宾在旁边的过道。

"嗨!"她打招呼,"好久不见。"

"真是好久不见了!"我大喊着,如今遇到任何对我友善的人,我都会很大声地讲话。她一把搂住我,这一场面当属药店奇观。

加州中部的岩石山丘绵延至加州大学圣克鲁兹分校,露西决定去那里上学。我希望那里如同他们的招生广告中呈现的一样:色彩缤纷的储物柜里面装满了学生用具,学生们朝气蓬勃,父母含泪送走他们。我指望着露西能创造出如电视剧般美满的家庭生活,毕竟我离"美满"这个词已经太遥远了。

经过周末的精心准备,我们站在她的宿舍前同她告别。罗丝抓着姐姐好一阵子都不放手,露西则把脸贴着妹妹的头发,她们小声交谈着。罗丝松开手,瞪着我和克雷格,然后失魂落魄地往停车场走。

"这让罗丝难以接受。"克雷格说。

"我会补偿她的。"我看着她小小的身影消失在高大的红杉后,"我从今以后会好好关心她,不再像以前那样了。"

我明白,罗丝在一出出家庭闹剧中,一定觉得自己是被忽视的那一个。她的妈妈和里奇伍德社区的其他妈妈不一样:她们自信、强大、细心,而她的妈妈灰心丧气。只是有一个问题：很显然，她在很久之前就开始怨恨我了。

接下来的日子里，我不是忙着带闷闷不乐、不愿和我交流的罗丝到处参加亲子活动，就是给尼克找一个新医生。他不想再见乔什了。他有时候按时吃药，有时候又不吃，全看心情。他跟我说："妈，现在是周末，我想喝点啤酒放松一下，这样我就可以冷静下来，按时吃药了。"听到这种话，我想他没准是真的在装疯卖傻。

我上网查了一下他的药和酒精混合后会不会有不良反应。如果适量的话应该是没事的，所以他接下来每周五都能喝啤酒了。此前我们的条款是提供住房、烟、每天10美元，然后他好好吃药，现在我准许他喝酒，开了让他讨价还价的先例。

我答应尼克每周五给他买两瓶啤酒，他点名要米奇的"大嘴"啤酒。顾名思义，是真的很大一瓶。从此，我都得专门跑到便利店去，这对我来讲很麻烦。现在我还怎么在周末带罗丝出门呢？她要去上美术课，和朋友出去玩，还要到城市的另一边去学吉他，我现在可没那么多时间兼顾她的事情。一天，我在附近的杂货店发现他们也卖同一款酒，我想着：啊哈，我得多买点，这样就不用每周五跑到那家便利店去了。

我在购物车里放了很多"大嘴"啤酒。这很罕见，毕竟这也不是什么名酒，一般都是图便宜的人，还有离家出走的叛逆小孩才会买。我推着沉重的购物车去结账，购物车里不断发出玻璃瓶碰在一起的声音，然后我遇到了劳拉的孩子：马丁和简。

"您好，欧鲁克太太。"简和我打招呼，他们俩都尽力不看向我的购物车。

"你们好啊，近来如何？"我试着让自己的声音听起来更自然点。

我们站在那里，眼神飘忽不定，就是不看购物车，直到我结束了这场尴尬的对话。我说："我得走了，代我向你们的妈妈问好。"

不出意料，劳拉当晚就给我打了电话："亲爱的，最近怎么样？"

"你是想问啤酒的事，是吧？"我想着，何必搞这些弯弯绕绕呢。

我告诉她是怎么回事，然后她告诉我孩子们有多惊讶。我们笑了一会儿，话题重归严肃。就算劳拉是心理健康相关工作者，她也帮不了我太多。

我和克雷格考虑了很久到底要不要让尼克参加临床试验，最终认为风险太高了。我打电话给哈米尔医生，他表示理解。我们正要挂断的时候，他打断了我们："等一下，我有个主意。我有个朋友，他当时和我一起实习，现在是顶尖的心理药理学家了。他在贝佛利山开了家诊所，同时也是英格伍德心理健康中心的志愿者。尼克申请加州医疗补助了没？"

我告诉他尼克申请了。

"那你们就可以到诊所去找他了，补助的钱就足够用了。相信我，米米，你不会找到比罗德·阿米日更好的医生了。等我给他打个电话，让他给你们走个后门，这样会省很多时间。"

他的这些话驱散了前路的迷雾。

"哈米尔，我一直都很欣赏这个家伙。"克雷格说。

纯净的心

我载着尼克到了洛杉矶治安最差的地段。

"我没搞明白，尼克，你看到我们要去的地方了吗？"然而，他并没有回答我的问题。

我向他保证，如果他跟我去见阿米日医生，我就请他吃午饭。他近来的状态十分不稳定，可能前一天还好好的，第二天眼睛就肿了。我环顾四周，看见一大块空地上停着几辆轿车和一辆拖车，海报上印有"英格伍德心理健康中心"几个大字，就贴在拖车的门上。

"应该就是这里了，我们去见医生吧。"我说。

当然了，上这辆拖车并非我们此行的重点，应该只是其中的一个小项目。比起之前的区心理健康中心，这已经好很多了。折叠桌前浓妆艳抹的女孩帮我们把信息登记好后，给了我一沓文件让我填写。我这次是有备而来，早已准备好尼克长达十二页的病历、住院记录以及他的病情综述。我把这些资料都妥善整理，放进一个塑料文件夹里，此前虽没有人看这些东西，但我总是带着它。

"您现在可以进去了。"接待员边说，边朝着拖车的另一边点头。我只想说，进到哪里去？

一个穿着衬衫的英俊年轻人坐在一张破旧的桌子后面。

"您好，"他站起身与我握手，"我是阿米日医生。"

我握住他的手，尼克则点头致意。随后，我们三人都坐了下来。

"很高兴见到您，"我说，"哈米尔医生对您的评价很高。"

我向他简单介绍了一下尼克的情况，没指望他会看我带的那些文件，但是他对那些乏味的记录很感兴趣，直接在我对面读了起来，而我们则等着他看完。

"这东西能先放我这里吗？"

我不敢相信自己的耳朵："当然可以。"

"尼克，我看你吃奥氮平已经有一阵子了，你觉得效果如何？"

"呃……我偶尔会觉得有些疲惫，有时候还会失眠。"等等，尼克居然在跟医生描述自己的感受，太阳打西边出来了？

"好吧，我觉得减少一下剂量就可以解决这些问题，你愿意吗？"

"当然了。"尼克回答。

阿米日医生转向我，说："他的症状完全符合精神分裂症的表现，我认为是时候给他确诊了。"

所以，他一直以来得的都是精神分裂症。

尘埃落定，尼克的病症处于"精神病光谱图"的底端。

我又想起了他被确诊为双相情感障碍时，我站在正在粉刷的餐馆后面的小巷里，和煦的微风拂过我的脸颊，我想那时我就知道他患的是精神分裂症了。

尼克一直盯着自己的鞋子，好像什么都没有听到。

"我认为当前把碳酸锂片和抗精神疾病药物结合着吃，效果会比较好。碳酸锂可以稳定他的情绪，我们可以试一试。"

"好的，都听您的。"

"这个过程不会一帆风顺，需要不断试错，我们得尝试好几种方案，这样才能找到最适合尼克的。而且，随着服药时间的增长，药效可能会发生变化。最重要的是，要提前了解情况，观察他的症状，花时间了解他的感受。我们一起来解决这个问题，尼克，你觉得可以吗？"

"当然。"他轻声说。

我想问问他有没有听见医生说他得的是精神分裂症，但是我不敢说那几个字。

吃过晚饭，我把尼克送回公寓。他吃完饭通常会"饭后昏厥"（家里人都这么说），他吃完东西就得睡一会儿。我拿着新开的处方，满怀希望，飞快地驶向了药店。

新处方的配药需要花费很长时间，我开始晚上给他送药，顺便带一盘吃的，这样他就不用跑到家里来吃饭了。他的行为依然不稳定，所以让他待在家里不太合适。

一天晚上，我给他带了奶酪通心粉和苹果，他站在拐角处，皱着眉头。

"你好啊，尼克。"

他一言不发，吃了药，我把钱和烟给他后，又把吃的递给他。"我不想吃这个。"他听起来有点恼怒。

"好吧，那回见。"我把吃的放到副驾驶的座椅上，然后就走了。回家路上，我看到一个女流浪汉，她就睡在我每次都会路过的大街上。她又高又瘦，有一辆购物车、一顶破帐篷，还有成堆乱七八糟的东西——那就是她的全部财产。她每次都伸直了腿坐在地上看书。有时她会到处走走，甩甩胳膊，大声说话，我还见过她随地小便，用一个桶洗澡，裹在脏得要命的床单里睡觉。

"嗨，你好。"我隔着车窗冲她喊，她愣了一下，然后怀疑地看着我。"你饿吗？"我问，"我这儿还有点吃的。"

她慢慢走过来，我把吃的递给她。"奶酪通心粉，我的拿手好菜。"我对她说。

她的皮肤很粗糙，眼距很宽，头发是金色的。她拿起餐盘，说："谢谢。"然后便走开了。过了一会儿她又转身问："你有现金吗？"

"没有。"我说的是实话，我去看尼克的时候从来不带钱包，以防他管我多要钱。

尽管一开始我给那个女人的都是尼克不吃的东西，但是后来连我自己都没发现，我每次都会带双份食物出门。

"你这是在干什么？"克雷格问我。

"妈妈交了个新朋友，她叫迪。"罗丝拖着长音嘲讽地说，"一个女流浪汉。"

"你不想跟我聊聊这事吗？"克雷格问我。

我跟他说了迪的生活环境。"没啥大不了的，反正我做饭每次都有剩的。我看她太可怜了，克雷格，我觉得把尼克不要的东西给她吃很奇怪，这对她很不公平。他们都疯疯癫癫的，但是只有尼克能填饱肚子。"

"这一点我无法理解，"克雷格摇着头说，"等会儿，你都知道她叫什么名字了？"

"我当然知道，我又不是光把吃的丢给她就完了。她又不是动物园里的动物，我们还会聊聊天呢。"

"她们还聊天呢。"克雷格对着罗丝说，他们交换了一个早就料到了的表情。

当时我已经很了解迪了，她告诉我的头一件事便是她没有精神分裂症，其实我都没打算问她。

"巧了，我也没有精神分裂症，你这地方还不错。"我说。

迪来自芝加哥的郊外，她喜欢这边暖和的气候，喜欢读书，每天都坚持洗澡。大多数人都会离她远远的。她告诉我她挺喜欢我的，还跟我分享了她的童年经历。她在一个小镇里长大，垒球打得不错。她没告诉我她是怎么流落街头的，但是她很喜欢谈论她的家人。她会给我看她在看什么书，她读书没有什么规律，估计就是捡到什么看什么。我好几次跟她说过我的名字，但是她只管我叫麦克。

"回见，迪。"

"晚安，麦克！"

我每三周带尼克见一次阿米日医生，他更改过几次处方后，治疗开始见效了。用药必须十分精准，才能让尼克有所好转，比如一些药片要切成半颗服下，所以我买了一个专门切药片的装置。

他会花很多时间询问尼克的感受。隐私法禁止医生在得到患者的书面许可前同患者以外的人谈论患者的病情，这一规定虽无可厚非，但我认为如果患者得的是精神疾病的话，这项法律可能就不那么人性化了。医生的权力有限，而我们则完全无法了解情况。

美国国家精神疾病联盟教了我们一些应对之策。法律禁止医生泄露患者的隐私，但是并没有规定他们不能向患者以外的人透漏一些信息。好的医生会同你一起努力，会倾听患者的心声。阿米日医生和尼克之间形成了一种模式："我问你问题，如果你不回答，我就默认答案为'否'。"

我也终于守得云开见月明，保证尼克和迪每天晚上都能吃上热乎饭。罗丝把她的不满都发泄在我身上，而我全盘接纳，继续怀揣着无上的真诚和自我奉献。这是我对爱的追求。克雷格时来时往，经常谈论他在华盛顿的家，他说他打算养几只鸡。我的生意做得不错，为山上的一座豪宅——从那儿可以俯瞰贝佛利山庄酒店——制作了一幅精美的壁画；给一个四岁小女孩的八角形玩具屋做装饰，我在玩具屋的天花板上挂起玩具猴子和树叶，室内一半设计成白昼样式，一半设计成黑夜样式，还要用太阳、星星、月亮图案点缀。

一天早上，我早早就开工了。我的车现在就像一个移动药房和急诊室，尼克所有的药都放在杂物箱的一个隔间里。除了药之外，还放着水杯，以保证他吃药的时候能把药片吞下去。车上还有几箱香烟、创可贴、外用软膏，当然还有乳胶手套，但是已经到周五了，我还没给尼克买"大嘴"。

好吧，我顺路去趟便利店，时间还来得及。

店里的队排得很长，怎么大家都早上六点来购物？拿了两瓶"大嘴"，我就开始排队。等轮到我结账，我把它们甩到收银台，弄出了很大声音，收银员给了我一个嫌弃的眼神。他肯定在想：大早上喝啤酒，不务正业。

"哦，不是我喝，说真的，谁这个点喝酒啊？"我紧张地笑着说。他则冷冷地盯着我。

"你不了解，我是给我儿子买的。"这简直越描越黑。

"不是，我儿子得了精神分裂症，给他喝这个他才肯乖乖吃药。"我不停地解释，声音响彻商店。此时除了我，大家都鸦雀无声。我看见排队的人里有一个邻居，手里拿着咖啡和甜甜圈。我继续说："有的时候你不得不……"哦，去他的，我把钱一付，拿上啤酒拔腿就走。

坐在车里，汗水顺着我的太阳穴流下，我想起阿米日医生把碳酸锂片的剂量减半了，所以我昨晚就该把药片切半。现在可怎么办？我把车里翻了个底朝天，想找个能把药切了的工具。烟掉得到处都是，我把抽斗里的东西都倒在副驾驶座上，终于找到了一把指甲刀。

这个可以用！我高兴地想着。我把药片举到面前，眯起眼睛让自己看得更仔细些，然后把它卡到指甲刀里，这比我想象的要难。我试了一次又一次，有的直接碎掉了，有的弹飞了。我快疯了。看着后视镜里的自己，我发现自己脸上满是药粉。终于，我成功地把药片分成了两半，其中一半飞到了窗外，好在我还有一半。

这时，我抬起头，看见两名路过的警察，他们看到的是这样一个场景：一个衣衫不整、满身颜料的中年妇女，攥着一把指甲刀傻笑，她满脸白色粉末，副驾驶座椅上堆满了从仪表台上收拾出来的破烂，车上到处都是烟盒，大腿上的牛皮纸袋里放了两瓶"大嘴"啤酒。他们愣了一下，然后继续赶路。

这就是洛杉矶。

尼克无意间提到浴室的水龙头关不上了。

"这种情况出现多久了？"

"大概一周。"他说。

"已经一周了？"我大叫起来，"为什么不早说，你家都要被淹了吧！"

"只有一点点水而已。"

我发出一声叹息，打开车门，直视着他迷茫的双眼："走吧，让我瞧瞧。"

地板全湿了，走廊里的地毯也湿了，闻着像是老旧的公厕一样，臭气熏天。我把水龙头拧上。看着周围一片狼藉，然后我也在墙上砸了几个洞。

"老天啊，看看这地方！"我吼道，"我都不敢让房东找个管道工来修！他看到这惨状就会把你赶出去的！无论如何，先把地毯烘干!"

我批评了他如今的赤贫状态。我知道这对他不公,而且毫无意义。我也很清楚,但我就是控制不住要发火。他站在那里,淡定地劝我:"妈妈,别激动。"都成这样了,谁还能自恃冷静?

"算了,我一个人也没辙,还是打电话给保洁吧。"我愤愤地说。

"我不觉得我会喜欢陌生人进屋来。"

"哦,是吗?你还会感觉不舒服?那好吧,别激动,因为他们明天一定会来!"我冲出他的公寓,甚至没去看一眼厨房的情况。

我在搜索栏输入"洛杉矶保洁"。让我看看,"快乐保洁""贴心保洁""扫干净""专属保洁",最后一个听起来不错,就它了——专属保洁。我预定了明早的服务,而我完全不用亲自打扫,我以前怎么就没想到,我可以每隔几周就让他们过去一次,这样我就再也不用亲自收拾那个鬼地方了。

两位女士和一名男士将准时在上午10点出现,我在电话里向客服说明了尼克的情况,他们第一次来的时候需要做一次"深度打扫"。

"哦,请您放心,我们什么世面没见过?我们派去的人会打扫干净的。"

他们自己带了吸尘器和其他工具。在客厅里，我看到他们彼此交换了一下眼神。我开始紧张起来，向他们解释。

"所以，如你们所见，这里既是客厅也是卧室，显而易见，他……抽烟。"我们看着尼克床头柜上烟屁股堆成的小山，实在是太令人震惊了，像是博物馆里的展品一样。"是的，他的确抽烟。"我咕哝着，"我知道这看起来太糟了，但正因如此，我需要你们三个来帮忙。"我每说一句话，句尾的音调都会上扬，而尼克只是站着，好像眼前的一切都与他无关。

厨房的角落里有一个满满当当的垃圾桶，垃圾已经满出来了——就连垃圾桶也沦为一堆垃圾，所有的厨具堆在水槽里，都生锈了。我们同时看向冰箱，但是谁也没说一句话。

"哦，我在这个箱子里放了很多垃圾袋。"我勉为其难地笑了笑，"我猜它们应该会被装满，哈哈。"我相信我那时的眼神在旁人看来一定不正常。

我将盒子扔到那堆垃圾上，底下成群的蟑螂便四散而逃。就这样，三个保洁员开始用西班牙语疯狂地讨论着。我试着理解他们在说什么，但是我听不懂，无所谓，我能猜到他们在说什么。

其中的那名男士走向我："抱歉，夫人，我们不能打扫这里，我们权限不够。"

"这是什么意思？"我问，"不过是几只……"我失去了继续说下去的勇气。

"女士，我知道您现在很苦恼。有专门的公司负责解决这种情况，就是处理危险物品和虫子的那些公司，您应该去联系他们，我们很抱歉。"

我能看出来他们是真的很抱歉，我看着他们连同我的希望一起离开，然后我看向厨房，那座垃圾山现在坍塌了，蟑螂到处爬来爬去。而我那疯了的儿子，事不关己地靠在桌台上。我突然意识到我正紧咬牙关，就好像嘴里咬着救援绳，不让自己跌入深渊一样。

"够了！你知道现在是什么情况吗？尼克，连保洁员，那些靠保洁吃饭的人都受不了这个恶心的地方。"我叫道，"你听懂了吗？你活得太邋遢、太窝囊了，你把那些人都吓跑了，他们让我去找消防员！那些人是给谋杀和核泄露善后的！你猜那要多少钱！"我哭了起来，可是尼克只是冷漠地看着我，一副置身事外的样子。

"好了，你猜怎么着，小伙子，我们要自己把这里打扫干净！就我们俩！是你把这里搞成这样的，所以你现在得跟我一起收拾！"

我把他拉到商店里，买了清理需要的东西，那天外头有三十多摄氏度。

回到公寓里，我们开始忙活。这里的"我们"其实只有我。我穿着背心短裤，忙里忙外，尼克只是听我怒吼，然后慢悠悠地把垃圾袋撑开。我在屋里喷光了几瓶杀虫剂。蟑螂就像动画片里的一样，一个劲地往外冒，根本杀不完，活着的从死了的身上爬过。最后，我戴上手套，把它们从垃圾堆里挖出来。管它们的死活呢，我全都一股脑地抓在手里，然后丢进垃圾袋。

"尼克，你给我听好，这太离谱了！你难道以为我把你生下来就图你这个吗？把袋子打开，不是！把它撑好，口再开大点，不然蟑螂放不进去。我说了多少遍了，你怎么就是记不住，想象一下我现在多以你为傲吧，我的脸上有光了。"我浑身被汗浸湿了，说话尖酸刻薄、语无伦次，但依然唠叨个不停。突然，我抬起头，看见尼克在笑。

"哦，这很有趣是吗？你觉得现在很好笑？好吧，告诉你，等我把这里打扫干净，你再也不许在屋里吃东西。对，我不会再给你带晚饭，不会再给你买东西，你就饿死自己算了！"我说完后也意识到这是不可能的，我补充道，"你自己花钱到外头去吃或者回家来吃饭，总之不许再把吃的放到公寓里。"我突然想到唯一受伤的就是迪，我如果不给尼克送饭，她也就没吃的了。

我们把垃圾一袋一袋地扔进外面的垃圾箱里。其间虽然我说的他都会去做，但他仍是一副心不在焉的样子，做事屡屡出错。我第二天又到他的公寓去了，把他赶到街上，屋里跑出了十多只蟑螂。六个小时后，我又去了一趟，打开窗户和那个肮脏的风扇。我用一块布捂住口鼻，戴上手套，用簸箕装蟑螂尸体，而尼克则在旁边撑着垃圾袋。终于，这地方看着像人住的地方了。之后，我跟一个快言快语的俄罗斯人达成一份长期协定，他派来一批又一批打扫卫生的人。我们从来没见过对方，但我总觉得他很了解我。

精神分裂症的其中一个症状便是不注意个人卫生。我们还算幸运，尼克的强迫症使他对于个人卫生的担忧已经扩散到细菌上。很难相信这样一个人之前住在那种猪窝里，当涉及他的躯体时，他却非常讲卫生。我完全不知道为何会出现这种反差，大概这是他与众不同的地方吧。他的指甲修剪齐整，他会洗头，会剃须，他转动门把手前会把手缩进袖管里。他处在两个极端里——我对此也不甚了解。一天，我突然意识到我已经很久没给他买过牙膏了，我问他有没有刷牙，他向我保证他刷了。我还是给他买了牙膏，但是谁知道他会不会用。

我们坚持每三周去见一次阿米日医生，他不断完善着治疗方案，使得尼克的病情稳定了很多。

有一天，我开车路过迪所在的那条街，向她解释我为什么没有再去看她，然后给了她一些钱。

"所以，你为什么留在这里，你喜欢这儿吗？"

"这里风景不错，我在这里有安全感。"她说。

"要不要去救助站呢？我们可以到那里看看。"

迪后退了几步，和我拉开距离，她的眼神里闪过几秒警觉，随后又消失了。"我不去救助站，那里不安全，那里的人会攻击彼此，就像我爸那样。"

"你爸？"

"对，他自残。我当时坐在厨房里，正在吃蔬菜鸡蛋三明治，他突然生我妈的气，然后跑到门廊那边去，朝自己脑袋开了一枪，那场面真是骇人。"

我给了她一些钱，并保证自己还会去看她。我确实经常这么做，可有一天过去的时候我发现她已经不在那里了。很显然，她走了。

我带着一包尼克的脏衣服回家，如果我不洗，他就没干净的衣服穿了。我把它们倒在地上，顿时很多只蟑螂跑出来了，克雷格碰巧就在我旁边。

"只要出现了一只蟑螂，家里就永远摆脱不掉它们了，米米。"这还用他跟我说！我没告诉过他尼克公寓的情况。一直以来我都是独自处理这件事的，这让我感到羞愧的同时，也觉得恶心。

"好，好，好，我知道了，我也不想家里闹蟑螂，我会把它们弄走的。"

"哦，真的吗？你打算怎么做？"

"不用你操心，我会想办法的，你以后不会再看见蟑螂了。"

自此，停车场派上用场了。尼克公寓附近的药房停车场在下午大多是空荡荡的，偶尔会有一辆车停在那里，但即便是在大太阳下面，那里也是与世隔绝的，不像在拉奇蒙特，那里没人认识我。我会打开车门，拿出一个大号黑色垃圾袋，尽可能地把它放到卡车后面，靠在保险杠上，这样就没人能看见我鬼鬼祟祟的行径了，正方便我暗中行事。

我打开袋子，把脏衣服倒在地上，一只蟑螂跑进附近打理好的花园里。我把垃圾袋抖了抖，把它翻过来，再检查一遍。我把衣服一件一件拿起来，检查上面还有没有虫子。我一丝不苟地完成这项工作，一只都不能漏。他的衣服上混合着烟味和汗臭。在抖了抖一条毛巾之后，我看到三四只蟑螂落了下来。真是的，有个疑似流浪的女士从旁边路过，她甚至都没看我一眼。

布鲁克和我坐在她家的台阶上，她就住在我家对角，我只要走过去就可以和她叙叙旧，然后待一个小时再回家。她会和我聊聊她的邻居夫妇，两人都是建筑师，他们的女儿和一个男孩混在一起，结果卷进了黑帮生活，还吸起了海洛因，他们家就快四分五裂了。

"我今早看见戴安了。"布鲁克告诉我。

"哦，他们的女儿怎么样了？"我问。

"不怎么样，他们什么办法都试过了，她就是不愿意离开那个男的。他们求她去戒毒所，但是她自己不愿意。"

"怎会如此？可怜天下父母心，却又无人在意父母心。"

"你知道她是怎么跟我说的吗？听着可太令人难过了。"

"她怎么说的？"我问，但不太确定我是否想知道。

"她说她希望一枪毙了那小子，这样她就会被判死刑，从此不再受苦，她女儿也有机会戒毒了，一切都能迎刃而解。"

"天哪，这听着太让人心碎了，但既然是希望，为何不希望她女儿迷途知返呢？"我们带着愧疚笑了出来，我继续说："你知道我是怎么希望的吗？"

"说说吧。"

"我载着尼克冲下悬崖，就像《末路狂花》[1]里演的那样。我们俩都不用再受罪了，再也不用处理墙坑了。"

"天哪。"布鲁克很惊讶。

---

1 是一部公路冒险电影。两位孤独的女主角塞尔玛和路易斯，出门散心却发生了意外，不得不踏上逃亡之路，最后在科罗拉多大峡谷，她们冲下了悬崖。——译者注

"我真是这么想的，但是我还有女儿，我要是那么做了，会给她们留一辈子心理阴影的，不然我早就这么做了。"我不知道自己会不会真的这么做，但是我感觉我会。我们只是看着对方，在那一瞬间，我卸下了为人母亲的伪装。我们坐在那里，体味着身为母亲意味着什么。

"喝杯咖啡吧。"她说。

"好主意。"

我问阿米日医生要不要看我找到的笔记，尼克当时在外面抽烟。

"当然，任何能揭露他想法的东西都会派上用场。"他回答。

我打开在尼克的厨房发现的笔记本，把开头读了出来：

> 等我妈死了，我就不再信犹太教了，她非常爱多管闲事。

我儿子用潦草的笔迹写着，可以看出写的时候他必然神志不太清醒。

> 我小时候，是一朵野花，进入尴尬的青春期后，服下了魔法药水，引起了野化效应……使得无意识的自我毁灭倾向

变成了命中注定。回想起来，我发现自己一直都处在失衡的状态中。

"他真是这么写的。"我说着，把笔记本递给医生。

女人体内的水比男人多5%（这是牛顿说的），所以她们更容易受到重力的影响。我们就不能把它们抽出来吗？

"写得很有趣。"阿米日说，然后继续大声朗读：

> 恶灵低语，
> 灰色的肌肉酸痛、痉挛起来，还有脉搏，
> 虚弱的被接济者，
> 洋甘菊花纹的羊皮被子，
> 亲爱的，我脑子里住着一个人。

看着亲生儿子的意识像细线那样飘零，然后滑入深渊，能够确认他写下这些时已经分不清现实，我发现那个男孩一直在远去，只是我们毫无觉察而已。

我跟阿米日医生说我要走了，然后我跑到外面去。停车场里当时已经没什么车了，开裂的沥青露出土壤原本的颜色，

杂草中生着几朵小黄花，尼克背对着我站着。

"嘿，小伙子，我跟你说件事。"

他转过身，我仿佛看见光环从他身上掉下，然后散落一地。

"你得了精神分裂症，不是别的东西，就是精神分裂症。"

他站在那里，下巴微抬，像水手看着海平面，等待着水面发生变化那样。

回归本真

与尼克的相处时光渐趋平静,我却发现自己早已心如死灰,勉强维持家庭的正常运作是我唯一能做的事情。我一直试着将罗丝从笼罩她的阴影里解救出来。看着我那最小的孩子,我却发现自己什么都给不了她。我可以满足她的浅层需求——给她买衣服、送她去上课、带她听音乐会,但是我这样一副行尸走肉,帮助她重焕青春活力的可能性实属渺茫。

有一天,我溜达到附近一家时髦的瑜伽工坊,早在瑜伽开始流行的前三十年,它就在那里了。我想着,这里便宜,离家也近,还能锻炼锻炼身体,对我说不定有好处。

我一周去三次,跟着一个名叫卡门的漂亮又机敏的姑娘一起练习。某一天,我发现自己可以做出以前做不到的动作,这也许没什么大不了的,但当时的我对此颇感欣慰:我无法拯救自己的儿子,但是我可以维持这个姿势,用一条腿保持平衡,这对我来讲非同小可。

在如此心态下做瑜伽,我的思维发生了转变,这种转变在我自信的青年时代绝不会出现。第一天,我只是个把新买的有着奇怪味道的瑜伽垫铺在地上的老太太，但我的心胸变得更开阔了，此前它被强硬的思想和见解塞得满满的。

我一开始一周只去几次，到后来变成每天都去。授课的姑娘们不光教瑜伽动作，还会从诗词歌赋聊到人生哲学。这些东西我大多视为非主流的胡说八道，我会在脑子里不停吐槽这些东西。

哦，真棒，我今天又站"大汗"旁边了，我给班上的人都起了外号："内裤姑娘""汗臭男孩""得瑟小子""搭便车的"。我的脑子里每天都会上演关于这些人的喜剧。那位三十多岁的完美导师会说："挺胸，让胸部上升。"我想着：自从1995年罗丝断奶后我就没觉得自己的胸挺起来过。

我自暴自弃了。

一天下午，我做完动作起身，发现有一摊硬币大小的汗渍留在我的额头，汗水还泛着光。我看见它边缘的线条，仿佛远古时期的岩画，反射着屋内并没有的颜色。这是我大脑的印痕，是我脑内之物的完美外现。

我开始听那些老师讲的大道理。

我站在窗前，脚底贴地，能感受到脚底的木质地板。我能感受到我的腿、我的脊柱笔直地支撑着我，托举着我那装着大脑的颅骨。卡门的话传进我的耳蜗，让其中小小的毛细胞震颤着移动起来。

"真理即是永恒。"她引用印度佛经中的内容。

窗外，天色渐渐暗了下来。

一周后，吉尔拉我去参加了一堂冥想课，授课老师闻名遐迩。我对此深表怀疑，我连一直坐着看电视剧都做不到，要我干坐着瞎想二十分钟，那简直比登天还难。飘然的感觉？不必了，我喝红酒就能飘飘欲仙了。

什么都不想，这可能吗？当然不是什么都不想，因为我正在想这个问题。试试那个老师说的咒语呢？我在想什么？我也不知道。记住，咒语才是最有魔力的，只想它，好的……最后，达到无我之境。

我很喜欢闭着眼睛在椅子里待二十分钟，一周来两次，真的可以改变你的心态。那天，我正在去布鲁克家的路上，我在想：我要把鞋脱了，上一次我光着脚走路是什么时候？每迈出一步，我的脑海里都想着踩在不同质感的地面上时，我的脚都有什么样的感觉。草坪、泥地、人行道、沥青路……我想停留在那一刻，就像我在冥想课上学到的那样。这一点都不难，我向世界宣告着自我的回归。

回归本真。

我的变化不巧赶上了罗丝的叛逆期。新出现的"超我"每天都受着她的蔑视。她讨厌我吃饭时发出的声音，觉得我很蠢。我跟着音乐节奏敲方向盘时的动静大到该被拉去枪毙，我像马戏团的动物一样进行滑稽的表演，只为博她一笑，但是她只会冷冷地盯着我，不屑与我交流。好吧，全新的我已经知道了，我要是被激怒了，只会让事情更糟糕，所以我将继续倾注我的爱，直到她平复下来。

"我讨厌你。"罗丝会大声尖叫。

"好的，但我爱你。"我会平静地说。

"我恨死你了！"她会更大声地说。

"我太爱你了。"我会这样回答。

我能一直这么跟她对峙下去。

罗丝在社区里交了朋友，经常参与一些社交活动。如今我感觉罗丝更强大、更鲜活了，我只希望她快乐。如果她不想跟我交流，想和朋友们出去玩的话，我就会让她去。

尽管我依然痛恨尼克的病，尽管我依然在深夜喝太多酒，我仍旧否认这些事情已经严重影响到我的婚姻、我的家庭，但我如今会有平静下来的时刻，会偶尔有勇气接受一切。

"我今晚要到杰雷米家和珊侬一起看电影。"罗丝通知我。

哦，挺好，她出去找乐子了。

"珊侬的爸爸会送我回家。"

大概晚上十点半的时候，我的手机响了，那时我已经倒好了一杯红酒，准备一个人孤单地看电视。彼时的克雷格还在华盛顿州。

"妈妈。"露西从学校里打来电话，她哭着喊道。

"露西，怎么了？"

"珊侬刚刚给我打电话，她说罗丝喝了很多伏特加晕过去了，他们不知道该怎么办。"她哭着。

"等等，怎么回事？她就在街角的杰雷米家，他祖父正看着他们呢。"[1]

"那你快去看看呀。"

我深深看了一眼刚倒上的酒，然后跑到车上。到杰雷米家之后，我一直敲门直到珊侬来开门。

"她人在哪？"

"呃，楼上……"珊侬和一帮狐朋狗友站在我跟前。只有一群醉酒的小屁孩，那个老头呢？

我跑上楼，卧室里空空如也。"她在哪？"我吼他们，其中的几个回答："厕所。"他们跟着我走到厕所，我看见我的小女儿躺在浴缸里，牛仔裤卡在脚踝上，还穿着鞋子，睁着眼睛，头上的淋浴头正朝她浇着凉水。这场面看着像是被侵犯了一样，她的身体摸上去冰冰凉凉的。

"到底是怎么回事？"我跪到浴缸旁，试图晃醒她。

---

1 加利福尼亚州规定未满21岁的人不得出现在酒吧，不得在饭店、商场购买酒，也不能喝酒，在宗教仪式和急救条件下例外。所以在作者看来，在有监护人的情况下发生这种事情是无法理解的。——译者注

"我们猜她应该是喝多了吧。"某个人说。

"你猜?"我大叫,"那脱她的裤子干什么?你们对她做了什么?"我脑海里涌现出社区里男孩欺负喝醉的女孩的画面,社区里的家长都很担心这个。

"不,不,不,不是您想的那样。"珊侬说,"我想给她冲个凉,所以才脱了她的裤子,但是她穿着鞋子,所以我脱不下来。"

听完这话,我回头看见那个老头鬼鬼祟祟地站在那群孩子后面。

"你干什么去了?你怎么能让他们做出这种事呢?"我咆哮道。

我不知道他说了什么——他是希腊人,我从来没从他嘴里听过一句连贯的话。这时,珊侬的爸爸来接孩子们了,罗丝也开始发出呻吟,珊侬试着动了动,所以我知道她至少还活着。首先,我得帮她把裤子穿好。

"珊侬,过来搭把手。"她的紧身裤真的特难穿。

"等等,米米阿姨,我得找一下她的皮带,得把皮带扣上。"然后所有人都开始找皮带。

"别丢了西瓜捡芝麻,别管那条破皮带了!"

也许你在电影里见过男人抱着喝醉酒的女人,男人轻轻松松就能把她们带到安全的地方,但我告诉你,那都是骗人的。罗丝瘦瘦小小的，而我当时因为练瑜伽已经强壮了不少，但是我拖着她的样子就像要把一摊软塌塌的意大利面兜进密封袋一样，堪比群魔乱舞。她身体的每一个部位仿佛都有千斤重。我几乎是把她拖进卧室的，然后朝着两个隔岸观火的男人低吼："绅士们，帮帮忙吧。"

珊侬的爸爸、杰雷米的祖父，还有我，我们三人合力把罗丝塞进我的车里。我把车飞快地开走了，仿佛离开这个鬼地方就能解决所有问题。

到家的时候，罗丝已经半醒，我把她放到客厅沙发上。接下来呢？

"特蕾莎，是我，出事了，我想罗丝大概是酒精中毒了，我不知道该怎么办。"

"坚持住，亲爱的，我马上就到。"

"我现在该怎么办，我不知道怎么办！我要等着她睡醒吗？"特蕾莎过马路的时候我问她。

"不行，我们得把她带到医院去。我去开车，然后到你家门口接你。"

回想那天晚上，我痛恨自己的不称职。我为什么没报警呢？我四次扶着她，一次是把她弄进车里，一次是把她弄进家门，还有一次是把她从特蕾莎的车里弄出来，最后一次是把她弄进医院，但是一次脱了手，一次把她摔在了地上，还有一次让她撞到了急诊室的门的玻璃。那真是我的封神时刻。所有的急诊病人都瞪着我，他们都伤得很重，玻璃后的女士低头看着我那一动不动的孩子，门卫则冲着我们摇了摇头。

"我想她应该是喝多了。"我说。

一个衣着得体的人过来，像电影里演的那样，把罗丝抱起来拖走了。我则站在白炽灯下，觉得自己一无是处，然后坐到一张格纹椅子上。

一名护士过来找我，罗丝仍然像熄掉的灯一样浑浑噩噩，只是多了条输液管。医护人员告诉我她的确是酒精中毒了，不过大概率没什么事，目前只需要防止她脱水，等她醒过来。这将是漫长的一夜。我打电话给露西，叫她不要担心。

我弓着手指按压太阳穴，打算坐在那里守夜，我有点不敢打电话告诉克雷格这件事。

坐在破旧的金属座椅上并不舒服，我调整了姿势，重新坐好，但是没什么用，我依旧身心俱疲。

罗丝安稳地睡着，对发生的事情浑然未觉，克雷格此时也在安睡。一切都糟透了，而我还得在这个破椅子上坐一晚上。

我站起身，环顾四周，脱掉鞋子，然后爬到罗丝的病床上，至少这样会比较暖和，也比较舒服。睡在那里时，我用自己的身体环抱着她，像她还和我跟克雷格一起睡的时候那样。想到了这时我愣了一下，想到现在的她会多讨厌这样，这给我一种获胜的快感。我假装我们在家，而她还像个小婴儿一样纯洁无害。

数小时后，我醒过来，那一刻没有自欺欺人，没有伪装，但是随后，意识的洪流冲出闸门，眼前的事实将我打倒：我和罗丝躺在她的病床上，她醒了没有？她有没有好起来？她在我胸前，而我抱着她。我翻身躺着，盯着正在滴水的天花板。罗丝动了动，翻过身来看向我。看到病房和输液管后，她肯定也想起了什么，眼里瞬间蓄满了泪水，就像电视剧里的青少年一样。

"你讨厌我吗？"罗丝问我。

"哦，罗丝，我怎么可能讨厌你呢？"我低声说，"我爱你，我永远都爱你。"

"发生什么了？"

我给她讲述了一个删减版的故事。她当时害怕极了，我没法对着这样的她生气。医生到病房里看了她一下，诊断她并无大碍，就给她办了出院手续。医生给我们来了一场未成年人饮酒危害的讲座，还给了我们很多五颜六色的宣传册。

走出医院我才想起来我没开车。那会儿是清晨六点，还是周末。我不能冠冕堂皇地打电话给朋友，所以我叫了计程车。很快，一个罗马尼亚人开着破旧的出租车停在我们身侧，他朝车窗外吐了口痰，然后问："是你们叫的出租车吗？"

我们小心翼翼地坐上了这辆不合规的车，罗丝身上还披着医院给的毯子，而我正因为能和女儿活着走出医院而谢天谢地，完全没注意到自己还穿着睡衣。车一开动，罗丝就想吐了，我摸摸她的头，告诉她坚持住，我们很快就能到家了。

"怎么了，她还病着呢？"出租车司机大吼，"不准吐我车上！"

你确定你这车没被人吐过吗？我看了一下车内，深表怀疑。"哦，没事，赶紧开吧。"

"我现在就停车！"

罗马尼亚人忽视了我的抗议，依然停下了车，罗丝吐到了排水沟里。他还冲我笑："看吧，我就知道。"罗丝途中又吐了两次，他不得不停了两回车。之后，他把车停到我家门口的时候没有笑。

我和他交换了一个冷冰冰的眼神，然后我踩着高跟鞋转身就走了，连句谢谢都没说。我对他的态度表明，我的自我启蒙运动很快便结束了。

到了家里，我把罗丝收拾干净，把她弄到床上去睡觉，然后我也躺回自己的床。我必须通知克雷格，我知道这对他来讲会难以接受——虽然他已经戒酒多年，但依然害怕孩子们会遗传他的酗酒基因。我把自己埋得更深了些，盯着手机。

　　基因，我们到底要为它承担些什么责任呢？我们要怪谁呢？

　　我们刚搬到拉奇蒙特的时候，不过是一对落魄的艺术家，我想做的不过是融入这个社区。如今回想起那些日子可真是讽刺，我的家庭在这里太突兀了，打造人人羡慕的家庭的想法已经过时了，那段日子早已分崩离析。

　　阳光透过窗子，洒下了一片阴影供我观赏，里面隐藏着闹剧，隐藏着失去，隐藏着背叛。我费了很大劲才让尼克稳定下来，而不是让他好起来，而这些年里我才注意到罗丝所受的委屈。

　　我下了床，走进我的工作室。想着我应该画会儿画，然后也喝点伏特加，或许我也能创作出属于自己的《格尔尼卡》。然后我就给克雷格打电话，这样我就睡得着了。

　　这些事我都做到了，除了给克雷格打电话。

　　我第二天起床后才通知他，讲完后他沉默良久，我可以听见他牙齿打颤的声音，然后他哭了。

　　尼克已经二十二岁了。他按时吃药，病情稳定。我忙着让华盛顿特区的国家心理健康研究所选他去参加一些精神分裂症患者的基因组研究，并为此做了一个详尽的计划。我先打着这个幌子把他弄进去，然后再说服他参与下一个更全面的研究，其过程漫长、程序冗杂，得等八个月之后才能知道他有没有被选中。

我经常把作画工具带去他的公寓，并把他的小桌板拿出来，搭一个工作台。但是颜料和画刷却从未动过，直至烂掉，最后被丢进垃圾桶。我不知道他为何不再作画了。

他倒是喜欢跟我四处逛逛，他会安静地坐在副驾驶座，而我则絮絮叨叨地说个不停。

"尼克，你爱我吗？"

没有回应。

"你有爱的人吗？"

没有回应。

"尼克，你难道不爱你妹妹吗？如果露西不在了，你会想她吗？"

"当然会。"他的语气听起来像是在回答要不要吃午饭一样。

我们正开车去诺顿的路上，有个人超了我的车，我冲他说了脏话。等我们开到第六大道的时候，那里堵得完全走不动道，也没有车让行，我开始喋喋不休地抱怨起来。等我们到了威尔希尔大道时，又有人超了我的车。

"这帮人是不是有病？会不会开车？我烦死他们了。"等红灯的时候，我发出的声音在车内回荡。我看向两个小时都一声不吭的尼克，四目相对。

"你觉得冥想课程效果如何，妈妈？"他问我。

今晚有图书分享会[1]，与会者都是些幽默风趣、出言不逊的大嘴巴。我们已经一起参加这项活动很多年了，一般聚会都在拉奇蒙特修剪整齐的草坪上进行。我带了沙拉，又随便拿了本书沿街走去。分享会纯粹是在讨论阅读，这些论题会把我们引向很多领域——政治、艺术、哲学，有时甚至会发展为辩论、争执和笑话。我们都是很好的朋友，所以讨论的话题最终往往会落在私人事务上。

那天晚上我不得不早早离席，因为我担心我不在家时尼克会闹事。我问那家的女主人有没有保鲜膜，打开她所说的那个抽屉后，我望着里面的东西思考着。里面装着摆放整齐的铝箔、玻璃纸、蜡纸、拉链袋——一切都井然有序。在我家里，抽屉里永远是一团乱，没人会把东西摆回原处。纸箱都大开着，里面装着奇形怪状的蔬菜包，到处都是皱巴巴的棕色午餐袋，购物袋的金属扣堆积在抽屉底部。看着眼前整洁的抽屉，我知道它属于一个井井有条的家庭，一个正常的家庭，而我的抽屉则时刻在提醒着我："一屋子疯子！"

---

1 不同于国内的图书角活动，作者提到的分享会大多为上流人士，比如阔太太们参加的。比起分享图书，更多的是分享八卦趣闻；比起文化交流，更像是一种社交活动。——译者注

尽管我很焦虑，但依然走得很慢，想在邻居家的正常家庭氛围里多待一会儿。

我的大多数时间都花在解决小纷争上。我试着多爱罗丝一点，让她高兴，但是完全没用。她在学校也过得不尽如人意，成绩一落千丈。这不就意味着我是个失败的母亲吗？她如果连高中都毕不了业，以后能有什么好日子过？感谢瑜伽，我现在可以倒立了，但这依然无法让我的家庭重回正轨。我有一个疯了的儿子、一个愤世嫉俗的女儿和一个置身事外的丈夫。我有太多难题了，我活生生把日子过成了打地鼠游戏。

"我现在只吃素了。"罗丝走进厨房向我宣布。我低头看着我刚放下的大盘烤鸡，想着：真棒。

"哦，那挺好的，那样也很健康，但是你要注意营养均衡。"我对她说。

"哦？你真当我不知道这些吗？"

"不，我不是那个意思，我只是想说我知道，我是说……算了，别多想了，你就告诉我你到底想吃什么，把它写到购物清单上就行。"

然后厨房里就频频爆发战争了，我一直以来的属地如今被她围攻，我立下的要补偿她的誓言让我对此无可奈何，我被折腾得身心俱疲。

"妈妈，这太不健康了，你自己吃就算了，我不敢相信你还让我们吃这种东西，恶心死了。"

芝士汉堡恶心死了？

"这挺好吃的，妈妈。"尼克说，他也来这边吃饭。

"哦，太好了，也许你让他病得更重了。"她一边说着轻蔑的话，一边怒气冲冲地离开餐桌。

我再次陷入不知如何是好的茫然中，只好继续和尼克一起吃恶心的芝士汉堡。

几周后，她的素食行为升级了，连动物产品都不用了，也因此变得瘦了些，脸色也苍白了些。她对此不愿过多讨论。购物清单上的东西变得越来越贵，我发现健康食品区的一条能量棒就要卖 7.99 美元。

按摩似乎能改善她的情绪，所以我们常去韩式按摩店。闻所未闻的维生素补充剂？当然要买。极其昂贵的草药和茶叶？当然也要！要去见某个超级古怪的脊椎指压治疗师，就算他的办公室看起来像贩毒的？没问题。我把钱都花在了罗丝身上，即便我跟克雷格承诺过我不会这么做，我甚至让她捡了条流浪狗回家，她给它起名木木。干得漂亮，弗雷迪[1]，我想着。

尽管做了上述努力，但她的成绩并没有提高，所以我不

---

1 作者米里亚姆的中间名。

得不出手，甚至是过分干涉，我会想方设法催她完成作业。

"赶紧写吧，我会帮你改的，罗丝。"

如果她迟到了，或者忘记带什么东西了，我会立马跑到学校去。如果她给我打电话说心情很差，让我把她从学校接走，我就会照做。帮她改作业变成帮她写作业，我完全违背了自己的初衷，我无法承受再失去一个孩子的痛苦。

"哦，太好了，罗丝，清单上有一本书刚好是我们分享会这个月要读的，我完全可以帮到你。"我甚至可以面不改色地说这句话。

我写了一篇长达六页的论文讨论印度的种姓制度，以及它和其他社会结构的关联。这个课题很有趣，所以我做了大量研究。一天晚上，我突然想到：这可不对劲。老师一眼就能看出来这是个大人写的（确定这才是问题所在吗？），我应该写得浅显一点，不然老师会怀疑的。我靠在椅子上想了一会儿，然后得出结论：不，我就这么写，其他的爱咋咋地吧。

罗丝在某个周五把论文提交了。"什么时候能出成绩？"我焦急地问。

"我也不知道，妈妈，有时候要很久，管他呢。"

一周过去了，我很想知道自己的成绩，所以开始缠着罗丝问长问短。她像看小丑一样看着我，然后一言不发地走了。

周三，我又问她。"哦，对，周一的时候论文发下来了，忘记和你说了。"她说。

忘记了？"好吧，快让我看看。"我尽可能地让自己听起来没那么在意成绩。

我只得了C，难以置信。这个自称历史老师的江湖骗子有什么毛病？我的论文这么精彩。其实他把问题都明确地指出了——他在页脚写了详细的批注。

"这太荒唐了，罗丝。"我哭喊着，"他怎么只给我C呢？"

"我无所谓。"她说。

"我有所谓！这不公平，我应该得A，我要约个时间见他一面，他不能只给个C就把我给打发了。"

罗丝一句话都没说，她拿过我手里的论文，那意思无疑是："听听你自己说的什么话。"

"我压根拗不过她。"第二天，和布鲁克一起喝咖啡的时候我对她说，"我成了我最讨厌的那种人，我让罗丝变得我行我素，就因为我害怕自己会失去她。"

"为什么这么说？"

"我成了她的走狗，这就是为什么我太害怕惹她不高兴了，所以她说什么我都言听计从。"我向她说了论文的事情。

"米米！"布鲁克失声大笑起来。

"对吧，对吧？我当时真的打算去质问那名老师。"我也笑了，"我是说，如果是她自己写的话，我才不会想着去找他，我管得着吗？但是那个家伙居然给了我一个C，我气得汗毛都立起来了！"

"还好这次你没有自己憋着。"布鲁克笑着说。

回到家中，我看到答录机的提示灯在闪，有一条留言。

"您好，这里是凯瑟医院的急诊室。我们接收了一位身份不明的男士，您可能认识他，请尽快给我们答复。"当时是下午1：15，而留言时间是上午9：45。

我坐在办公椅上，又听了一遍录音，我害怕地想着"身份不明"这四个字，一般这个词语不都是用来描述尸体的吗？

"您好，我叫米里亚姆·费尔德曼。我的儿子患有精神分裂症，我收到了你们那条关于无名氏的留言，请问那人是我儿子吗？"我用颤抖的声音问道。

事情的经过是这样的：那天下午，尼克坐在三明治店外的人行道上，突然昏倒了。一位女士跑去帮他，并打电话通知了医护人员。

他人到了医院，但是医院的人没法确认他的身份。他醒来后把家里的电话告诉了他们，然后又晕了过去。没人知道他为什么会报家里的电话。他在医院里待了两天，对事情的起因、经过浑然不知。出院后，护士给了我一个小包，里面装着尼克的东西：一包香烟、一只打火机，还有他最喜欢的那件印有"某人"两个字的T恤，医护人员把尼克带到医院时，用手术剪把它剪得支离破碎。

我脑海里出现了之前看的电视剧里的情节：医护人员推着瘫软的病人，病人已经没了呼吸，他们便拿出奇形怪状的手术剪，咔咔咔，把衣物剪掉，让病人的胸部露出来，衣服被扯下，再丢到一边。现在看来是有人专门回收这种衣服的。我把他的这件衣服用拉链袋装好，如今它和鲍勃·迪伦签名T恤一起躺在我的抽屉里。

"身份不明"这四个字让我耿耿于怀，比起他晕倒了，有人用这四个字形容我的儿子更让我震惊。无名氏？他才不是无名氏，他不是举目无亲之人，他是有名有姓的尼古拉斯·欧鲁克。

我跑到那家三明治店里问发生了什么。店员告诉我，尼克在店里买了一个三明治后到店外去吃，然后一名女士跑进店里告诉他们尼克昏倒了。她坐在地上，让尼克的头靠在她的腿上，一直等到救护车过来。

我找到了那名女士的联系电话，打过去，哭着感谢了她的善举。

我必须得做一件事：让别人能确认尼克的身份。我开车到宠物用品店，走到街机游戏机一样的售卖机前投了几个硬币，买了两个骨头样式的金属标签，上面写上家里人的联系方式，这两个标签一个给木木，一个给尼克戴在手腕上。

罗丝的行为再次升级，她进入了改善肠道菌群的阶段，是她新交的男朋友告诉她这个方法的。就在我感觉她快要到只需要吃后院的草的阶段时，她突然带回了几箱生骨肉[1]。

她带回来一大桶鸡爪，在炉子上架了一口大锅，炖煮了好几天。一天，我进厨房的时候，就看到一个长得很帅的卷毛小伙子在翻我的冰箱。

"哦，您好，您是罗丝的妈妈吗？我叫艾萨克。"他颇有兴致。

艾萨克。

"你是犹太人吗？"我问他。

罗丝刚好进门，听见了我说的话，她瞪了我一眼。

"呃，对，我是犹太人。"他说。

"真好。"我说。

罗丝气得要跺脚了。

"是啊，我祖父还是一位拉比[2]呢。"他说。

---

1 一般是宠物猫狗吃的。——译者注

2 犹太人中的一个特殊阶层，是老师也是智者的象征，接受过正规犹太教育，他们系统地学习过《塔纳赫》《塔木德》等犹太教经典，担任犹太人社团或犹太教教会精神领袖或在犹太经学院中传授犹太教教义者，主要为有学问的学者。——译者注

"真的吗？真有趣。"我咕哝着。

"我就叫你的希伯来名字吧，以撒。"我操着希伯来腔继续说道。那会儿，我已经清楚了，不论我做什么，在罗丝眼里都是讨厌的。搞什么？那时候，我失去了厨房大权，两只狗霸占了后院，尼克宣称要停药，所以我得时不时地给自己找点乐子做。

就像《圣经》故事里降下的洪灾[1]一样，罗丝接二连三地发生了意外：骑自行车的时候摔断了自己的胳膊，伤势很严重，要打钢钉固定；大腿上出现了囊肿，医生告诉我们必须手术切除，术后护理也需十分小心。

每天放学回家后，罗丝就会躺在浴室地板上，我负责给她换纱布。我得慢慢地把黏乎乎的纱布从她的腿上揭下来，她则咬着毛巾，不让自己尖叫出来。这都还不算什么，难的是我要把药涂到伤口上，每次做这件事的时候我都会疯掉——她会疼得大声尖叫，我也会跟着尖叫，时不时地，我们还会一起大笑。

"哦，罗丝，看看这东西，真恶心。"我会把纱布在她面前举起。

---

1 《圣经·创世纪》中有关于诺亚方舟的故事，上帝决定惩罚人类，于是降下洪水灭世。——译者注

"我才不要看！"她会拿毛巾遮着脸，假装自己看不见。

我和罗丝在她的浴室里建立起了特殊的纽带。克雷格精心砌的地砖闪闪发亮。他把墙壁粉刷成镀金的颜色，看起来真是熠熠生辉。我用桌布做的复古刺绣窗帘像家族旗帜一样飘在我们头上。我想起我的手心曾揉搓着面巾，擦过婴儿的小脑袋，想起他们滴着水的滑嫩皮肤……在那间布满药膏和纱布的浴室里，我证明了自己能够为罗丝做任何事情。

尼克还在乖乖吃药。很长一段时间里，公寓的墙上都没有出现被砸出来的洞了，他的生活渐渐平静了下来。我依然在帮他申请心理健康研究项目，联系人十分鼓励我这么做。克雷格在秋天就要回来了，对此我也心生期待。那一阵子，好像我们的婚姻只剩下了煲电话粥。

那天，尼克跟着我出门，我得去一趟洛杉矶山谷，那里有一家他很喜欢的午餐店。尼克那天很安静，所以我不断在找话题。

"尼克，快看那人的裤子，你敢信吗，她怎么能这么穿呢？"等红灯的时候，我们会看看来往的行人，但是他没理我。

"哇，尼克，你快看这个人，他也太高了，看他那双大脚！"他依然没反应。

我可以一整天都是这个样子。他还活着，他跟我在一起，这感觉就像我带着他踩水一样，也许我们哪也去不了，但是至少我们不会溺水。

"嘿，妈妈，要去那家韩式自助餐厅的话，你就该在这里左转了，这里离那里只有两个街区。"他突然开了腔。

把车停好后，我们就下了车。"老天哪，这也太热了。"我说，"秋老虎，每年都是这样，这里简直和以色列一样热。"我就是闭不上嘴。

等到了那家有空调的店里，我们先拿了几盘寿司等一系列亚洲美食。我们刚坐下，一个男人就走到我们桌边。

"打扰一下，那辆灰色的车是你的吗？"他问我。

"是的。"

这是要怎样？

"好吧，你刚刚开车门的时候碰到了我的车。"他语气平平。

"哦，抱歉，蹭坏了吗？"

"这不是重点，你开车门的时候应该小心一点。"他说。

"要不我跟你去看看有没有剐蹭，如果有的话我会赔偿你的。"我向他提议。

"对，你赶紧跟我来一趟。"

我看了看尼克，对他说："在这坐好，占好位置，看好我的包，我马上就回来。"

　　我们穿过长长的餐厅走廊，进入烈日暴晒之中。没有发生剐蹭，那人不过是颇具大男子主义地教训了我一顿。站在店门外，他一心只有他那荒唐的演讲。我感到身后有人，转过身后，强光让我不得不眯起眼睛，我看清来人是尼克。

　　"尼克，你怎么出来了？"我着急地问，"说好的占位置呢？我的包呢？你把我的包落哪儿了？"

　　他什么也没说，只是往我和那个男的中间一站。那个男的见状说："好吧，没有剐蹭，你以后注意点就是了。"他上了车，我和尼克走在回餐厅的路上。

　　"尼克，你在搞什么？你就不能听我的话吗？他们可能把我们的食物收了，你还把我的包落在那里了，你出来做什么？"我不停地问。

　　尼克平静地说："我不喜欢他跟你说话的语气。"

　　我们进餐厅坐下。我的包在那里好好的，我突然意识到：尼克在保护我，他认为那个男人会对我造成威胁，他之所以忽视了我的指令，是因为他关心我的安危。他不会让自己的母亲身陷险境。他的脑子可能出了点问题，但是他依然有一颗金子般的心。

　　他依然是我的儿子。

玻璃杯掉在地上，就一定会碎

那是在2010年，尼克二十五岁。克雷格在万圣节前赶回了家，我们社区的万圣节堪比一场盛宴。孩子们坐上车，去往洛杉矶的各个角落。巴斯特在人多的时候总是很疯，木木更是让情况愈演愈烈。克雷格对于我允许罗丝带一只狗回家十分不满，我则花了大量时间在其中周旋。我会趁家里人还没看见的时候将被狗破坏的物件处理掉，把它们弄坏或者咬坏的东西用新的替换。我的生活并未改变，不过操心的对象从人变成狗而已。

"米米，我怕你养的狗明晚会发疯。你到时候打算怎么办？"克雷格问我。注意，他说的是"你养的狗"。没错，它们完全是由我在照顾，两只都是。我决定上网查查。突然间，我想起来我还有一瓶阿米日医生开给尼克备用的地西泮[1]。

"能不能给狗吃……"我在搜索栏里输入，自动索引的第二条就是"能不能给狗吃地西泮"。看来我不是唯一一个被

---

1 用于治疗焦虑症，亦能减轻短暂性情绪失调，镇静催眠。——译者注

折磨疯了的人，搜索结果说可以给狗服用地西泮。

没有人会在万圣节夜里来厨房的，于是我拿了两片吐司，然后将剂量安全的药片刷上黄油，夹在面包中间。就在我忙活的时候，邻居突然进来了。

"干吗呢，米米？"

这回可没办法编谎话，我只能和盘托出。

"是这样的，克雷格对木木的事还是很生气。罗丝不愿帮忙，这倒是意料之中。等孩子们来我家要糖的时候，两只狗铁定要发疯。我上网查过了，狗是可以吃地西泮的，所以我打算把配给尼克的地西泮给它们吃，这样能让它们安静下来。"我就这样把丑恶的事实摆在了她的面前。

"你怎么能这样？"她低吼着。哦，真棒，我还不知道她是爱狗人士呢。我感觉这次脸可丢大了，她却继续说道："这太浪费了，你给我也来一点吧。"

站在我那肉铺似的厨房里，我挑了六粒药出来，我们两人分了分，没喝水就吞了下去。因为掺了点黄油，它们足够顺滑。我们踮着脚走到后院，再把药片三明治喂给狗狗，就这样，我们度过了一个安生的万圣节。

我说过自己并不觉得这件事很光彩，但我还是这么做了。

我们在华盛顿州的房子在感恩节的前一周被盗了。那边的邻居打来电话，告诉我们家里前门大开，里面被洗劫一空，克雷格不得不回去一趟。这次打劫说不上成功，没拿走很多值钱的东西。克雷格的电脑和一台笨重的老式电视机不见了，后来发现电视机被留在后院里，估计小偷也知道它值不了几个钱。我之前总是取笑克雷格有把所有东西都锁起来的习惯，但这次正是由于这个习惯才侥幸逃过一劫。回家前，他把值钱的东西都放进了谷仓，把那里弄得如同诺克斯堡[1]一般牢不可破。他在那里挂上了一把又一把锁。由于他的深谋远虑，我们家没有损失惨重。

　　唯一让人难过的就是他们拿走了尼克送给克雷格的生日礼物——一把莱泽曼猎刀。克雷格总会把它挂在腰上，坐飞机前才会把它摘下来。他去机场前把它放在了餐桌上。这把刀能让他想起尼克从前的样子。

　　我告诉尼克这件事的时候，他很快就回复了："太好了，现在我知道圣诞节要送爸爸什么礼物了！"

　　过分乐观似乎是他精神分裂症的另一个症状。这倒不同寻常，因为这个病通常并没有这个症状。我载着他的时候有时会跟他抱怨他的妹妹，对他讲一讲她们犯的小错，以此来

1　位于美国肯塔基州。美国联邦储备系统设于此处，也是美国装甲力量极其重要的军事训练基地。——编者注

表达自己的伤心之情，但是他每次都会说："哦，我不觉得她们是故意的，她们可能只是心情不好。"

他对异性变得清心寡欲。露西每次给他发短信称"给我讲讲你的艳遇"时，他都会表示担忧，并建议我和她谈谈。他告诉我要提醒女孩的打扮，他信不过她们找的那些男朋友。我对尼克如今的性取向一无所知，他似乎没有那种世俗的欲望了。我已经见识了太多一个母亲不该干涉的事务，我尽量不让自己去想他的这些事情。

"克雷格，如果说尼克不得不患上精神分裂症，他患的也是好的精神分裂症。"一天，在门口聊天的时候，我对丈夫说。

"是吗，怎么说？"他问。

"想想那些流落街头的精神病人，他们真是一团糟，看起来就饱受摧残，而且愤世嫉俗，对着空气骂骂咧咧。至少尼克不会如此。"

"所以他得的是优雅型精神分裂症。"克雷格笑着说。

"对，还有强迫症。这可是件大好事，至少他会把自己收拾干净，大多数人都做不到。"

"我完全无法理解，有时候我觉得尼克就是懒，他每天都睡得很晚，这可不好。"

"怎么，他难道会错过董事会吗？"

我认为克雷格到现在都没搞清楚，尼克的脑子出了很大的问题，不能用常规的标准去衡量他的言行。

我跟尼克找了一把刀，很像克雷格被偷走的那把。尼克已经很久没给我们送过礼物了，在生日和母亲节，他会给我一张对折的打印纸，上面有他用彩铅画的画，外面写着"母亲节快乐"，打开后内页则写着"节日愉快，您真诚的尼克"。

圣诞节到来了，那是一个美好的圣诞节，除了五颜六色的小灯，我们还买到了一棵又高又大的圣诞树。斯嘉丽一家开着温内巴戈露营车和我们共度佳节。小孩子们在家里到处跑，我们做了很多吃的，露西和罗丝分别做了她们拿手的派。圣诞节的早晨，我们在树下交换礼物。尼克的礼物作为压轴，我推了尼克一下，他走向克雷格，说："爸爸，给你，这是我的礼物。"

克雷格拆开礼物后，强忍住眼泪。

"看，爸爸，和我之前给你的那把一模一样。"尼克感情真挚地说道，比确诊后的任何时候都感情充沛。我和三个女儿都哭成了泪人。那一瞬间悲喜交加，又很完美，仿佛突然照进一束白光，将一切点亮。

我那段时间正在洛杉矶的西部给一户人家的后院画壁

画，要在泳池旁的墙上画九重葛[1]。我画了一朵又一朵，这个过程很减压，我心情大好。到了吃午饭的时候，电话响了。国家心理健康研究所的联系人说尼克被被纳入研究项目了。他们会在三月买机票，让我、克雷格和尼克去华盛顿，女孩们如果也想过去的话随时欢迎。这一次，我没有任何犹豫就给克雷格打了电话。

"克雷格，说了你肯定不信，尼克进研究项目了，我们三月就要去华盛顿特区了！"

"不得不说，你真了不起，弗雷迪。"

我就知道，一切都会好起来的。

三月到来，我们帮尼克全副武装之后，一齐奔赴机场。我高兴极了。

研究对象被安置在一座花园里，内有一栋很大的工匠风格的住宅。我们在周六的深夜才到达，所以我们有周日一整天的时间来适应环境和办理手续。我们三人被分配到有两张大床的房间。到了之后，尼克筋疲力尽，已经上床睡觉了。我和克雷格则一直吵吵闹闹地玩起了拼字游戏。天气温和舒适，我们这次势在必行，乐观地认为这次的旅途会让尼克病情有所好转。

---

1 花名。——译者注

我们看到尼克后惊呆了，药物让他发胖了很多，但是之前肥肉都藏在他的运动衫里。在房间里看着他的大肚子，我们都想问：这家伙是谁？克雷格和我在奇怪的灯光下时醒时睡，尼克自醒来后就一直在看动画片。

周一早上的餐厅熙熙攘攘，很多人都是前一天晚上到这里的，每张桌前坐着的都是一家子——父母与孩子，更多的是青少年。早餐是自助的，房间里饭香四溢。

尼克起身去拿吃的的时候，我说："嘿，克雷格，看看这些人，这次是基因研究，所以每张桌子前的一家子里都坐着一个'疯子'，让我们猜猜哪一个才是。"

"我们这桌显然是你。"克雷格干巴巴地回答。

"别呀，来吧，很好玩的，我的精神病雷达很准的。"

"你什么东西很准？"

"精神病雷达，就像同性恋雷达一样，只不过它是用来识别精神病的。"

"老天爷啊。"他边说边慢慢摇头，尼克也一样。

所以，"找疯子"成了我们的餐厅游戏，我们玩得很开心，直到后来读了一些文件才发现我们参与的是美国国立卫生研究所的一个分支项目。这里的很多研究对象参加的并不是心理疾病的研究，苦中作乐是一回事，但是发现有的人来到这里是因为罹患癌症或其他不治之症后，这个游戏便没那么有趣了，我们改为猜谁死谁活。

"好吧，这一点都不好玩。"我对克雷格说，然后把宣传册拿给他看。

"喂，是你要玩的。"

"早知道的话，我也笑不出来。"我说。

"要是在这里的七天不能让你意识到这一点，我不知道还有什么是你不能开玩笑的。"

我无言以对。

早餐过后，我们终于见到了我们的联系人。她叫海伦，是这里的一名社工。我和她通过电话交流已有一年之久，所以我们一见如故。她将情况大概介绍了后，向我们详细讲解了这次的研究。我和克雷格只需要接受脑部扫描和抽血，但是尼克需要参与很多别的项目。我们两个测完后便玩起了牌，等着尼克完成项目。

"尼克，我和爸爸想跟你商量个事。"我开了头。

他没理我。

"这里还有另一项研究，你想试试吗？"

他抬起头。

"是啊，尼克，"克雷格接着我的话说，"另一项研究的周期会长一些，你得在这里待一段时间。"

"哦，我不想参加。"

"等你听完它的介绍再说吧，"我继续道，"真的很有意思，你可以在这个漂亮的地方待好几个月呢。医生会慢慢把你的药停了，你在只有护理的状态下都会很稳定的。"

"这样能很好地了解这几年下来你的情况到底是怎么回事，伙计。"克雷格补充道。距尼克首次发病已经六年了。

"然后他们会对你进行重新评估，再给你开更合适的药。"

尼克缓缓摇头。

"没关系，你再考虑一下吧，明天我们去那个地方看看，可能你就会改变主意。"

我们回到休息室，还讨论了路上看到的中意的花花草草。

第二天早上，我们到那个周期更长的项目研究所里。那儿的环境真好，他们向我们展示了他们的设施，每个病人不仅有自己的房间，还有健身房和娱乐室，里面有电视和游戏机。此外，还有自助餐厅提供有益于大脑的餐食。他们还有艺术疗养，病人还能参加社交活动，有篮球场，那里的工作人员对他们的研究对象都抱以积极乐观的心态。

那天吃晚饭的时候，我们试着让尼克看到其中的希望，他在那里可以拥有新的开始，他的脑子和身材都有可能重归正常，吃的药也是最顶尖的医生开的。他同意做完最后一次核磁共振后再来看一眼。

　　我当时很确定尼克会同意。我辛辛苦苦一整年才让他坐上了这趟飞机，横跨整个美国[1]，这些努力可不能白费。我们当时看到的是随着春季到来的勃勃生机，辅以三月的阳光照拂。我们询问了护士、医生和其他病人。我们在那里吃了午饭，看看伙食的情况。快吃完的时候，我问："尼克，你觉得这个项目怎么样？"

　　"不要，我想回家。"他表达的意思很明确。

　　全完了，我和克雷格都知道没有继续争论下去的必要了。当时是下午两点，我们原先的计划是在这里过夜，让尼克周五搬进这个地方，然后我们再回家。回客房的路上，大家一言不发。

　　"我们赶紧离开这个鬼地方吧。"趁尼克不在，我冷淡地跟克雷格说。还有在这里过夜的必要吗？这地方现在冷冰冰的，让我觉得喘不过气来。他拿出电话开始重新安排，那天下午四点半我们就出发去机场了。

　　回到洛杉矶后，我们把尼克送回他黑漆漆的公寓里。我们两人回家后没说一句话，克雷格回到卧室，而我则去了工作室。我把这次带回来的文件放进贴着"国家心理健康研究所"标签的文件夹里，把它收进抽屉之后，再用力把抽屉甩上，巨大的声音就仿佛枪响。

　　露西决定在加州大学圣克鲁兹分校完成最后一学年的学习，并搬回家来住，我对此很高兴。那会儿，家里的氛围很差，露西归来能让情况有所好转。工作日她基本都在学校，她在圣巴巴拉的时候交了个男朋友，所以我们不经常见到她。但是她的卧室重焕生机便足以改善我和罗丝病态的母女关系。过去两年来，我与罗丝的关系越发盘根错节，情况一点也没有好转。

　　尼克的口腔开始出问题了。我打开放着牙膏牙刷的抽屉，发现我给尼克买的洁具他一次都没用。
　　"怎么回事，尼克？"我吼着问他，"你真的刷过牙吗？"
　　"当然了。"他咕哝着。
　　"哦，真的吗？那你这一抽屉里是什么？"
　　回应我的，只有沉默。
　　此前我一直都觉得尼克很注意个人卫生，他有清洁剂、擦手纸、象牙皂，还用着一款很贵的洗发水。他会用电动剃须刀把胡子刮干净。除此之外的其他情况我不愿去细想。好吧，也许他会用清洁剂漱口也说不定呢。我记得这款清洁剂一开始发售的时候确实出过一款可食用的版本，所以这也不是什么世界末日，可他的医疗补助不包括牙科项目。

"老天哪，尼克，我之前怎么跟你说的，你得保护好你的牙齿啊。如果不注意，你会很痛苦的。"我把给他买的口腔用品甩到空中，它们掉了一地。我那段时间有点暴躁。"好吧，如果你连牙都不刷，到时候出问题了可别来找我。"我冲出门去，已经预料到自己要花多少钱给他看牙了。

第二天，他向我坦白他好像有点牙疼。

我带尼克看了我们的牙医[1]，然后开启了无休止的牙科之旅。那位好牙医想尽办法帮我降低三次根管治疗的费用，他让我们去加州大学洛杉矶分校附属牙科医院。花几周时间准备好文件之后，我们动身了。我把情况事先跟那里的工作人员说好了，他们知道尼克有精神分裂症。把车开到富丽的西木区[2]，那里的停车费贵得让人咋舌。进了医院，排了两个小时的队，等护士喊尼克名字的时候，他突然改变主意，走了。

我甚至都懒得去找他。我冲进停车场，甩上车门，拍打方向盘。深呼吸一口气后，我把手放在仪表板上，手上的刺痛慢慢消退。

---

1 美国中产和上流阶层的家庭一般都有自己的医生，一家子都会在一个地方看病，有的甚至会有专门的心理医生。——译者注
2 洛杉矶的商住混合区，热闹非凡。——译者注

回去的路上，我得去跟我有合作的设计师那里取点东西。他在市区南边，那里是洛杉矶的工业区。进他办公楼前，一个年纪比我大的老头拦住了我。

"打扰一下，小姐。"小姐，不是女士吗？我听了很高兴，"您能给我一根烟吗？"

"哦，抱歉，我不抽烟。"我回答他，然后我突然想起来了，"等等，先生！"我记得车上还放着要给尼克的烟。

我跑回车上，拿了一条烟，正准备把它拆封时突然想道：去他的。我把一整条都拿了出来，虽然没法和精神分裂症患者对抗，但是我能让这个男人开心一整天。

我把那一条烟都给了他，带着傻笑对他说："拿去吧。"

"啊，您可真好。我会永远记着您的善意的，女士。"他说。

"我的荣幸，先生。"

我感觉好多了。

那天晚上，特蕾莎举办了一个聚会。去的都是些老朋友，我们什么话题都聊：离婚、丈夫出轨、孩子不听话，以及可怕的未来。直到贝琳达问我的情况之前，一切都很融洽。她操着标准的英式口音问我："那么，米米，你的尼克近来如何？"她儿子也叫尼克，和我的尼克同龄，两个小伙子之前还是好朋友。

就这样，我全都说了，在特蕾莎美妙的聚会上。蟑螂的事、看牙医的事、他发脾气的事，一个接一个，一点都没有藏私。听了这些，人们陆续离开了。到最后，只剩下了我、特蕾莎和贝琳达。

"哇，现在我知道以后该怎么清场了。"

"是啊，米米，这效果出类拔萃。"特蕾莎笑着说。

"哦，糟了，对不起。"

"应该怪我才是。"贝琳达说。

"没错，都怪你。"我说，然后我们都笑了。

"没关系，你可以开展副业了。聚会清场了，要是有人赖着不走，你就来讲讲你的近况，他们就会落荒而逃。"

随着瑜伽和冥想练习的深入，我的视野完全变了。面对一团乱的局面，我的思路却更加清晰。此前，我一直认为放弃是软弱的象征，其实并不是。放弃和接受是需要勇气与智慧的，要先认识到什么是不可避免的，什么是无法控制的，并在其中找到出路。我学会了接受现实。那段时间也是我最苗条的时候，我可以做出不可思议的瑜伽动作和倒立。落地的时候我注意到手指传来奇怪的刺痛感，但我没放在心上。

第二次带尼克看牙医很顺利，他突然变得很配合，这也

是问题所在：他不稳定，他的行为不合逻辑，每一天都不
一样。

　　我和尼克在牙科的日子似乎没有尽头，花了很大一笔钱。
每当我觉得不堪重负的时候，我都会想起上次送烟的那个男
人，让他高兴起来可真容易啊，然后我就能冷静下来，毕竟
我把自己逼得太紧了。

　　最后我告诉尼克，如果他还不注意口腔卫生，前路将会
更加坎坷。但是我到底要怎么做呢？一天去他家两趟盯着他
刷牙吗？我可做不到。

　　罗丝高中毕业了，这让我松了一口气。她并不想继续深
造，我和克雷格决定让她再考虑几个月，在此期间我们不会
再给她任何压力。

　　我和克雷格不再吵架了，但我们之间的鸿沟已经无法逾
越。我感觉身边空空的，克雷格的置身事外使得他缺席了我
的大部分人生，我并不希望如此。露西和罗丝都在洛杉矶，
可以帮忙照顾尼克，所以我和克雷格决定来一场去圣胡安群
岛的公路旅行[1]，修复一下感情。我开始爱惜身体，好好吃饭，
适量饮酒，甚至还因为脖子疼去医院做了检查。医生给我做

---

1 圣胡安群岛位于美国西北部太平洋，美国本土和加拿大不列颠哥伦比亚省温
哥华岛之间。作者夫妇会开车前往那里，这种旅行方式被称为公路旅行（road
trip）。——译者注

了一系列检查，似乎没发现什么大毛病。天气也暖和起来了，我的心情也随之变好。

克雷格开着全副武装的车在西塔国际机场[1]接我，我们决定先到奥卡斯岛[2]露营。

六月的天气很好，阳光温暖明媚。我们坐上渡轮的时候已经是下午三点左右了。我很久没有这种无忧无虑的心情了。女孩们对尼克的照顾让我十分放心，她们每天都会去哥哥那里，给他送药，带他去吃快餐。我坐在船上，发现岸边就有人在安营扎寨。那会儿才刚到旅游季，人并不多。

"我们开车去岛上转转吧。"克雷格提议，"我听说岛上有座历史悠久的塔，在上面视野很开阔。"

"去哪都行。"我说的是真心话。

我们爬上了宪法山的山顶，那也是群岛的最高点。那里矗立着一座公共事业振兴署[3]修筑的石砌的瞭望塔，上面的图案是中世纪风格的。

登高远眺，目之所及美得令人呼吸舒畅，我们在瞭望塔上逛了逛，景色尽收眼底。

---

1 全称西雅图-塔科马国际机场，位于华盛顿州。——译者注
2 位于西雅图，是圣胡安群岛中的一座岛。——译者注
3 大萧条时期，总统罗斯福施行新政时建立的政府机构，以解决当时大规模失业问题。——译者注

"看够了吗？"克雷格问我。

"够了，我也饿了，我们走吧。"

我们刚回到平地上，包里的手机就响了，我在里面翻了翻把它找出来。

"您好，费尔德曼小姐，我是摩根纳姆医生。"我走到护栏的角落里，把路让出来。一手拿着电话，另一只手遮着另一边的耳朵。

她说："小姐，您的核磁共振结果出来了。"她说。我都忘了这回事了。"情况不妙。"她告诉我，我能感觉到我的脸失去了血色，克雷格看见我的脸色后也是一样的反应。

她说我的颈椎管十分狭窄，需要尽快做手术。这种情况会使得我的脊髓直接受到压迫，这样下去摔一跤都可能会引发瘫痪。她说我平时走路必须非常小心才行。我想起某天早上去按闹钟的时候被被子绊倒，磕到了梳妆台上。游客们从我身前经过，她的话我越听心越凉。我和克雷格像哨兵一样站着，一动不动，看着对方。他猜得到，不论电话那头在说什么，都不是好事。

"您还有问题吗？"

奇怪的是，我没有。

"好吧，还有一件事。"她说。还有什么事？

"扫描结果显示，您三年前在急诊室做扫描的时候就出现过这种情况，您当时好像出了车祸？您脑袋里有个肿块，它变大了，现在看起来很像脑膜瘤，不过它一般是良性肿瘤。"

等等，她是说除了我的颈部健康堪忧，需要手术外，我的脑子里还长了肿瘤需要切除吗？

"脑膜瘤暂时还不需要处理，考虑到您还在度假，我建议您先玩得开心些。"她是认真的吗？"回来后请给我打电话，我会……"

手机在这时没电了。

克雷格已经下了台阶，站在我身边。我蹲下身，把长了肿瘤的脑袋埋进双手。

"怎么了？"克雷格问我。我站起身，示意他先跟我从瞭望塔下去。"不，你不能这样，先跟我说说这到底是怎么回事。"

站在角落里的我大脑一片空白，只能将刚刚从电话里听到的和盘托出。我们一言不发地抱住彼此，然后下了山。

我们坐在长椅上，他拍着我的背，一遍遍地跟我说："不会有事的。"靠着他，我却什么都感觉不到。

过了一会儿，他去上厕所，而我则晕乎乎地在附近打转。

我觉得自己应该哭出来，我总能马上就哭出来，为什么现在反而不哭？我哭了，但只哭了一下，实在是哭不出来，所以我放弃了。我看赫曼公司[1]的广告都需要拿纸来擦眼泪，但是在自己的生命危在旦夕时却哭不出来。我永远不理解人类的情感机制，也许没有人是正常的。走进纪念品店，我买了一个用鎏金写着"宪法山"的玻璃杯。

克雷格从厕所出来了，我对他说："医生要我注意别摔跤，别磕到头。"

"她是第一天认识你吗？"

"是吧，我也这么想。"

我们回到了风景如画的营地，只是那里现在看来没有那么美好了。如果你收到这样的消息，你也会像我一样疯狂地上网搜索相关信息。我想不明白为什么要去看那些会把我吓得要命的搜索结果。如果不这样，我就得通过摄入大量酒精，或者疯狂地看电视来转移注意力了。但是都不行，在这里，只有潟湖宁静的湖水，不断出现的漩涡和壮观的日落。而这一切都只能让我坐在那里想着自己可能会死。我高大的丈夫和我一起坐在小得过分的露营帐篷里。他一言不发，看来也被吓坏了。天黑了，我只能听见海浪的声音，思绪纷飞翻涌，就像在受水刑一样。

---

1 该公司业务十分多元化，包括贺卡、文具、服装、寝具、化妆品以及各种电子产品及其衍生物。——译者注

　　我躺进睡袋，感受着压在脊柱上的骨头的重量。

　　第二天早上，我们把帐篷收拾好，修复感情之旅到此结束。开车的时候，以往开车稳健的克雷格倒车的时候狠狠地撞在了墙上，我们晃了晃，然后看向彼此，两人都大惊失色。我动了动以确认自己没有瘫痪，克雷格下车查看撞击的程度。我在后视镜里可以看见他蹲下身查看保险杠。

　　"你真惨。"我对卡车说。

　　数年以来，我都在寻找绝对稳定的状态，但是所有的事情都在分崩离析。最近，我终于找到了一些安稳的生活，但是它又陨落了。克雷格检查车身的时候，我突然产生一种对确定性的强烈需求，就像一日三餐一样。

　　于是，我漫不经心地拿起座位上的纪念品玻璃杯，把手臂伸出窗外。抓着它，看着地上的沥青，然后看向后视镜里的自己。我故意缓缓把手松开，任由玻璃杯砸在地上，碎裂的同时发出声响。

　　这是我唯一确定的东西：玻璃杯掉在地上，就一定会碎。

术前准备

回到洛杉矶，我已经做好了心理准备。这毕竟不是精神分裂症，我的身体状况尚在我的理解范围之内，我的病症都有解决方案，我也会积极配合这些方案。摩根纳姆医生给我大致规划了一下，首先要处理的就是我的颈部，因为有瘫痪的风险。切除脑膜瘤需要插管，所以得先让我的颈部情况稳定下来。脑膜瘤大概率是良性的，变大的速度并不快，所以先不着急。燃眉之急是找一个颈部外科医生。

"我得先把身子养好，然后一切就会恢复正常了，我没有得脑癌。"我告诉女儿们，"我不会死的。"我语气坚定，她们似乎被打动了。我好得很，这和尼克的情况不一样，这次出问题的是我，而我能解决问题。

问题是瑜伽已经成了我生命中不可分割的一部分，而不仅仅是一种锻炼方式。而应对我病情的保守方法便是尽可能地让我的脊椎放松，这使得我的瑜伽锻炼大大受阻。

莉·汉密尔顿是我的朋友，她三年前也长了脑膜瘤，所以她给我提了些建议。

"你不能自己去医院。"她说。

我需要一个助手，有个最佳选项——我妹妹莎拉。莉说得对，克雷格太容易激动了，尽管他在这段时间内对我关爱有加，但我怀疑他在面对医生的时候是否能写下一个完整的句子。在人际交往中，没人会说我妹妹是有条不紊且冷静的，但是在别的方面，她聪明能干。我们的关系时好时坏，但是当我需要她的时候，她从不让我失望。我让她在我治疗脑膜瘤和颈部期间陪我一起，她答应了。

我还没告诉尼克这件事情。我确信他并不会被吓到，外界的人和事物似乎已无法激起他的情绪波动。正因如此，我决定等下次带他去吃饭的时候再告诉他。

到餐厅的时候，我发现自己很紧张。他一直不愿意出门，而我把他硬拉了出来，可是我说什么他都只会点头。

"尼克，我们现在坐在这儿吃午饭，你要是懂礼貌的话，就跟我好好聊聊。"我说完等着他回复。

他非常努力地尝试和我聊天，那副模样让人心生怜爱。

"今天天气真不错，你说呢？"他慢慢地说着，我对此已是非常感激。

"那么，尼克，我有件事要告诉你。我得做个手术，我的脖子出了点问题，医生会先把它恢复正常。此外，我的脑袋里长了一个小肿瘤，他们会在我脖子治好了之后把它切除。

别担心，不是癌症。”

"嗯。"他边说边点头。

"你听得懂我在说什么吗，尼克？"

"听懂了，你会没事的，对吗？"

"对。"

他重新开始吃饭。

"这一切都发生得太突然、太奇怪了，真的，真的很怪。"哦，不，我开始喋喋不休了，"每次发生什么怪事我都要去找医生，每次我从车上跳下来或者坐下的时候动作太猛，我都会有浑身打颤的错觉，好像它们是从我的指尖传来的一样，好像电流从全身经过一样——就和超级英雄那种感觉一样，太疯狂了。"

他抬起头。"哦，这样啊。"他漫不经心地说，"每个人都会有这种感觉。"

然后我就闭上了嘴，食不知味地吃完了巴西烤肉，然后开始昏昏欲睡起来。

我展出作品的展馆是莉开的。她生而强大，是一名高挑的如雕像般精致的金发女郎。她健谈、立场坚定而又风趣幽默，人见人爱。但是得病后，我发现了她的另一面，我们成了朋友，我发现她是一个充满爱和同情心的女人。

莉的脑膜瘤长在下丘脑后区，靠近视觉中心的位置，这使得手术变得很困难，因为肿瘤涵盖了整个视神经区域。我记得她当时为商量新的展览时来过我的工作室。

"米米，你的作品颜色太沉闷、太不醒目了，你必须画得亮一点，让它们充满活力才行。"

哦，我可太"喜欢"画廊的主人教我怎么画画了。我听后很恼火，后来我才知道是肿瘤切除手术影响了她，她看不清颜色，部分能力随着切除手术一起丧失了。她说这就像《绿野仙踪》里的一样，一开始只能看见黑白，但是后来又能看到色彩了。

"米米，你能把颜色弄得低调一点吗？看着太华丽了。"

与莉的情况一比，我的肿瘤并无大碍。它就长在我的额头左边往上的部位，不靠近任何重要的大脑区域。她帮助我厘清了治疗的整个过程，告诉我该去找谁、去哪里找，又该问他们什么问题。我当时同时要处理两件事情：给我找能治脖子的医生和给我找能治脑子的医生。感谢大好人莉·汉密尔顿，这次我很有头绪。

那是在初夏时刻，每次会诊莎拉都会陪着我，带着她的黑莓手机。她会在上面事无巨细地记录我和医生的谈话，然后把它们写在黄色的石棉纸上。我觉得我的主治医生可讨厌我们了，我们说话尖酸刻薄、死缠烂打，嗓门大，问了无数问题。我会跟医生谈话，莎拉则坐下疯狂地记笔记，然后带着她记好的笔记，准备第二轮对话。我们想的是每次至少看三名医生，然后择优录取。

几次过后，我们一无所获，医生们的意见不一，但都说我需要做椎板切除手术，把脊椎融合，但我不想这样。不止一次，别人告诉我："要不是我知道这核磁共振结果是你的，我会说那帮医生弄错了。"

我的肌肉足够强壮，能够支撑起我那摇摇欲坠的脖颈，弥补了骨骼力量的不足。这也鼓励我去找其他治疗方法，而不是粗暴地把自己的脖子修成一根铁棍。

有一次，我们在向一名脊柱专家咨询时，他突然举了下手，然后走出了房间。

"他干什么？"莎拉问。

"是吧，我也觉得奇怪，他可能觉得我没救了。"

"嘿，米米。"莎拉说。

"怎么了？"

"你的衣服穿反了。"她开始坏笑。

"天哪，待会儿带我去查查我有没有得阿尔茨海默病。"

十分钟后，医生回来了，还带来一个头戴锡克教[1]头巾的

---

1 15世纪产生于印度的宗教。——译者注

高大健壮的男人，他是哈尔西姆兰·辛格·布拉拉医生。他穿着一件清爽的浅蓝色衬衫，打着丝绸领带，看上去是个非常优雅的男人。他一直在研究我这种情况的治疗方案。他给出的提议是：把脊椎骨一个一个切开，给脊髓腾出空间，然后放进垫片来提供一个支撑力。最终，它们会和我的骨头永久融合。这个建议与把我的脊椎骨融成一大块的方案截然不同。垫片是由经过高温处理的人骨制成的，会把DNA物质都剔除，这样它们在我的体内不会有排异反应。他相信这样做能让我的脖子恢复如初。

"你觉得这样可行吗，费尔德曼女士？"他操着印度口音问。

"今天就能做吗？"我问。

回家路上，我和莎拉兴高采烈。我们对布拉拉医生很信任，一点怀疑都没有。我们可以停止对医生们的摧残了。

"哦！我身体里马上就要有死人骨头喽，多酷啊！"

"你幼稚死了。"我妹妹说。

几天后，我们在凯瑟医院一位名叫斯维茨的医生的办公室里等他。莎拉向我抱怨那名接待员，我在翻阅我那冗杂的医疗信息档案，我们现在要解决肿瘤问题。墙上挂着医生的斯坦福大学学位证。我指向它，扬起眉毛，莎拉点了点头。

一位十分帅气的中年男人走了进来，他穿着斯佩里牌船鞋。我们在见他之前已经找过两位肿瘤外科医生了，他们的看法一致，如果斯维茨医生的看法和他们也一样的话，我就会接受他的方案，因为我在凯瑟医院有补助。

"有两种手术方案供您选择，费尔德曼女士，您应该基于您的情况进行选择。通常女性都不希望面部留疤，如果您也是如此，那么我们会在您的发际线后开一个切口，剥离那里的皮肤，找到肿瘤，再把它切除。在这之后将皮肤复位，针脚就会在发际线后。等拆线了，就不会在面部留伤疤。"

"那您可以把她的脸扯得紧致点吗？"莎拉问。

其实我也想问，但医生尴尬地笑了笑，然后继续说："第二种我们称为'钥匙孔'法。在额头开刀，把头骨钻一个洞出来，找到肿瘤，这样更简单、风险更小，但是额头上会留疤。"

"那我的超模梦不就破碎了？"我问。

莎拉"哼"了一声，医生看着我身后的墙。

"好吧，如果要在'画皮'[1]和留疤中间选的话，我选择'钥匙孔'法。"屋里的气氛实在是太令人尴尬了。

---

1 第一种手术方法需要把患者的脸部皮肤剥离，跟电影《画皮》情节类似。——译者注

现在要等肿瘤长得足够大，而这需要很长一段时间。我得在自己犯蠢把自己搞瘫痪之前先把脖子给治好，但我发现我可能并不需要做这个脑部手术。我向医生咨询不做手术的利弊，但他说就我的情况而言，放任不管似乎不太好。

"医生，换成是您的妻子，您会建议她怎么做？"

"听着，您现在很健康。"他说。

就算我的颈椎很脆弱，还长了个脑瘤，也很健康吗？我这样想着，然后看向莎拉，知道她和我在想同一件事。

"您可以不去管脑膜瘤，"他继续说，"余生可能都要与它共存，但是有足够的迹象表明它会继续长大，再过几年您可能就没那么健康了。如果我爱人也出现这种情况，我希望她能尽快做手术。"

我感谢他能抽空见我。在和莎拉穿过走廊时，我感到一阵头晕目眩。

电梯里有很多人，我妹妹转过身面向我大声对我说："好了，帅气的斯坦福毕业生。米米，你就让他做手术吧。"

我也的确这么做了，一劳永逸，我才不想和肿瘤共存。如果我九月份接受颈部手术，恢复期过后，还能在年内把脑部手术做了，这样我明年还有保险可以用。

整个过程克雷格都很支持我，并未发表任何意见。他很清楚我的身体只有我说了算。想到可能会失去我，从此孤身一人面对一团糟的家，这对他肯定是一个致命的打击。即便如此，他也精准地做对了每一件事，陪伴我找出最好的解决方案。我的妹妹也陪着我，没有她，我肯定会不知所措。

与此同时，罗丝一直在家里待着，理直气壮地游手好闲。她没有去找工作，也没有规划未来。她就继续霸占着厨房，捣鼓一盒又一盒牛杂。露西不经常回家，忙着工作、社交。我都忘记自己上次给尼克找保洁是什么时候了。

那是八月份，克雷格和我决定去海边待几天。我问过医生，知道可以去旅行，但我得保证时刻警惕着不下水，然后在九月份接受手术。

我很高兴能把医院的事情暂时抛之脑后。那天天气晴朗，阳光明媚，海水湛蓝。我在沙滩上和克雷格并排躺着。天使和恶魔的卡通形象分别出现在我两边的肩膀上。

"下水去呀。"恶魔说，"这可能是最后的机会了。"

"疯了吗？"天使大喊，"你可能会瘫痪的！"

"看看那蓝蓝的海水，你忍心错过吗？"恶魔说。

我站起身。

"嘿！"克雷格在我打算扎进清凉的太平洋海水前叫住我。我好像回到了十二岁和我哥哥一起冲浪的时候了。我当年像游鱼一般穿梭在海水里，醉心于浪潮的声音。它们拍打在附着贝壳的石头上，而我则在海浪中沉浮。

我刚准备下水，克雷格就已经在海边了。"你疯了吗？"他问，我笑着喘气。

"我不管，去他的，死在海底也好过死在手术台上。"

"说得太对了。"克雷格嘲讽地说。

那次只有我在海里。

旅行的最后一晚，我们看着电脑，做好回家面对一切的准备。我收到了布鲁克的一封邮件："我不知道要怎么告诉你才好，但是莉得了癌症，情况不妙，我会随时跟进，然后告诉你。"

我泪流满面。

"怎么了？！"克雷格紧张地问道。

我把邮件给他看。

"哦，不。"他说。

经过一个夏天的研究，我终于要做手术了，但是布鲁克的消息来得突然，让我措手不及。我把电脑合上，盯着天花板。

穿越火线

颈部手术前夜，我向女儿们保证"什么事都不会出"以缓解她们的恐惧之情。各自进屋前，我们不断互道"我爱你"。斯嘉丽也打来电话，告诉我，她相信一切都会好起来的。我打电话给尼克，他对此倒是没什么太大反应，因为我之前告诉过他什么都不必担心，而他也相信我。比起我的手术，他更在意我有没有把他需要的东西都转交给妹妹们。

我和克雷格看了会儿电视就上床睡觉了。出乎意料的是，我们对此没做过多讨论。那时已经是秋天了，天气凉爽。我可以透过窗帘看到外面的夜。稀疏的云彩被月亮的光芒映成白色。在我们屋前的沥青路上，散落着被打破的玻璃杯碎片，它们在月光下闪闪发光，让你误以为看到了钻石。它们是那样明亮，好似会在半夜飞上月空。

克雷格用身子把我裹住，像一个渴望回家的孩子。

天亮了，我想着：这也许是我人生中最后的清晨。我们的房子仍然保留着那扇有百年历史的窗户，波浪状的玻璃将画面扭转，让它们看起来更加柔和可爱。透过玻璃看外面的景色都会带上玫瑰色，而我把目光移开了。

我们坐在车上的时候一句话都没说，车窗外的蓝天让我想起了那一天——我如末路狂花般驱车去接尼克，却发现他割伤了自己的手腕。那似乎已经是数百万年前那么遥远了，不知为何，我想起了尼克还在蹒跚学步时的一个玩具。

"你要给它起什么名字呢，尼克？"我问他。

"一个人。"

"真的吗？为什么？"

"因为它就是一个人。"

到医院的时候天已经亮了。走向大楼的时候，克雷格牵住我的手。我们的手大小差得很大，所以我们不是那种会十指相交的情侣。但是那天，我们两人的手牢牢地捆在一起。横穿日落大道[1]时，我看见了布拉拉医生，在量身定做的西装衬托下，他的好身材尽显无疑。他也看到我们了，冲着我们笑了。

"里头见。"我说，突然感觉好了许多。

莎拉会和克雷格碰头，一切等我手术结束。我坚持不要我的孩子们陪我做手术，他们不应该经历这种创伤。

办完住院手续后，克雷格在注射器被搭起来的时候进手

---

1 美国加州的著名街道。——译者注

术室陪我坐了一会儿，这段时间里我的身体状况也要经过评估。一位护士将我的头发梳到一边，方便我戴手术帽。她在我的前胸贴上一些电极线，以连接各种监护装置。不知哪里发出来的沉闷嗡嗡声充斥了整个房间，每当荧光灯偶尔亮起时我就会快速吸一口气。克雷格出去前，俯身给了我一个吻，说："会没事的，费尔德曼，我爱你。"他的眼神深邃，里面强压着恐惧，但他的话语里只有爱意。

麻醉结束后醒来是一次巨大的冲击，我对此毫无准备，脖子上缠满了绷带，上面套着又大又笨的支架和厚重的绷带。据克雷格所说，我醒来时流着口水，说话语无伦次，一只眼睛半睁着，另一只又瞪得老大。有关我的一切——身体、思想和灵魂都不雅观。

下一次醒来已经是第二天了，我被转移到病房里，口干舌燥，但是戴着支架的我动弹不得。克雷格正坐在我旁边的椅子上看报纸。又过了一天左右，我有点精神错乱，药都用完了。我甚至不记得孩子们来看过我，只记得一次上厕所的糟糕经历，和醒来时克雷格像阿提柯斯·芬奇[1]一样坐在那里。

---

1 前文提到过的《杀死一只知更鸟》中的人物，为主人公兄妹的父亲。他是一名医生，沉着冷静、心胸开阔、善解人意，教导主人公兄妹尊重他人。——译者注

四天后，医院里的人告诉我该如何适应支架。它俨然成了我的新敌人，我得一直戴着它，连洗澡也不例外。护士推着轮椅把我带到路边跟克雷格会合，然后由他带我回家。我跌跌撞撞地上了床，之后一直卧床不起——这段时间我谁也不想见，什么都不想做，毫无食欲。罗丝的鸡爪骨头汤终于可以大显身手了，那是我唯一能咽下去的东西。

她每晚都会送一碗汤给我，脸上挂着甜甜的笑意。

大约一周后，我不想再像死人一样躺着了。家里人都同意我做的第一件事就是泡澡。我不能淋浴，于是这项任务将由克雷格和罗丝一起协助我完成。我赤裸着站在他们面前，他们负责把我弄进浴缸里。浴室蒸汽腾腾，充满了香油和香膏的味道。我的身体使不上劲，但是没什么羞耻的感觉。他们帮我洗了头，帮我泡了澡，而我则乖乖听从摆布，罗丝还帮我梳好了头发。

我认为可以出门了，医院的人说短途散步对我的身体有益。我花了二十分钟才走到门梯，然后克雷格扶着我走了下去，我还在楼梯上坐着歇了一会儿。休息好后，我们继续慢悠悠地走着。我勾着丈夫的胳膊，像婴儿学步一样挪步，那感觉真是太小心翼翼了。我们沿着诺顿大街一小步一小步走着，遇到一位邻居，上前打了招呼，他眼里闪过恐惧。好吧，我可没空给他解释，我还有很"漫长"的一段路要走。

　　我回医院进行第一次术后会诊，他们把大面积的绷带取了下来，换上了小绷带，支架还要再戴七周。这简直是受刑，我想把那个该死的东西扔到外太空。没人在旁边的时候我会把它偷偷摘下来。

　　我很快就恢复到从前那个精力充沛的状态。我还有几个订单要完成，克雷格会开车送我，顺便监督我的动态。人们看着我戴着颈部支架出现在工地上的时候都感觉我疯了。罗丝正在和抑郁症抗争，同时还不忘减肥。尼克会到家里吃完饭，继续坐在门廊上当波·莱德利。露西时来时往，脸上总是带着微笑。

　　我已经好几周没拿起画笔了。

　　过了几周，一天晚上，我去厨房泡茶，将水煮沸，准备把它倒进一个大罐子里冷却。我对那个支架已经忍无可忍了，克雷格不在家，罗丝则在楼上，于是我把它摘了。

　　"妈，搞什么鬼！你的支架呢？"罗丝站在楼梯下咆哮着。

　　没想到被抓到了。"这没什么大不了的，罗丝。我就摘下来一会儿，我会很小心的。"

　　"你在逗我吗？你一秒钟都不该摘下来，我帮你拿茶壶，你赶紧把它戴上，现在就戴！"完全没有商量的余地，我把茶壶递给她，走到桌前，支架像被车撞了的动物一样躺在那里。

我正要把它戴上，罗丝突然大叫起来。我抬头看，她把开水倒进玻璃管的时候玻璃管由于过热炸裂了，开水全泼在了她的腿上。

然后我们都大叫了起来。

"快点，用凉水冲！"我喊道。

"疼，疼，疼，疼。"她尖叫着。

我把她的裤子扯下来，然后到水池边弄了些凉水来。

"躺下。"我说，"我用凉毛巾给你敷一下。"

然后，我们在她房间的浴室里查看伤势如何。

"罗丝，这也太红了，我们得去看急诊。"

"不要，我不想去。每次去医院，他们都会对我做一些可怕的事情。"

可能是术后精神错乱导致的，我居然同意了。这又开启了一场基于伤病的冒险，都是我摘了支架导致的。

第二天，罗丝烫伤的部位变得更红了，覆盖的面积也更大了。很快，整条大腿上尽是水泡，罗丝小心翼翼地擦洗，并涂上了胶性银[1]，我并未听说过这种东西。

"罗丝，我们必须得去看医生。"这回我的态度很坚决，我不记得发生这件事的时候克雷格人在哪里，记忆中只有我

---

1 一种抗生素。——译者注

和罗丝两个人。

"不，就用顺势疗法[1]吧，把胶性银递给我。"

日子一天天过去，水泡仍然没有消退，我们就只能看着干着急。罗丝就躺在床上等它自己恢复，不知为何，那些脓液奇迹般地代谢掉了。我简直不敢相信。

那段时间里，我和罗丝在许多方面都意见不合，但是我和她之间产生了一种和其他孩子都没有的亲密感。我们永远站在彼此的对立面，尽管相互生对方的气，但也拯救彼此。这种感觉很美妙。

等我的支架拆掉后，罗丝又疏远了我。魔咒被打破了。

在脑部手术前，我还有几天正常日子可过。我依然没有回到工作室，我感觉工作已经变得越发陌生，而我对此不甚在意。

是时候去尼克的公寓看看了，我已经有好几个月没去了。

"我想要一张新床。妈，现在这张太旧了，你可以给我买张新的吗？"

"我很久没去看过你了，你好好做卫生了吗？"

---

1 治疗某种疾病，使用的一种能够在健康人中产生相同症状药剂的治疗方法。——译者注

"是的，公寓干净得很。"他回答。

"真的吗，干净得很？"

"很干净。妈，都好得很。"

"好吧，这也不是我第一次这样问你了，我要亲自看看。如果正如你所说的那么干净，新床的事就好商量。"

他一如既往地没打招呼就把电话挂了，面对面告别的时候他总是会说再见的，但是在电话里，他总是直接挂断。

万万没想到，他的公寓简直是灾难现场。对他进行严厉的批评后，我找了保洁人员。保洁人员第二天就来了。我下车给他们付钱的时候，负责人把我拉到一边，说："女士，我们已经把屋里打扫干净了，但是我建议您去检查一下他的弹簧垫，里面有蟑螂。"真是太"好"了。

我告诉尼克如果他这次能保持屋里整洁的话，我只会给他换弹簧垫。

"妈妈，既然都要换弹簧垫了，就不能帮我顺便把床垫也给换了吗？"

"不行，尼克。"

"我真的想要一个新床垫。"他难过地说。

"是啊，我也真想成为大艺术家，你就可劲哭吧。"

弹簧垫被安排在第二天送过来，他们提出帮忙换掉旧的，但我可不会让人家白受这种罪。要是里面的蟑螂跑到他们的运货车上，我们就摊上大事了。

我开车去他家。

"尼克，在送货员来之前我们得把旧弹簧垫搬出去。"我告诉他。

我当时仍觉得这件事很简单，所以我让他把床垫先撤下去。

"好，现在把它抬起来。"我说。这是个愚蠢的决定。

蟑螂真的是成群结队地从弹簧垫里爬了出来。由于虫蛀，里面的结构完全暴露了出来，弹簧垫仿佛变成一种黑白相间的活物。

"好了，伙计，我们现在就得把这东西弄出来。立刻！马上！"我命令他，"你拖前面，我举后面。开始！"

我和我那疯了的儿子抬着那些"可爱"昆虫的温床，穿过走廊，走到街上。

"好了，尼克，我们现在得把它抬到马路对面去，别让那帮人看出来这东西是你的。"

我早已放弃了维持好市民形象——毕竟能活着就行。我们把它丢在街对面的教堂前。

回到他的公寓后，我喷了好几瓶杀虫剂，然后把它们的尸体都扔进垃圾桶里。送货员上门时我刚把尼克派出去丢最后一包垃圾。假装空气里的杀虫剂味道不存在，我对那些人说："哦，您好，先生，把弹簧垫放在那里就行了。"

做脑部手术前两周，我迷茫了。尽管我已经有了"丰富"的手术经验，但还是怕得要命，之前信誓旦旦地告诉女儿们"不会有事"的勇气完全消失了。当时的我并非勇敢之人，只是无知罢了。我不想再经历一次手术了，我连药都不想吃。

"你准备好了吗？"克雷格问。

"赶紧做完算了。"我回答。

"米米，你不用马上就做手术，可以再等等，现在反悔还来得及。"

"不，我受够了，我想快点结束。"

重返瑜伽课堂的第一天，我就准备好艳压群芳了。我们先像婴儿一样坐在地上，然后慢慢起身，接着做拜日式。我感觉很好，将胳膊向上伸展，向前交叠，一如从前。手臂伸直，开始直接切换到四柱支撑式，彼时我的身体已经没办法完成这个动作，我一下子脸朝下摔在地上。趴着的时候，我哭了。不该是这样的，我跌跌撞撞地走出教室。

之后，我去找了教练。

"哦，不！"我试着停下喋喋不休地诉苦，"我什么都没有了。"

"你才不是什么都没有了，"她对我说，"你的身体刚刚经历了一次巨大的创伤，以我个人经验，至少要等三个月才能恢复如初。每天照常来上课，到你的瑜伽垫上练习，然后你就能继续做那些动作了。"

曾几何时，我会嘲笑这种安慰，彼时它们对我毫无意义，成王败寇，没有借口。但是那天，我摔倒了，我的胳膊不再能支撑自己，我的自尊心和成就感都在地上摔碎了。但我把那天当作练习瑜伽的真正开始，也是一个好的开始。

尼克生病后的这些年，我和洛杉矶的警察经常打交道。一方面，他们是我的救世主，能在短时间内赶到并帮助我；另一方面，我路边停车的频率显著提高。后者始于我闯红灯被拍到了——一只手打着电话，另一只手里拿着火鸡三明治，这可是很难狡辩的。我在这其中找到了新的方法以应对有关尼克的事情——利用他的病情。

我可以以此为由推掉社交活动、工作和其他不想做的事情。我深知这并不光彩，但是我不得不每天都和精神分裂症抗争，我便把可以利用这种借口当作我抗争换来的小小补偿。我带着尼克的SSI文件（以证明他真的疯了）和一些住院登记表格（稍微修改了一下日期）出现在了贝弗利山法院，也准备好了一场冗长的演说，确保在场的人都相信我是为了尼克的精神分裂症才闯红灯的。我是当天最晚开庭的。在坐着等待的间隙，听着其他人荒谬的借口，看着目瞪口呆的原告、恼怒的法官，直到终于轮到了我。

"法官大人，我不否认自己闯了红灯，但这是情有可原的。您看，我二十六岁的儿子患有精神分裂症……"

"哦，我很同情您。"她说，"我有个很好的朋友，她和您情况类似。"

目的达成！

有一回，我带着尼克一起出门，发现自己又闯了红灯。当时是在学校附近，所以交规会更加严格，情况不妙，我在后视镜里看到刚好有位女警路过。我知道这次逃不掉了，所以摇下窗户，等待暴风雨的洗礼。

"下午好，女士。"她说。

我哭了出来，这不是装的，我开始喋喋不休地讲述尼克的事情，语无伦次，洋洋洒洒。

"那您回家的路上注意一点，冷静下来，亲爱的，好吗？"

这个借口并不总是这么好用，我依然被记了几次违章。交通学校[1]每十八个月才能考一次，我多次参与线上教学，试图拖延上法院的时间。此外，我还发现戴着颈部支架能让

---

[1] 不同于驾校，它是道路安全和安全驾驶实践中的补习课程的通称，面向违章的司机。——译者注

博同情这一招更好用。要是我再挂着我那已去世的母亲的拐杖，他们大概就不会让我再排队了。

　　我并不想为我的这种行为开脱，这很恶劣。最后，就像所有的蠢货一样，我的秘密藏不住了。一位非常严苛的法官要求我在十一月底前参加为期两天的驾校学习，唯一可行的时间就是做脑部手术前的周末。我还有一张逾期两年未缴纳的罚单，我决定之后再处理，假定自己一定会活着下手术台。

　　我要去的是康米迪交通学校，位于洛杉矶西部的一个老旧工业区，这里不会发生任何有趣的事情。屋里全是些落魄的倒霉蛋，还有触法违规者，就像我一样。你必须犯了大事才会被送到这个地方来。

　　我前面坐着"机车男"，右边坐着"汗衫男"，后面则是"哥特女孩"，她不停地蹬我的座椅背，我都不敢让她停下来。教练是一名中年男子，穿着条纹长袖T恤，名叫巴里。

　　"我知道你们都期待这次很有趣的课程[1]，但是告诉你们一个不幸的消息——之前的老师病了，只能由我来代替他。"他有点害羞地说。

---

1 康米迪，英文原文为comedy，有喜剧之意，教练拿学校的名字讲了个冷笑话。——译者注

"你的意思是你很无聊？""哥特女孩"问。

"我太太是这么觉得的，但是我会试着活跃下气氛。"巴里回答道。

一个把胡子编成辫子的家伙"扑通"一下坐在我的左边。

如果我就是在这么个地方度过人生中最后的周末的话，我真的会很生气。

靴 形 心

罗丝两周大的时候得了一场感冒。这不是什么大事，确实不是，但是她当时太小了，所以我还是带她去看了医生。医生说感冒并不严重，并询问我们打算如何处理她心脏杂音的问题。

"心脏杂音？"

"是的，她的心跳有杂音，您的儿科医生没告诉您吗？我们得给她做些检查。"

据 X 光片显示，她可能长了一颗"靴形心"，这很严重。她可能会因此而丧命，也可能只是她在拍片的时候乱动了，但是考虑到前者的可能性，他们给她又做了一些检查，带她去做了核磁共振。

我和克雷格在候诊室坐了很久，他用脚轻轻踢着空荡荡的婴儿椅。

"有时候会有很多鸟一起在天上飞，你知道吗？"我问他。

"知道……"

"那种情况就叫作'惊鸟群飞'。"[1]

"记住了。"

然后又回归沉默，只剩婴儿椅的吱呀声。

核磁共振成像结果表明罗丝并没有靴形心，只是血液从左心房流到右心房的时候有一点杂音。这种情况在出生几年后可能就会自行痊愈，罗丝那颗强大而有力的心脏便是如此。

罗丝在我手术前一天也开始接受心理治疗。那天晚上，我给她的医生发了一封表达谢意的电子邮件。

"你给谁发邮件呢？"她在我的办公室门前问。

"和你没什么关系，我给你的治疗师发了封感谢信。"

"真的吗，你怎么写的？"

"就是封感谢信，罗丝。"

"我才不信，她是怎么回复的？"她的声音高扬起来，"让我看看！"

"我不准你用我的电脑。罗丝，现在，请你马上出去。"我说。

---

1 英文的心脏杂音（heart murmur）和惊鸟群飞（murmuration）写法相似，作者在此处试图舒缓紧张的气氛。——译者注

"让我看看她是怎么回复的！"她咆哮着说道。

她试图把我推到一边好看清电脑屏幕，我退了回去，克雷格进屋的时候刚好看到她把我从椅子上推了下去。

"你在干什么，罗丝？你妈妈最近动了手术！"他把我扶起来，然后面向她，"这是我最后一次容忍你的胡作非为了。你得从这个家里搬出去，以后不准再待在家里。"

我看看丈夫，再看看女儿，然后坐下，把头贴在桌子上，像小时候上无聊的语法课一样。我什么都没有了，我想着，我什么都没有了。我就坐在那里听他们疯狂地吵架，好像我听不懂英语一样。

我听到克雷格说的最后一句话是："把你的狗也带走。"然后前门就发出了巨响。他冲上楼，卧室门发出了巨响。我把脸颊贴在木桌上，只想平静地度过今夜。

露西打来了电话："妈妈，你知道怎么回事吗？爸爸把罗丝赶出家门了，她现在在城里到处溜达，还带着木木，巴斯特还跑丢了！"

"我知道。"我直截了当地说。

"你一点都不在意吗，你到底怎么了？"她斥责我。

我走进卧室，发现克雷格坐在黑暗里，抱着头。他后悔的时候就会这么做。我上床，转身对着墙壁，背对着罗丝离家的那扇门。

那天晚上，我听见了许多咕哝声。露西进屋了，声音小小的，好像在哭。隐约传来房门打开又关上的声音，我躺在床上，假装睡着了，等着清晨的到来。

第二天早上，我和克雷格沉默地坐在餐桌边，一位邻居打来电话说她找到了巴斯特，我穿上衣服去找她。她家的房子很大，被粉刷成了白色，有着无可挑剔的景观，花坛里的花朵让人浮想联翩。一个年轻的男主人为我们打开了门，于是我们走进一个舒适、时尚的家。他们身上散发着洗发水的香气，那味道留在了各种家具上。巴斯特在他们的后院里——它又老又黑又臭。女主人和孩子带着我去找它，他们一个面容姣好，一个活泼开朗。

"哦，开心的是我们找到了它！"她大声嚷嚷着。一想到它昨晚是怎么过来的，我就不寒而栗。

就在昨天晚上，我的女儿在大街上徘徊的时候，我一直躺在温暖的床上。我感觉身上长了可怕的皮疹，只有我能感觉到。

"它真是个小甜心。"女主人一边说，一边小心翼翼地抚摸它，这进一步加深了我的愧疚之情。

"哦，真是太谢谢您了，"我说，"我一夜都没合眼。"这是实话。

我牵着巴斯特回家，像个老奶奶一样驼着背。一阵恐惧和悔恨席卷而来，那对金童玉女的快乐之家让我感到自己过得糟糕透了。

然后，我又麻木了。

突然之间，露西的指责无法触动我了，我对罗丝安危的担忧也消失在脑中的肿瘤后。我术前甚至没打电话给尼克。我跟克雷格交流时是一个字一个字蹦出来的，我戴着耳机躺在日间床上，一遍遍循环听着吉米·卡罗·班德的《死去的人》。我听这首歌已经很多年了，每一次都会跟着吉米一起大喊大叫、跳起来，就好像在对着死亡大吼一般充满力量，一股强烈的、脱缰的悲喜相继而来。那天早上，我一动不动地躺着，只有手指跟着鼓点在敲打着。

我的整个人生都是脆弱的一层痂，碰不得，不然就要流血。

我不太记得接巴斯特回家后到进康复室之间发生的事情了，那段记忆好似虚无般晦涩。

世界是黑色的，然后变红了，我模糊地意识到是灯光造成的。红色变为粉色，然后我睁开了眼，模糊地看到了克雷格和莎拉。

"我没死。"我含糊地说。

他们都笑了。

"别笑，我认真的，我挺住了，我还活着。"我像大猩猩一样笑了，"我居然没死？"

莎拉眯起眼睛，克雷格的脸都吓白了。

"哦，老天，我爱你们两个。不是，我是说我真的爱你们，我没死。"

我不停地说着，他们从松了一口气变成了担忧，我想我那时有些神志不清。"我好爱你们，真的。"我像个喝醉了酒的男孩。世界又从粉色变为红色，最后变成黑色。

我在病床上醒来的时候已经是半夜了。只有我一个人，我有点害怕。我按下呼叫铃，能听见昏暗的走廊里发出了声音。那是节日里的声音——欢声笑语、音乐悠扬。

我按了一下又一下，但是没人来。气温很低，我一定流了很多汗，床单都湿透了，我想要条毯子。我开始发抖，同时能够听见大厅里传来和派对一样热闹的声音。为什么没人过来帮我呢？

"您好，年轻的女士，您醒了吗？"一个中年菲律宾人问我，"我是您的护士，埃弗伦。"

"我冷。"

他身后还站着一个女的，他们咯咯笑了，门外还有一位护士朝屋里偷瞟了一眼，笑了笑。我确定自己闻到了洋葱的味道。

这地方是怎么回事？我想着，上次做完手术后他们不是把我照顾得很好吗？

"给您，女士，我们待会儿再给您拿一条毯子来。"护士说完就离开了。我躺在湿透了的床单上，身上多盖了一条毯子以抵御寒冷，脑子里全是尼克那被烟头烫满了洞的地毯，以及并不存在的大火。护士们没再来过。

第二天克雷格和莎拉来的时候，我把昨晚被疏于照顾的事情跟他们说了。"他们聚会的时候我挨了一晚上的冻。"他们心照不宣地交换了一个表情，然后像看疯子一样看向我。直到今天，他们还会嘲笑我出现了幻觉。但我知道，这是真的，那帮护士玩得可开心了。

露西带着尼克来看我。

罗丝从未现身。

露西坐在床边，吻着我的脸。尼克站在旁边。

"你最近忙些什么呢？"我问他。

"我看了一部关于火人节[1]的纪录片，很好看。我出去抽支烟，可以吗？"然后他就出去了。

我看着露西说："我想他的人生就是火人节。"

---

1 一年一度在美国内华达州的黑石沙漠举行的活动，得名焚烧巨大人形木像的仪式。——译者注

"是啊，他脑子里的那些东西就是。"我们相视一笑。

我坚持要转到另一家附属医院。我不希望再度过一个无人问津的夜晚，我需要得到照顾，温柔女护士的照顾。她会轻抚我的额头，会保证我的床单是干燥的。

"您好，我叫伊格尔[1]，是您今晚的值班护士。"这是认真的吗？从寻欢作乐到死气沉沉？甜美的护士都跑哪里去了？

我一睁开眼就看见那位穿着绿色护士服的东欧人，他用他的大手揪住我的毯子，然后眨眼间我的床就变干净了。他把我放在探病座椅上，又在瞬间铺好了床。

好吧，现在这才是幻觉，我想。

那不是幻觉，伊格尔是货真价实的乌克兰护士。他很幽默，给我止痛药的时候也很大方。我想要多少张毯子他都会拿给我，他也不会去参加派对。我把我的祖母传给我的辣炒鸡肉秘方告诉了他，他从医院食堂拿了个货真价实的热狗给我。他给我讲他童年时期的英勇事迹，而我告诉他我的孩子们有多不孝。我们嘲讽世界的不公，伊格尔将我从想象中的世界带回到现实，只花了三天时间。

斯维茨医生来看了看就走了。现在我知道了，医生并不是最辛苦的，护士才是什么都要操心。他们要疗愈你，要让

---

1 东斯拉夫人的常见名字，原苏联的多数人为斯拉夫人。——译者注

你冷静下来，医生不过是亲自操刀罢了。住院最后一天，斯维茨医生负责给我拆线。

"看呐，"他说，"这道疤还挺漂亮的。"他举起镜子让我看。我的眉毛上有一道拱形的细痕，贴合着眉毛的曲线，我之前还以为会留一道独眼海盗那样的伤疤，别人看了都会觉得"这女人受苦了"的那种疤。

"哦，为什么它是这个形状的？"

"我就是这么设计的！"他得意地说，"等痊愈了，它看着就和普通的皱纹一样了。"

皱纹，那可真"棒"！我自己就能长皱纹了，我本来还指望这次手术能除皱呢。

他们没给我打绷带，我倒是很想把自己包得和卡通片里演的一样，那样可以让全世界都知道我受了多少苦。但是他们只在我的额头上抹了点透明的凝胶，它干掉的时候会像放大镜一般，把疤痕凸显得清清楚楚，就像戴着高度近视镜的小孩子的眼睛看起来会非常大一样。小孩看到我的疤都会吓哭的。

周一下午，我出院了，我向伊格尔等人道别。一位护士推着轮椅把我带到路边，克雷格在那里等我。我把轮椅折叠好放到车上，克雷格示意了一下，小心翼翼地把车倒出停车场，开过一个街区后便停下车。

"怎么了？"我问。

"有件事我得告诉你，"他说，"我希望你记住，我为你骄傲，一直以来你都是勇敢坚强的。手术成功了，米米，你挺过来了。"

我只是看着他。

"我知道自己肯定做不到你这样，我会继续浑身发抖地躲在伪装之下，但是你直面一切的同时还在继续工作，我很佩服你。"

回到家里，我脑子里想着的都是罗丝，我明白克雷格的尴尬处境，她无视家规：没找到工作也没去上学，她对我动手了。所以，她被赶出家门了。这又引发了新的怒火和困惑，这种感觉简直要把我生吞活剥了。我只希望她能回家。

周日早上，我陷在床上，克雷格起床去厕所。他经过床边，然后突然晃悠悠地摔倒了。怎么回事？一开始，我以为他是在闹着玩，但是他直直地摔在了地上，碰到了宽屏电视机。我意识到他不是在开玩笑。那一瞬间，我看到我的丈夫跌倒了，昂贵的电视机颤颤巍巍的，我的脑子里警铃大作："天哪，我该怎么办？"

我跳下床来喊露西，她是唯一还在家的孩子。

克雷格倒在地上，失去了意识，电视机还在他的上方晃动。

"怎么回事啊？"露西在卧室门口尖声喊道。

"我不知道，他突然摔倒了，我现在就打911。"

话音刚落，克雷格醒了过来。

"别动！"他喊道，"我没事，别打电话。"

"这才不叫没事。"我说，"你都昏过去了，我得叫医生过来。"

我震惊地在病房周围徘徊。此前我只想过要是克雷格失去了我该怎么办，现在情况反过来了，而这一设想让我脚底发软。

克雷格这次出现了心律失常，我告诉医院里能听得进去我讲话的所有人，我刚做了头部手术，而现在我又来了。我敷了凝胶的额头还带着血迹，这也证实了我的话。克雷格情况稳定下来后，我让露西回家了，她今天遭的罪够多了。我已经意识到一点，那就是克雷格和我一样，都是家里的顶梁柱，要是他不在了，我一个人也独木难支。

同时，我还在四处搜查罗丝的踪迹，利用互联网和手机告诉她爸爸出事了。我很高兴现在有可以找她的借口，尽管这个借口来得很惊险。我渴望可以联系上自己的女儿，就像坠入爱河的青少年渴望联系上自己的心上人一样。

我在克雷格病床旁的椅子上休息了一夜，这回我成了阿提柯斯·芬奇。

第二天，医生告诉我克雷格不会有事的，但是得开始服药了。露西带尼克来探望他。斯嘉丽打来电话问候过他。我打电话给妹妹莎拉和哥哥丹尼，告诉他们这个不幸的消息，做这种事我已经轻车熟路了。

那天晚上的晚些时候，我收到了罗丝的短信。我看到的时候惊了一下，她说她在停车场，不知道自行车该停在哪里。我急忙跑去那里，当看到她的那一刻，我就想抱住她，再也不松手，但是我不会这么做的，她翻脸比翻书还快。

"到这来，把自行车放到皮卡车里，然后我们上去看看你的爸爸。"在她身后走着，我看着她拖沓的步态、瘦削的肩膀，以及有些驼背的身影。

罗丝这次的探视有些尴尬，但足够真心实意。我卑微地缩在角落里，突然意识到这混乱的局面都是由我造成的。

我觉得是我的病体拖垮了我的家庭。如果我身体好好的，事情就不会变成这样了。尼克疯了，露西如履薄冰，承担着这个年纪不该承担的责任，罗丝居无定所，像个不断调整自己出拳姿势的拳击手。

克雷格的困意袭来，他很快就睡着了。我的女儿坐在床边，对我皱着眉头。

"我想我该走了。"她说，声音细若蚊蝇。

去哪？干吗去？谁来照顾你？怎么联系你？我可以给你炖汤！我脑子里想着这些，但我说："好，我带你去拿自行车。"

在车库的人造灯光下，她的皮肤呈黄褐色，让我想起了树木成荫的森林中的小河。她那样孤独，却又很戒备。我知道下次见她要在很久之后了。我们把她的自行车取下来，她微微地耸了耸肩。我抓着她，抱住她柔弱的身体，感觉一切都毁了。我明白我该放开她。看着她骑车离开，我崩溃了，崩溃至灵魂深处。我张开嘴，却说不出话。我抬起手臂，感受着自己的呼吸温暖地拂过手掌。

内心平衡

第二天回到家时，我们俩都累坏了，直接上床睡了。

我让尼克自己来家里拿药吃，烟和钱足够吸引他这么做了。我会在门口见他，把水杯和药一起给他。

"谢谢，妈妈，明天再见。"

罗丝依然杳无音信。

我只是在消磨时间，无论是吃药、睡觉还是看电视，都无所谓。

我和克雷格都太难过了，连卧室门都懒得出。

"我想起来我在医院的时候……"我们横躺在床上看电视时，克雷格说。

"你在医院怎么了？"

"你也知道有时候他们会半夜把你弄醒，以确定你一切正常，有时候还会问一些问题来看看你还有没有意识。"

"我可太清楚了。"我哼了一声。

"那天晚上有个奇怪的男护士，比我年纪还大，说话带口音，但我不知道他是哪里人。"他继续说着，"他叫胡安。"

"就当是西班牙口音吧，反正我听着也挺像。"我笑着说。

"好了，闭嘴，听我说。那天他三点钟就把我喊醒了，我睁开眼，他站在边上问我：'欧鲁克先生，你最害怕什么？'"

"口音真像。"我说。

"这不是重点，他问的这个问题很奇怪，你不觉得吗？"

"是很奇怪，你怎么回答的？"

"我脱口而出：'死亡。'"

"答得不错，虽然没什么创意，但很真实。"我说。

"我也这么觉得。"

"我们真是天生一对啊。是吧，欧鲁克？"

"那是自然，弗雷迪。"

我们又回到忘掉一切的自娱自乐中。

日子一天天过去，我们不再沉溺于看电视，重新开始生活。我顶着额头上恐怖的伤疤跑到工作地点，若无其事地在工作室走来走去。

我通过露西了解到罗丝的近况。罗丝天天在市中心当街溜子。我知道自己不敢一个人去找她，所以我喊上了莎拉和我一起。我很确信她一定是和之前的男友一起住在唐人街边上的一栋地堡式建筑里。开车途中，我把事情都跟莎拉讲了，她听哭了。

"哦，在这停车！"我说，"我记得我送她来过这里。"莎拉把车停下。

我们下车的时候，屋子的铁质前门打开了。"嘘，等会儿。"我说，"我不想被她发现。"

先出来的是一个穿着小丑服的年轻人，他身后还跟着两个手挽着手的女孩，都化着烟熏妆。罗丝也跟着出来了，前臂抱胸。除了她，其他人都叽叽喳喳的。她的表情很警觉，随着他们的谈话脸色变了，然后他们沿着唐人街大道离开了。

外面很冷，我和我的妹妹都穿着毛衣。洛杉矶的冬天似乎比夏天更可怕，城市里的每一栋建筑都成了黑色的剪影，直指云霄。

罗丝决定和我们家的一位朋友一起去犹他州，在那边待一阵子把事情都想清楚。露西通知我，罗丝会在周五回家收拾东西，但是她不想在家看到我。她把木木送给了朋友。

我写了一封信，向她道歉，向她解释，告诉她我很爱她，我很揪心。

那天早上离开家前，我把信放在她的床上。我看了一眼她的房间，复古风的壁纸上挂着画作和海报，我感到一股钝痛蔓延至全身。我逃出房间，下了楼，停在走廊的衣柜旁，我拿出我的颈部支架和我母亲的拐杖，出庭要迟到了。

是时候解决最后一张交通罚单了，如果我能打动法官，我就自由了。我没提前做准备，毕竟也没什么准备可做了。我把车停在一条小路上，然后快步走向法院，到最后一个街区的时候才慢下脚步。

这次法官没吃我这套，我得支付罚款了。收拾好东西，我慢慢走出法庭，走到付费窗口付了385美元，然后径直走出大楼，边走边扯下支架。都结束了。

把车停在私家车道上的时候，我的心情差到了极点。罗丝走了，我得面对这个事实。下午的时候，太阳西斜，在屋前留下了一个幽深的阴影，带来一阵阵寒意。我在客厅昏暗的灯光里坐下。

我低头看着自己的胳膊，看到了伤疤。我的肤色比较深，所以伤疤在上面看起来像是某种白色的象形文字。我的身上伤痕累累。那条细长的疤痕是在拉斯维加斯工作时留下的，他们用金属网混水泥的时候，我的手不小心卷进去了。哦，这里还有两道叉子留下来的痕迹，那次我试图把一只冷冻的鸡切块，那把大叉子径直扎向了自己的手。我把视线移开，一下子又看到了我的手，上面有一道咬痕，是我十二岁的时候遇到的一条狗咬的。大大小小的伤疤纵横交错，这一道豁口，那一道抓痕，新月状的伤痕排成一排。我连自己是怎么伤的都记不起来了，数量太多了，我对此也无所谓。已经留疤了，于事无补。

罗丝的房间乱七八糟的，她把东西都翻出来，然后只拿走了自己想拿的。我的信拆封了，被留在了床上。

一月到了。整个冬天，我都在罗丝离去的痛苦里浑浑噩噩地度日。我没再听到她的任何消息。日子一天天地过去，直到感觉她已经离开很久了。

我几乎无法正常生活，所以我去看了心理医生。她是一个温柔、聪明的女人，比我大十来岁。她建议我每周去两次。我喜欢坐在她中世纪装修风格的办公室里，表面光滑的家具和极具民族风的挂毯让我想起了我母亲的房子。

我向她讲诉我的故事，直到筋疲力尽，像一艘破旧的船只般停靠在这个房间里。我寻求她的帮助，而她则陪我一起梳理这些残骸。

那天晚上，我要去参加图书分享会，我逼着自己出席。我必须不再去想脑子里的事情。莉也来了，她刚做完一轮化疗，过程虽痛苦，但感觉好多了。她一如往常，在分享会上慷慨陈词。她是如此自强，而我恰恰相反，在餐桌前喝得酩酊大醉，顾影自怜。

第二天，我打电话给她，问："我昨晚是不是看起来很凄惨？"

"非常惨。"她回答。

"我真可悲，不知道为什么我就是不能振作起来。我是说，老天啊，我挺过来了，但在那之后我所做的一切就是在发牢骚，你还在和病魔斗争，而我才是那个大吵大闹的人。"

"听我说，米米，你有权感觉不好，你有太多事要操心了，但我还是得说，顾影自怜对你没有好处。你想哭的时候随时可以来找我，但是这对你毫无帮助。"

莉给我上了一堂人生课，然后挥挥衣袖走了。

我的心理治疗终于有进展了，我和我的心理医生一起努力，将事情梳理清楚了，效果显著，就像把叠好的毛巾放进抽屉里一样。

几周后，尽管仍然痛苦，但我感觉好多了。

"妈妈，尼克来了。"露西在楼下喊着。

我走下楼去，尼克背对着我站在客厅里，看着房间的角落，姿势有点奇怪。

"你看什么呢，尼克小伙？"

"你给爸爸画的像，"他说，"这是在哪画的？"

"吉维尼的莫奈花园[1]，我们去的时候照了相，然后把它

---

1 吉维尼坐落于法国上诺曼底地区，法国画家莫奈的故居就在此地，被称为莫奈花园。——译者注

描摹了出来，送给你爸爸当生日礼物。你不记得了吗？"

"哦，我想起来了。"他说。然后，他转过身，我看到他的眼里蓄满了泪水。

"尼克，"我着急地问道，"你怎么哭了？"

他摇摇头，他每次这样摇头的时候我就知道再怎么逼问都没有用了。他的眼泪落到了脸颊上，顺势流了下来。我把药、烟和10美元都给了他。

"回见，妈。"

怎么回事？这是什么情况？他刚刚哭了吗？这是好事吗，还是我看错了？什么鬼？看爸爸的画像看哭了？

我什么都不知道，什么都不理解。

当天晚上是我做完手术以来头一次进工作室。便利贴上记着绘画灵感，我之前把它们在办公桌的书架上贴成一排，另外，几块被我抛弃的画布可怜兮兮地靠在墙边。画架空落落的，直挺挺地立在那里，冲我挥手。

"好吧，混账东西。"我大声说。

我把颜料弄得到处都是，我在所有平地上调色，甚至连画架的横梁和垂直的边角也被我涂得花花绿绿的。我坐在金属高脚凳上，将身侧浅红色的颜料和钴蓝色的颜料混在一起。

我之前已经在画布上画出了大致轮廓，所以我现在在努力回想自己当时要画什么。画面里似乎是很多人在地上翻滚，还是说我出现了幻觉？

出现幻觉？

我取下一个小罐熟亚麻籽油[1]的盖子，把它丢到桌子上，然后将油和颜色混合，混合，再混合。深褐色混合茶红，描摹出了尼克眼睛的颜色。

我不是在画眼睛，我把画布全涂上这种棕……粗犷、生动、桀骜不驯。我想起尼克向我问起莫奈花园和他爸爸，然后眼泪顺着他的脸庞流下。

"搞什么，你在搞什么？"我向脑海中的他提问。我做不到，尼克，住手。

眼前的画开始成形，有山，还下着雨，狂风大作，由于此前飓风过境，树被吹得歪斜，天空被我涂成了黑色。

我想起尼克向他的初恋女友艾米莉俯下身，十五岁的他们放学后坐在拉奇蒙特的路边，我从市场回家路过时刚好看到这一幕。

我的心跳着，跳着，跳着。

我恢复了作画的能力。

"你疯了。"克雷格说。

---

1 作画用油，非食用油。——译者注

"我要去。"我坚称。

"这太危险了，更别提你这种身体状况了。"

"鬼话！除非我摔死了才叫危险，而且那也不怪我的身体。善意提醒你一下，现在的我恢复得很好——我都能把你狠狠揍一顿，老头！"

"天哪。"

"我真的打得过你。"

我和克雷格出门野营了几天。在探索这片区域的同时，我们找到了一个可以跳伞的地方。我一直都想试一试蹦极，但是克雷格恐高。早些时候在露营点，我看到有人在一座高耸的山顶上跳伞。

"我不会跟你一起的，米里亚姆。"克雷格警告我，"你如果非要去，我是不会祝你好运的。"

"那挺好！"

到快跳的时候，他说："对不起，米米，我受不了，我会犯心脏病的，我不能跳。"

"我理解，没关系。"我说完就出发了。

每个人都配了一个跟跳的教练，他们负责操控所有的设备，而我们基本上只需要坐在这些专业人士的大腿上，所以不会出什么问题。

"您好，我叫科迪，是您的教练。"我那来自蒙大拿州的二十多岁的教练说。在他做准备工作时，我看向了他的眼睛——雾蒙蒙的，如梦似幻。

"好了，米米，下去之前，我先问你一个问题。有的人喜欢找刺激，喜欢弄点疯狂的动作；有的人则想和缓地下降，安安静静地观光。你是哪一种？"

"找刺激！"

我们稳步跑过斜坡，然后科迪大喊一声："跳！"我们抬起双腿，直到到了崖边，我才知道我们在多高的地方。我们下方是一个此前只存在于想象中的惊奇世界，就像一幅画一样。我在飞！

"好了，"科迪大喊，"准备好！"说完，我们开始玩命般地在空中俯冲、旋转。我尖叫着，而科迪大笑着。他一直在做着那些动作，最后以一个360°大旋转收尾。之后，我们轻轻地扫过土地，风将新的灵感吹进我的脑海。科迪领着我，无缝衔接地来了一次软着陆。

他说："我已经很久没做这些动作了。太有趣了，你简直就是猛女骑兵！"

情理之中，我抱住他哭了。

双脚再次感受到大地后，我惊诧于人体的恢复能力。划出一道伤口，伤口会自己愈合；击打肉体，会出现淤青，淤青会褪成那种奇怪的黄色，最后恢复如初；剪掉头发，还会再长出来……人类可是很坚强的。我们有两颗肾，但是只剩下一颗也能活。切掉肝脏的四分之一用于移植，它能自己长回原样。如果我的身体可以做到这些，那么我的灵魂无疑也可以被治愈。

"我做到了，难以置信！"回到营地时，我对克雷格说。

"是啊！我好像看见你了。"他说。

"什么意思，你也跳了吗？"

"我上山的时候带了望远镜，我得确保你没有撞到山上。"

"请问你用望远镜怎么能让我不至于撞到山上呢？"

"你讲话真有意思。"他摇了摇头，"感觉怎么样？"

"克雷格，我可是飞起来了啊，我真的在飞！这是我做过的最棒的事情！我们还做了360°旋转！"我像马戏团里的猴一样激动地拍着手。

在这个星球上，加利福尼亚州的地理环境广袤而丰富。我们每到一个地方，都有不同的元素可以疗愈身心，治愈我们。天空、草地、溪流、汪洋，是大自然拯救了我。

渴望与空气

露营归来后我便闭门不出。毫无预兆地，罗丝开始给我们发电子邮件了，她会在里面分享生活，附带一些图片，告诉我们她对我们行事的看法，但绝口不提以前的事情，只谈眼前之事。

我的心理医生告诉我，我已经"脱险"了。这个用词很有趣。现在的我需要决定是否要继续接受治疗。我们可以接着聊聊我的童年，甚至可以一直聊下去，但是有些事情是我不想回顾的。我当前的状态已经摇摇欲坠，我不想再将晚年浪费在对青年时期的自己进行医学审视上。最后一个疗程结束，我拥抱了我的医生，谢谢她带我脱离绝望之地。

尼克的日子依然过得舒舒服服的，他已经有一阵子没犯病了，这让我松了一口气。每当情况稳定下来，我都感觉很快就会出现新的变故。精神分裂症就如同脱缰野马，我不愿意看到它坠入深渊，但是如果我松了缰绳，就意味着前功尽弃、希望尽失。我再次开始四处搜寻各种方法。

我常做的一个噩梦就是一直在候诊室里等着。疾病让我们意识到众生平等。在候诊室里能看见衣着得体、口齿伶俐的父母，也有落魄的乞丐。人生百态都在此呈现——有西装革履的，有穿工程靴的，有穿汗衫的。在这里等着的人都有着同一份苦恼：什么办法都没用。我们一遍又一遍地填表，但我们知道不耐烦也没什么用，所以我们得保持微笑，我们的命运掌握在坐在对面的医生手里。

填写申请表对我来讲是一件痛苦的事情，表格的内容时刻提醒着我尼克有什么毛病。

- 患者是否有工作？　　　　否。
- 患者是否育有子女？　　　　否。
- 患者是否开车？　　　　否。
- 患者是否按病情服药？　　　　是。
- 患者是否吸烟？　　　　是。
- 患者是否饮酒？　　　　是。
- 若饮酒，饮酒量为多少？　　　　不知道。
- 患者是否能自己做饭？　　　　是。

我哪能想到自己日后居然需要声明自己的儿子会做三明治！

我还记得那个儿时潇洒的尼克，会小心翼翼地擦洗爷爷送他的车。他会穿着那件口袋上绣着"史蒂夫"的旧式保龄球衫去跟女孩子搭讪。那时候的他，让女孩倾心，令男孩钦佩。

就让我们回到那段时间吧，永远停在那里。

在他有了自己的车的那一年，我们到劳拉家里参加圣诞派对，他是自己载着他的小伙伴来的。我那天不同以往，精心打扮了一番，穿了一件无袖灰色斜裁连衣裙，所以走起路来它也随之飘动。

"妈妈！你看起来真美。"尼克说，"我说真的，你看起来美极了。"

我想要这样的儿子。每次我填写问卷的时候都会想起一个事实，那就是：那个尼克已经不在了，现在的他不会结婚，不会生子。我讨厌问卷里的尼克。

　　·患者是否有朋友？　　　　　　否。
　　·患者是否有未来？　　　　　　否。

罗丝重新和我们取得联系后没多久又杳无音信了，她没再给我们发过电子邮件。我找到了她的朋友们的社交账号，试图在其中找到我女儿生活的蛛丝马迹。我让我哥哥给我申请了一个脸书账号，上面的个人信息都是伪造的。我开始步步为营，先是和她的朋友成为网友，这样我也许偶尔能看看她的社交平台首页，或者能看到她的朋友提起她。我晚上坐在电脑前，在她朋友的相册里翻看着，寻找罗丝那张仿佛出自莫迪里阿尼[1]笔下的脸。

"露西，来一下。"我喊她，"有急事！"

"怎么了，妈？"她趴到沙发床上问。

"别趴在那，到这里来，看！"

"怎么了？"她慢慢起身。

"看，快看这张照片，背景那里是罗丝吗？"

"天哪，妈妈，您歇歇吧。"

"不行，你帮我看看，我觉得那就是她。"

"那只是个影子！"露西鄙夷地说道。

这我可没法反驳。

偶遇尼克的昔日玩伴总是让人难过，他们现在都长大了，他们从大学毕业，步入社会了。早几年，他的朋友还试图和他保持联系，但是这并不容易，现在尼克和他们完全不在一

---

1 意大利画家，以画平面女性为特点。主要作品有《裸妇》《系黑领带的女子》《仰卧的裸女》。——译者注

个世界了，他们之间的鸿沟越发无法逾越。他们有的成了医生，有的成了律师，有的已经结婚了，而尼克醒着的大部分时间都沉迷于电视。

"我看了一部好酷的电视剧。妈妈，你知道人被雷劈的时候，鞋子会飞出去吗？"

很难不把尼克和那些孩子进行比较，我想着如果他没生病，他现在又该身处何方。我将他落魄的身影和那些孩子美好充实的生活做比较，由此哀怨不已。

我找到了一个可以缓解罗丝离去所带来的痛苦的办法。我们之前有一次吵架的时候，她曾朝我大吼，说我忽视她，所以我就想着，不如把我对她的记忆写下来，给她发电子邮件，以此证明我是爱她、关心她的。我开始写她穿着纸尿裤勇敢地沿着诺顿大街开始婴儿学步的时候，看着就像《大力水手》里的小豆子一样，对危险毫无概念，仿佛世上的一切都无法伤害她。写完后，我就感到好受些了，然后点击了"发送"。

我发现了一个青年精神病患者的互助小组，地点在遥远的卡尔弗城。我感觉这个小组很不错。当我把这个消息告诉尼克的时候，他靠着公寓大楼外墙站着，抽着烟，眼神冷酷。

"嘿，尼克，近来如何？"我问。

"当然。"他回答。

"当然？你近来当然吗？"我就是管不住自己的嘴。

没有回应。

"算了，听着，我找到了一个很适合你的互助小组，明晚就有集会，我可以送你去。"

"我不知道要不要去，容我考虑一下。"

我提出请他吃顿饭，他就答应了。聚会在下午五点三十分，所以我带尼克去那里时恰好是高峰期，到那个地方需要四十五分钟车程。我得让他全权控制车载音乐，他才会老老实实地坐在车上。这意味着收音机里的播放列表会非常奇怪，从乡村音乐到轻音乐，再到都不能被称为音乐的电音，包罗万象。我停车时，对他露出一个大大的笑容，然后说："到了，这个互助小组肯定很棒。"

我坐在街角的星巴克里，编辑另一封发给罗丝的邮件。怀着她的时候我得了荨麻疹，是被她的哥哥姐姐传染的，我当时很担心这会不会影响到肚子里的她。

"那么，集会怎么样？"尼克终于回来了，他还在大老远的地方时我就开始问他。

"挺好的。"

我问了其他的问题，但是他只会说"挺好"，至少他同意会继续来了。到家的时候，我看了一下最近收到的邮件，都是些常规邮件。在那一摞邮件中，一个小小的奶白色封皮的信封掉了出来，是杰克发来的。他是尼克的昔日玩伴，邀请我们去参加他的婚礼。那封信闻起来就像婴儿的爽身粉一样。

我想起罗丝还在吃奶的时候，她会伸出她的小胳膊，不停地在我的背上轻拍。我写了一封电子邮件给她，告诉她那种感觉有多么幸福。

几周过去，我还没想好要不要去参加杰克的婚礼，我试着让自己不要那么苛刻。

"尼克，杰克的婚礼就在下周，你考虑好要参加了吗？"我在集会结束后接他时问道。

"我不去。"他说。我也不想去。那是一个尼克也该拥有的大场面，我可真是太想经历了。但是布丽吉特和杰克就像我们的家人一样，我必须压抑自己的坏情绪。

那天晚上，我又给罗丝写了封邮件，我说别的女孩都把自己打扮得像公主一样，她却穿得像个流浪汉。

杰克的婚礼就在里奇伍德的家里举行，我对曾在那里度过无忧无虑的日子的感觉很复杂。他们在草坪上摆了嘉宾椅，门廊则用作新人登台的地方。布丽吉特是音乐家，找来了她热心肠的同行来给婚礼奏乐。成群结队的年轻男女四处闲逛，等待婚礼结束。

我在找布丽吉特。

我带着僵硬的笑容，如鲠在喉，对她挤出一句"恭喜"。我跟杰克说了句话，见到了他的新娘。仪式开始了，我从草坪走到人行道上，然后溜了。我穿过已经被树根顶破的水泥路，一路跑回车上。我把车发动了，发现那时的叶子绿得脱俗。

我瘫在沙发床上时，连礼服都没换下，我感到羞愧难耐。我真的想为杰克感到高兴，但是我做不到，我恨他。

我想起我妈妈坐在陶轮前的样子。制陶的关键在于要把陶土放在陶轮的正中央，没有别的捷径。我看着母亲坐在那里，从碗中拿出一块陶土，她教过我怎么做，但我学不会。我假装自己会了，待陶轮转起来的时候，用手撑着陶土给它塑形。每次做这个动作的时候，我的胳膊肘都抵着肋骨，我想着：这样不也可以吗？但是母亲慧眼如炬，每次都能看出来，然后指责我。

"它们看起来都一样。妈，有啥区别呢？"

"它们不够融合。"

我有好几次都成功了。陶土恰好就放在中心位置上，就这么简单，但是感觉却和以往完全不一样，陶土似乎在陶轮上飞行。若是小心谨慎，你就能把陶土变成陶器；若是失之毫厘，则谬以千里。这和画画不一样，不能修改。制陶是一件纯粹的事情，你得付出百分百的努力。

我最后一次和母亲对话是在电话里吵架，这太蠢了。那次之后我两天没联系她，第二天我甚至过家门而不入。后来，我回忆到，她那天肯定因中风躺在地板上，浑身都动弹不得。

她再也没能恢复意识。

悄悄告诉你们，其实，她恢复意识了，我发誓。当时只有我们两个在急救室，她说话了。其他人都在外面，我向她俯身，问："妈，你能听得见我说话吗？"她慢慢地呼出一声："能。"现在想想，我也许是幻听了。深夜独自一人时，我经常会想起那一声"能"。我把这件事也告诉了罗丝。

我穿上自己最烂的裤子和最破的T恤，我要联系某个朋友，急需！

"布鲁克，把我带走吧，我要疯了。"电话拿在手里仿佛烫手山芋一样。

"怎么了？"她问。

"哦，今天是杰克的婚礼，我表现得像个巨婴一样，提前走了。回来后，我一直想起妈妈，还意识到自己有多么虚伪。"

"这可不妙，我正好要去遛狗，要不你和我一起溜达到峡谷那儿吧？"

"我不想远足，我讨厌远足！"

"可是这对你有好处呀。米米，一起来吧，我来接你。"

"我更想胡吃海喝，然后刷网飞的电视剧。"

其实，在公园里散散步还是很不错的，太阳落山的时候我们刚好到了峡谷的顶点。

"你说得没错，我感觉好些了。"等呼吸匀称后，我对布鲁克说。

"这很不错，对吧？"

"不敢相信你每天都走这么多路，你简直疯了。"

"你应该把巴斯特带着，每天跟我一起。"

"要是没有你我可怎么办，布鲁奇[1]。"说着，我抱住了她。

回到家后，我给罗丝写了一封邮件，里面描述了今天远足时看见的天空。我想起当初不得不帮她换纱布的时候，我向她保证自己会一如既往地爱她。当我按下发送键的时候，我感觉自己颤抖了一下。

周四的时候，我带尼克参加集会。"尼克，你感觉集会怎么样？"我问尼克。

---

1 对布鲁克的昵称。——译者注

"挺好的。"

那天晚上异常堵，我们堵在路上的时候，他突然转过身来问我："你知道什么是休息室吗？"

"你在说什么？"

"就是，深夜的那个。"

"哦，"我说，突然反应过来了，"你是说脱口秀嘉宾等待入场时待的地方吗？"

"对。"

"我知道那是什么，但是你问这个干什么？"

"没什么，就是突然想到了。"他又转头看向车窗外，这时绿灯也亮了。

我把他在街边放下，然后去了星巴克。那地方人挤人，根本没法坐，还不如去强尼肉铺[1]吃顿饭算了。那家店就在反方向，在心理健康中心前面一点，时间完全来得及。就在我路过的时候，我看到尼克正坐在心理健康中心大楼的台阶上抽着烟。我把车掉了个头，然后跳下车。

"尼克！你怎么在外面？"

"抽烟。"他说。

"但集会不是才刚刚开始吗，难道这么快就休息了？"

---

1 连锁熟食店。——译者注

他只是眼神空洞地看着我，然后我突然明白了。我绕过他，径直走到里面，我要问个清楚。里面的人告诉我尼克在第一次集会的时候就中途离开了，之后再没来过。所以我每周费这么大劲把他送来，请他吃饭，全都是白费功夫。

我气疯了，冲出那个人的办公室。

"上车。"我对尼克说。

他弯腰坐在副驾驶上，我像开赛车一样踩下油门驶出。

"你这是在干什么，尼克？你是认真的吗，这么久以来你压根就没去过集会？"

"不。"他简单地回答了一个字。

"不？不什么？'不，我没参加'还是'不，我参加了'？"

"妈，别激动。"

"尼克，说实话。"

一片寂静。

"我知道你就第一次去过，我跟管事的女士聊过了。"

他只是坐在那里，有那么一两次，他微微摇了摇头，但是一句话也不曾说过。我用各种惩罚来威胁他，还说每天不给他烟抽。但是实际上，我并不能让他为此付出什么代价：我是他社保的受惠人，每个月得到的钱只够付他的房租；每天给他10美元和一包烟是早就说好的，我要是跟他说要把这个撤掉，他就会指出这是他当年同意好好吃药的时候我提出的条件。

他有一张床、一桌一椅和一台只能看一些自带频道的电视。我们每年还会给他买几条款式一样的灯芯绒裤子和几件黑色T恤——他似乎也没什么可被罚掉的东西。

我把他放在公寓门前，轻声说："赶紧下车吧。"

他静静地起身离开，关上车门，然后回了家。

那天晚上，我写电子邮件向罗丝道歉，说这些年来一直忽视了她的感受，没能陪伴她，没能让她感受到别的孩子都有的母爱。我说我理解她为什么生气。

一封装着退税款的信件被送到了我这里，这笔钱是罗丝的。看了一下内容，我发现罗丝现在已经到了美国东海岸，而且快没钱花了。我的某位"线人"告诉我，她现在和朋友们睡在中央花园里。我已经有三个月没听见她的声音了。这封信给了我一个机会，我直接给她发了条短信："我这里有你的一笔钱，你可能会需要它。"

五分钟后，她回复道："你说什么呢？"

"你要是感兴趣，就给我打个电话吧。"我意识到这可能是我唯一的机会。

我当时正在颜料店，向上天祈祷她能给我一个答复。最后，电话终于响了。

"喂？"我说，尽力使语气缓和了些。

"嗨，是我。"是罗丝的声音，是她！

"嗨，罗丝，有什么事吗？"

"呃，你说你有我的钱，这是怎么回事？"

"哦，应该是退税了，我猜你应该需要这笔钱。"我用尽全部气力让自己保持冷静。

"是啊，这笔钱来得太及时了。"

"那么，我要怎么把这笔钱给你呢？"

我们讨论了一下快递，确定了下来，然后我试探性地问了一句："近来如何？"

"很'棒'，我发现我的朋友都是坏蛋，我现在一个人在外漂着。"

我在内心呐喊：快告诉我你在哪里！我马上就搭最近一趟航班！我会紧紧抱着你！

"这太糟了，我能帮到你什么吗？"我镇定自若地问。

"不需要，真的，但是谢谢你把钱寄给我，这帮了我的大忙了。"

"好吧，罗丝，很高兴又听见了你的声音，保持联系。"

"谢谢你，妈妈。"说完，她就挂断了电话。

我站在安静的街上，悲喜交加。在身心俱疲的同时，我还闻到了炸鸡的味道。

　　莉开始接受新一轮的化疗。她体内的癌细胞非常顽固，无法完全消灭。我们几个女的就一起陪伴在她身边：定期带她会诊、给她洗澡、帮她换床单。她在她那宽敞的卧室里办晚宴，我们则各自带来营养美味的食物。不过，最后都是我们自己吃掉的，因为她压根就吃不下。我们像莫奈画中的野餐的人一样，四仰八叉地躺在她的床上谈天说地。她的身体越来越差了，但所有人对此都三缄其口。

　　洛杉矶的夏季非常炎热，即便到了夜晚，空气中的余热也让人无法入睡。我决定去华盛顿州待一段时间。我们在那里的房子里修了一座花园，那些花应该都快开了。克雷格把花房弄好，我则负责粉刷，然后拼了几幅千块级的拼图。待在家里有点恐怖，我在这里只能面对现实和院子里的几棵树。我想自己当时是应该继续接受心理治疗的。

　　八月中旬的一天，来了一个电话。

　　"妈，是我，露西，猜猜怎么着？"

　　我该心凉还是欣喜若狂呢？

　　"罗丝打电话给我了，她说他们正在回洛杉矶的路上！"

　　"他们是谁？"我问。

　　"她和珊侬，还有珊侬的男朋友，或许还有她的男朋友。"

　　罗丝什么时候又交男朋友了？

"她可以回家住，对吗？我知道爸爸之前把她给赶出去了，但是她现在可以回家了，对吗？"

我激动的同时也很害怕，我问道："他们什么时候到？"

"明天就到！"

"我先跟爸爸谈谈，待会儿再打给你。"

我走到门廊，在克雷格旁边蹲下身，一只手扶上他的椅子。"我们怎么办？"我低声细语地问。

"什么怎么办？"

"呃，你把她扫地出门了，这事在很大程度上是你说了算。"

"米米，她是我们的女儿。我知道，虽然我把她赶出去了，但那是在万不得已的情况下。那是她家，她当然想回就回。"他直挺挺地坐在椅子上，看着我说道。

我跳起身，跑进屋，打电话给露西。"她当然可以回家！"

整个过程，我和罗丝都没有正面交流过。

"我想我们得回家了。"克雷格说，他走进屋，拿起自己的外套。屋外的草叶飘到了地板上。

"听我说，我得跟你商量一件事，"我试探性地说，"我先回去，上次见她已经是好几个月以前了，我想单独和她相处一周，培养一下感情，可以吗？"

"什么？我不能回自己的家吗？"又来了。

"不，我不是这个意思，这几个月我一直都过得很痛苦，我想和她单独相处一段时间，和她重修旧好，就我自己。求你答应我吧。"我站在他的身前，光着的脚已是湿漉漉的了。

他同意了。

我走在五颜六色的石阶上，这是我们买房子的那年装的。我回家的时候带着一个小旅行包，怀揣着满心的忧虑。我就要见到那个让我思念数月的孩子了，她就在她那间贴了花朵图案墙纸的房间里。转动钥匙将门打开的时候，我回想起每当我做这个动作时，尚且年幼的孩子们都会蜂拥而至，边跑边说："妈妈回家了! 妈妈回家了!"

而今天，迎接我的只有沉默。

罗丝的房间在左边第一间，门是关着的。我选择先敲门。

"罗丝。"我轻声唤她。

"我在，进来吧。"

打开门，她的衣服扔得满屋子都是，还有很多乐器，另外还有看起来像是山羊皮的东西。一个有文身的男孩四仰八叉地躺在床上，罗丝站在他边上。我情难自抑，径直地走向她，将她揽入怀，我数月来头一次感到这么平静。

一周下来，我和罗丝彼此试探，小心翼翼地拉近关系。我没有追问她什么。

母爱是流淌在母亲血液里的东西，有时可能以眼泪的形式流失一点，但是它永远都在。将母爱彻底剥离是不可能的，它也不会减弱。它扎根在母亲的身体里，悲伤、失落和欢乐都因它而起。母爱也许在我的心里，也许在我的指甲上，也许在我的后腰上，谁知道呢? 但我确信一件事：它长在我的身体里，正如其他器官一样。

母亲像纸船一样，将爱一次又一次释放，纸船会快乐、恣意地漂浮一段时间，但是一直顺应它的水流会将它吞噬掉。最终，水流过小小纸船的边缘，提醒着它真实的世界到底是怎样的。第二天，你路过池塘的时候，不会看见塘底被泡成糨糊的东西。

即便粉身碎骨，也不会改变。

这便是母爱。

一周后，克雷格到家了。他和罗丝的团聚很暖心，父女关系很和睦。

那天晚上，吃过晚饭，我和克雷格坐在后院门廊处聊天。

"那……尼克近来如何?"他问我。

"还是那么疯。"

"他今晚怎么没来家里?"

"我今早去看他的时候，他很不在状态。下午给他打了几通电话他也没接，你也知道他偶尔会这样的。"

"露西跟我说，他今天在西夫韦[1]待了一晚上，他在那交了个朋友，那人会把没送完的试吃品给他。"克雷格说。

我们静静地坐着，只能听见巴斯特摇尾巴的声音。

"米里亚姆。"克雷格轻声喊我。

"怎么？"

"父爱和母爱是不一样的。"

"什么？"我们都看着枫香树。

"我知道你觉得我已经放弃尼克了，但是你得明白，事实并非如此，不是吗？"

我看向他。

"在成为一名艺术家的过程中，我总觉得自己和别人不一样。我是说，现在我们一家子都是艺术家，但是我长大的环境并非如此。我是别人眼里的怪孩子，米里亚姆。我做什么都无济于事，尼克还是会患病的。"

"克雷格，你到底想说什么？我没听懂。"

"我无法直视尼克，因为我觉得自己差一点就会变得像他一样。"

---

1 美国连锁零售店。——译者注

我看向自己总是沾着点颜料的手，手掌很大，骨骼修长。克雷格还是看着那棵树。我们坐在那里，直到天黑了才离去，点点星光缀上夜幕。

第二天，罗丝的男朋友登上了前往缅因州的巴士，他要去看望他的父母，他们计划在新奥尔良见面。

莉的身体每况愈下，我们在海滩的房子里举办了最后一场聚会。尽管没有人指出，但我们都知道这是她的最后一次聚会了。

那一天，我们散步、下棋，请求莉把她的止疼药给我们吃。尽管是冬天，但这可是滨海的加利福尼亚，所以我们还是选择了去海滩。只有我和卡罗琳有勇气下水，其他人都说我们莽撞，而我们却乐在其中，我们庆幸自己还活着。我们拍了一张合照，那张照片像是安妮·莱博维茨[1]拍的一样，倒不是因为看起来很专业，而是因为其中包含爱与恐惧。

回到洛杉矶，我带尼克去疯狂烤鸡店吃午饭。我们排着长队，他详尽地描述自己需要的餐点时，我就在他旁边。然后他走到沙拉吧，拿了一整年都吃不完的小份沙拉。沙拉是用塑料小碗装的。

"这是您儿子吗？"收银台后的女士问我。

---

1 美国家喻户晓的摄影师。——译者注

　　"是的。"我回答，脑子里想着他在这里是不是又惹了些麻烦。

　　她的眼神却柔和下来，将手搭在我放在胶木桌的手上，对我说："我很高兴他不是举目无亲的孤儿，他是个好小伙子，很懂礼貌。"

　　我说不出话来，用含泪的眼睛看着她，然后缓缓点头。

　　离开前，我又走到收银台，问："他经常来吗？"

　　"哦，是的，一周来几次呢。别担心，我们会替你看着他的。"

　　我走出那家餐厅，包围着我的只有空气和热情。

月亮来了

露西就像勤劳的小蜜蜂一样，大学毕业后留在家里可不是她的计划。

"妈妈，我想减肥，我该怎么做呢？"有一天，她这样问我。

"为什么要减肥呢？你看起来一点也不胖啊。"

"呃，我大学期间胖了快十斤！我想把它们减掉，也没什么，我就是想减肥了。"她似乎对这个话题很敏感。

我告诉她最好的办法就是管住嘴、迈开腿，这是屡试不爽的方法。

尼克比以往更多地参与到家庭活动里来了，几乎每天都会到家里来吃晚饭。最近一次给他收拾房间的时候，我不得不把之前给他买的颜料都扔掉了。颜料被放在橱台上，泡在半英寸的水里，化掉了，变成一滩没法再用的彩色污泥。

他的桌子上有一本绘图册，我将它从被泡烂的命运中解救出来。几个月来，它被一动不动地放在那里。被摊开的

最后一面上有一些涂鸦。绘图册上还有一些画，但上面大
多是潦草写成的一些清单和扭曲思想。我翻开第一面，上
面写着：

艺术课

表演

餐厅

电脑

自行车

轿车

我看懂了——这是尼克为了让生活重回正轨所做出的努
力，这一定是很久以前写的了。

好吧，我希望能看到一些变化。我祈求上帝，不要再假
模假式、冥顽不化。我意识到不能再依赖猜想和白日梦，我
要活在当下，珍惜现在的所有。朴实、幸福和欢声笑语都徒
有其表，各自都在逢场作戏，反向心理学[1]也是如此。

我不想再读下去，也不想了解这一部分的他，但我觉得

---

1 是一种心理治疗理论，鼓励患者表现其症状。——编者注

自己有责任了解他眼中的世界，有责任试着理解他。我不能忽视所有的事情，毕竟这里到处都是他疯了的痕迹。

> 如果可以有这样的死法：
> 一把滑落的匕首，一箭双雕，盘带着抖动的白T恤
> 吸水毯
> 痛苦
> 那是去年
> 我是一只森林狼

我越发看不下去了：

> 当所有的手机都不见了
> 所有的气泡膜都弹出
> 我无事可做，唯有
> 用芹菜秆击打枕头

看着这些文字，我的胃开始绞痛。我不认识写下这些文字的人。我把这本小绘图册带回了家。

"妈妈，我照你说的做了三天了，可是肉一点都没减掉。"一天晚上，露西向我抱怨道。

"是吗，你严格遵守食谱了吗？"我问她。

"对啊。"

"好吧，如果是这样的话，你应该去看一下医生，确保不是你的身体出问题了。我知道你肯定没事，但是如果你真的好好按食谱吃饭的话，现在应该已经减掉好几斤肉了。"

我不禁想问尼克的画都到哪里去了。我想可能是他上次去华盛顿的时候把它们都扔了。我偶尔会梦到它们，它们像破被子一样散落在西海岸，还有他丢掉的其他东西。每每想到这里，我都心如刀割。只有看着他创作时，我才能找回从前的他。随着病情的恶化，他的艺术创作能力慢慢消失了。唯有他之前的画作能让我想起我眼中的男孩——清楚又明晰的笔触，落在画布上的艺术家般的签名。

有一天在清理储物柜的时候，我找到了它们，我就像一个考古学家突然有了重大发现一样欣喜若狂。我把他的画一张张地铺在私家车道上，沿着房子的外围把画布摆好。我不敢相信，它们一直就在家里。尽管天气凉爽，我也在不停地在冒汗，我的心似乎跳得比以往更快了些，直冲我的肋骨。

明亮的用色、强硬的笔触，现实与抽象令人不安地混合在一起，这些全都在他的画作里展露无遗。他的作品创造了一堵圣墙，让我为之膜拜。巨大的画布，上面画着康定斯基[1]风格的紧凑而明亮的抽象画。他对颜色和形状的把握更加细微，带着讽刺和机智。奇怪而又令人不安的女性躯体，色情而又令人回味无穷。原始的肖像画，渲染得十分完美。这可能是其他人终其一生才能达到的水平，尼克在青少年时期就做到了。怎会如此？像大师一样作画的男孩突然就消失了，为什么会发生这种事？我一边在车道上来来回回地走着，一边大声地说："看看，看看这些画！这个世界真是没救了，怎么能让他就这么消失了呢！"

我下了车，躺在冰冷的车道上，侧身哭泣。我能感觉到集料[2]贴着我的脸颊，还有石子。然后，我回想起一段童年往事。我在一年级开学前一天摔倒在后院坑坑洼洼的石子路上，第二天我不得不顶着被划破的脸和嘴巴走进教室。那模样太吓人了，我在还不认识"怪胎"和"局外人"这两个词的时候就被人这么形容了。

躺在水泥地上，感觉世上没有我和我儿子的容身之处。

找到这些画让我既高兴又感激，我打算利用它们来做些什么。带着这样的想法，我进了屋，但是具体要做什么呢？几

---

1 出生于俄罗斯，著名画家、美术理论家。——译者注
2 混凝土的主要材料之一，可用于修路。——译者注

个小时过去了，我最后回去把这些画一张张地收到棚子里。

　　几天后，我参加了社区的派对。这里的人相识很多年了，看着彼此的孩子长大，看着曾经的规划变为现实。喝点小酒，放纵一把，事情就会变得无比真实。我当时正在和米兰妮聊天，聊到了尼克的那些画。

　　"米米，你应该办个展览，这样别人就能看到他的画了。"

　　"哦，我不是很确定，在哪办呢？又该怎么办呢？"

　　"就在巴氏饭店办！"巴氏饭店是她和她老公保罗开的。

　　"哦，我不能欠你这个人情。"

　　"你不欠我的，这是我提议的。"她反驳道，"我得跟保罗说一声，我觉得这主意好极了。"

　　"米兰妮，你这样说我会当真的。你是认真的吗？"

　　"我无比认真。"

　　就这样，我们开启了让尼克在艺术界大展宏图的计划，我们要设计一个华丽的开场，博得一些与心理健康相关的媒体的关注，争取一丝希望。这对尼克来说颇有好处，也能让饭店热闹起来。尼克会重新开始作画！

　　我把这个主意告诉了尼克。

　　"好吧，"他说，"我同意了。"

　　我和米兰妮见了几回面，把日子定了下来，计划好了如何赢得媒体的关注。尼克会被视为天才，这或许能让他赚一大笔钱，也能让他获得成功，这样就多了一条通往痊愈的路——某个人会找上门来，提供一种前所未有的治疗方式。我相信，这样的天才重现将激励最优秀的科学家攻坚克难。这个场景开始在我的脑海里浮现。

几周后，我和尼克坐在他最喜欢的时时乐牛排餐厅里，这家餐厅的奇异之处在于将各种食物按不协调的方式凑在一起。

"所以，尼克，你的画展马上要按计划执行了，你兴奋吗？"

"当然。"

"这一定会很棒的，你还能把画卖掉赚点钱。"

"你是说这是那种会把画卖出去的画展吗？"

"当然了，这是一场艺术展示。"

"你是说别人会把我的画摆在自己家里？"他问。

哦，别呀。

"是的，画展就是这样的。这很好。"我的喉咙收紧，声音听起来有些尖利。

尼克又开始慢慢摇头："我不确定自己想不想让别人把我的画挂在他们家里。"

"什么意思？"

"好吧，我不确定还要不要办画展，我不希望我的画被拿出棚子。"

我一如既往地顿了一下，疯狂地在脑中搜索能让他明白其中好处的办法。他不也希望通过工作得到别人的赞赏吗，该怎么告诉他呢？我继续搜索着。怎么跟他说才能不让他把这个机会浪费掉呢？"尼克，我和米兰妮为了策划这个画展费了好大一番功夫，我不能因为你临阵脱逃就让大家的时间和精力白白浪费了。"我当时很想用左手把桌上的东西都扫掉，然后用右手把桌子扔出窗外。

"我不想办了，妈妈，"他坚定地说，"告诉他们算了吧。"

我将叉子缓缓放在盘中混搭的食物上，深呼吸。我在做什么白日梦呢？办一场艺术展就能冲破黑暗，打败精神分裂的症状吗？我又将叉子拿起，把注意力放在肉馅饼和海鲜意大利通心粉沙拉上。尼克心满意足地坐在我的对面，对我此刻的心理变化毫无察觉。

开车回公寓的路上，我们一句话都没说，我把他在公寓楼下放下，然后开车回家。还没开出两个街区，他打来了电话。

"妈，你忘记把烟给我了。"

"好吧，在外面等着。"我冷冷地说道。该死的，就在我以为自己得救了的时候他又把我喊了回去。这还是我自己的错，我忘记把烟给他了，所以我得转弯，开回第九大道，再一次面对我那疯了的儿子。我把车停在他的门口，摇下车窗，把烟递给他。

"回见，妈。"他贴心地说。

"好的，拜拜，尼克小伙。"

那天晚上，只有我一个人在家。我缩在工作室里，打开一瓶红酒，看电视、作画，祈求上苍能让这些破事都结束。我在搜索栏输入"尼古拉斯·欧鲁克"。尼克在网络世界里不存在，他的出生证明被放在银行的保险柜里，那是他存在的纸质证据。于是，我在网上搜索与他同名的人，看看他们的生活是什么样的。天亮了，我在沙发上醒来，衣服还是昨天穿的那件。

米兰妮并未责怪我，可这让我感觉更糟了。我在莉的展馆里还有展览，所以我决定将精力都暂时放在那头。我期待这一刻已经很久了，这是我自己争取来的。我让自己沉浸在艺术中，这不是商业壁画，也不是在为别人作画，这些是专属于我的艺术。

尼克的画后来在储藏室里待了好几年，直到我将它们以沙龙（艺术展览会）的形式挂在自己工作室的楼梯间里，从地面一直延伸到天花板。

露西去体检了，医生说她看起来很好。她的血检指标都很正常，她只需要节食的时候再努力一点就行。医生在她的喉咙里发现了一个小肿块，给她预约了超声结肠镜检查。医生告诉露西它也许是一个小囊肿。我们认为蹦床运动有助于她的新陈代谢，于是给露西买了一个室内小蹦床放在她的屋子里。

莉去世了，我当时陪在她的床边，向她道别，跟她说她对我的人生意义重大，感谢她成为我的朋友。她是一位很好的朋友。

具有讽刺意味的是，莉的离世与我的生活有关，这触动了我的神经。她在我还不了解她的时候脑袋里就长了肿瘤，接着我也长了肿瘤，于是她来到我的世界的中心。

然后，她患了癌症，立场互换，我变成那个让病人觉得可以依赖的人了。我还不曾陪伴一个人走向死亡。我父亲去世的时候我还很小，我会假装他还没有死。我母亲的中风和离世给我留下了不可磨灭的阴影。因此，我对莉产生了一种诡异的责任感。有一段时间我感觉这很奇怪，等她离开了，我突然意识到：我父母去世的时候我表现得像个懦夫，我之所以这么对莉是因为我爱她，也因为这是我能够再次面对这种逆境，证明自己可以面对的机会。莉在这个过程里受尽折磨，但她并未倒下，也并未被病魔打败。她不在了，可我还在。我发誓自己今后会更加宽容地处事。我对瑜伽更投入了，对待身边的人也更加友善了。

"妈妈，医生说我有甲状腺增生，还说这很常见。她相信我没什么大问题，但是建议我做一个活检。"露西说。

"你确定没事？"我的手死死抓着方向盘。

"是的，完全没事。活检只是为了确认一下，我打算周四去做。"

"好吧，我送你去。"

"不用。妈妈，没事的，只要五分钟。"

我的指关节呈现出一种苍白的颜色，看起来不太健康。

露西四岁的时候，她养成了一个我们都觉得很奇妙的习惯。不知何故，每天黄昏时分，她都会疯狂地把家里的窗帘和百叶窗都拉上，但是她看起来没受到什么惊吓，也不是心情不好。她只是会到处跑，然后大喊："月亮来了！"我和克雷格则默默地看着她的行径。她小时候可真是个开心果。

坐在办公桌前，我欣赏着眼前的景象。这里原本应该是一个阳台，两边都是窗户。我会测量它们的尺寸，以便购入窗帘。那八个窗户大小都不一样，最大的比其他的窗户长了将近五厘米。我在这里可以看见社区里的一栋栋房子。天色渐晚，正值十月，家中院内的枫香树华丽地矗立着。垂直的赭色树干上是像瀑布一样倾泻而下的铬绿色树叶。罗丝正在自己屋里学音乐，然后我听见房门被打开的声音。

"露西，是你吗？"我问。

我听到她快步上楼，转过身看见她正冲进自己的房间，手机贴着耳朵，露出了震惊的表情。

"我……不……"她把手机递给我。

"您好，我是露西的妈妈，请问您是？"

"哦，您好，我是凯瑟医院的阿嘉米安医生，我正要给露西报告一下她的活检结果。我需要她同意才能把她的结果告诉您，请问您能先让她接电话吗？"

把电话还给她时，恐惧将我包围。"我得了癌症。"她说，绿色的眼睛顿时蓄满了眼泪，就像她小时候一样。她把自己埋进沙发床之前允许医生同我讲话。

罗丝在姐姐说完"癌症"的时候进来了，她突然不动了。

我瞬间进入危机模式，我和医生聊了十分钟，询问了一些问题，把她的回答都记了下来，预约了第二天的会诊。

坐在露西旁边，我抱住了她。她已经不哭了，但是表情混合着难以置信和害怕，看着就像一个奇怪的布娃娃。

"会没事的，露西。"我坚定地说，"我告诉你医生是怎么说的。"

她前后摇晃着身体，双臂交叉，不停呻吟。

"甲状腺癌是目前最容易治愈的癌症，你只长了一个小肿瘤，还没扩散。你会没事的，把它切掉就好了，不会有事的。"在下一次说出"没事"这两个字之前，我一定得闭嘴。

"现在该怎么办？"她低声问。

"我们明天见过阿嘉米安医生后再做决定。它并没有威胁生命。宝贝，我们一起陪你克服它，好吗？罗丝，你说呢？"

罗丝依然站着，奇怪的是，她的姿势让人想起了亚西西的圣方济各[1]，双臂垂在两侧，微微向前张着。听到我在喊她时，她略微动了一下，然后也坐了下来。

"当然了，妈妈说得对，让医生来决定吧。"

"好吧，那我就相信你们。"露西说，深吸了一口气，"妈妈，这件事我希望你不要告诉别人，你之前总是什么事情都跟别人说。"

"露西，这没什么不好意思的，你需要朋友的支持。"

"我不是觉得不好意思，我只是不想成为别人口中的'患癌的女孩'，我不想拉奇蒙特的人都用同情的眼光看着我。要说也是我自己和别人说。"

---

1 天主教方济各会和方济各女修会的创始人。——译者注

我思绪一僵，我到底给她做了什么榜样？

罗丝提出要带姐姐出去逛逛，换换心情。我和露西像爱人一样紧紧抱住彼此，似乎想把对方融入自己的身体里。

在接下来的一个小时里，我忙于查看甲状腺癌的严重性，并给克雷格打了电话。对这种癌症的陌生和联系不上克雷格的双重打击让我崩溃。

他跑到哪里去了？为什么联系不上？以前从未发生过这种情况！难道他也出事了吗？他是不是心梗又犯了？是不是已经倒在地上死掉了？露西得了癌症！

我有点喘不上气，越大口呼吸，越感到缺氧。我努力使自己冷静下来，知道自己需要跟朋友倾诉一下。我打电话给布兰达，她没接；打给布鲁克，她也没接……我打给谁，谁都没接。我简直不敢相信，自己有那么多朋友，他们都跑到哪里去了？依然联系不上克雷格，露西和罗丝显然晚上不会回家了。我的电话在九点钟响起，是卡罗琳的来电。

"米米，我刚刚在看奥巴马的演讲，看完拿手机才发现你打了好几通电话，你还好吗？"哦，原来奥巴马今天有演讲。

记忆的闸门打开，想起露西跟我说过的话。经过几番心理挣扎，我还是因为她关心的语气屈服了。"露西出事了，她得了癌症。"我哭着说，"怎么会这样呢？别让我女儿得啊，怎么会这样?"

"等等,坚持住,我马上过去。"她说。

我像癫痫发作一样,抓着栏杆下了楼。我哭得太厉害了,甚至都喘不过气来。我跌跌撞撞地走到门口,在那里蹲下等着卡罗琳。

"我能做些什么呢?你需要我做些什么呢?"卡罗琳在走进屋前向我喊道。

"我不知道,"我哭着说,"我也不知道该怎么办。"

她陪我坐在台阶上,听我将错综复杂的故事讲出来。我不停地说,不敢相信这一切居然就这么发生了。克雷格跑到哪里去了?我受不了了,我没有那么坚强。

"好了,"卡罗琳说,"先进屋去。"

我们去了我的卧室,白炽灯的暖光打在床头柜上,在枕头上映下一个金色的光圈。

"你要喝点水吗,想不想吃点东西?"她问。

我知道我需要什么。

"扶我上床,我要到床上去。浴室最上面中间的抽屉里有安眠药,给我拿两颗,然后把手机关了坐在我旁边,等我睡着,求求你。出门的时候记得锁门,如果女孩们回家的时候你还在的话,跟她们说我有点累。"

卡罗琳照我说的去做了。睡前的最后一件事就是她躺在我旁边，轻抚着我的背，就像妈妈安慰被噩梦惊醒的孩子一样。

　　第二天，我恢复正常了，女孩们也回家了，她们对我的崩溃全然不知。我下定决心，告诉自己：我的女儿得了癌症，但是她的妈妈一定会很坚强。我打电话给克雷格，他昨天去了朋友家，那里收不到信号。我们甚至没有感叹"怎么会这样"，我只是把实情告诉他，然后我们商量对策。他会搭明天的飞机回家。

　　我们出发前往医院的时候，尼克来了。我看着露西问："要告诉他吗？"

　　"告诉他吧。"

　　"尼克，有个坏消息要告诉你，露西得了甲状腺癌，但是会好起来的，她只需要做个手术就能把癌细胞都切除了。"

　　"也就是说她不会有事的，是吗？"

　　"是的。"

　　"那就好，你准备好我的烟了吗？"

　　"进屋去找罗丝，我交代她让她把烟给你。"

　　"他看起来可太痛苦了。"露西上车的时候挖苦了一番自己的哥哥。

　　看着那位语气温和的医生正在揉着我女儿的喉咙，用手指感受着皮下的组织，我却神奇地感到平静。这位医生的手法甚至可以称得上是妥帖细腻的。

过去几年里，我在医院度过了很长一段时间。我带孩子们去拜访我陷入昏迷的母亲时，一位护士冲在我们前面，将她打扮得好看些。我们就在那里，看着我那梳着小女生发型的母亲。负责清洗病人身体、包扎伤口的护士训练有素、经验丰富，可以辨别什么时候该去安慰家属，什么时候该默然旁观。

我们和露西的医生讨论了现在可行的解决办法，最终决定将露西的甲状腺摘除。她将终身服药，但这也是防止复发的唯一办法。就这样，我们这家子人又预约了一场手术。

全家人都继续各忙各的，对露西的病情闭口不谈。对此，我的心态发生了改变。我照常工作，见客户，甚至又帮尼克联系了几所与心理健康相关的机构，看看有没有新的发现，尽管我其实已经心死如灰。我的肺腑、大脑和心脏，以及我的记忆，都被绞碎了，体内像刮过一场龙卷风，脏器被它撕碎，它还在以无情的推力想冲破我的肌肤而出。

我总是在看电视。我开始看生活频道的一部恐怖电影，它讲的是一个女人意外杀害自己四岁儿子的故事。她把他的尸体埋在树林里，给他挖了墓穴，告诉他这是她最后一次给他铺床。在最后她自首的场景中，她的喉咙里发出深沉而原始的嚎叫，她撞到墙上，扑到家具上。警察试图控制她，但是根本控制不住。一群警察走进房间，其中的两个拉住她的胳膊，其他两个抱着她的腿，还有一个则控制她的头，以防止她磕到哪里。只是五位警察吗，还是要十个，二十个人？要用多少人才能缓解她的悲伤，压抑她的痛苦？就算双手双脚被一百个人控制住，就算把虎头铡悬在她的头顶，也没办法让这个女人消除痛苦。它已成了无底深渊。

我看着这部电影，想着：那个女人就是我，我和那个如野兽般嚎叫的女人不过一屏之隔。

我和克雷格开车带露西去做手术的时候，地上已经撒满了秋天的落叶，轮胎轧过它们会发出断断续续的声音。露西倒是一副沉着冷静、坚忍不拔的样子，她说："赶紧把这事搞定。"她说这话的时候我正打算说些话来鼓励她。

做术前准备的时候，她说："你们知道尼克之前会在你们睡着之后敲我的房门，进屋用吉他给我演奏他新学的歌吗？他会坐在走廊的长椅上，对我唱小夜曲。我真希望贴心的哥哥能在这里陪我。"

"我们晚点来看你的时候会把他带上。"克雷格说。

"爸、妈，如果没有尼克，就没有今天的我；如果没有他的启蒙，我什么都不懂。"她的眼睛闪着急迫的光芒，咬紧了牙关。

"他很爱你，露西。"我摸摸她的脸颊。

"不，不光是爱我，"她的脸变烫了，"他告诉我该如何生活，如何与艺术、音乐共处。他不带任何目的，将毕生所学倾囊相授，只因为他懂得那种美，所以希望我也懂。"她泪光闪闪，让人忍不住陷进去。

那时我才意识到，尼克教给她的那些如今连他自己都已经失去的东西，将会永远陪伴着她，正如她右手手腕外侧文着的巴斯奎特皇冠[1]一样——也是尼克告诉她巴斯奎特到底是何许人也。

我们得知手术需要两到三个小时，术后医生会来候诊室找我们。罗丝到了，紧接着到的是莎拉。我们等待的时候在看电视，时不时开一些不合适的玩笑。克雷格睡了一小会儿。前面的两小时四十五分钟里我都很镇定，这并不是一场很危险的手术。医生把甲状腺切掉，露西只需等待刀口愈合就行。两小时五十分钟的时候，我还坚持得住，但是超过三个小时我就开始抓狂了。墙上的秒针移动的声音突然间变得巨大无比，就像在黑白恐怖电影里演的那样。某人挪动椅子的声音变得

---

1 巴斯奎特为美国涂鸦艺术家，巴斯奎特皇冠如今成了一种流行元素，在各种品牌联名中很常见。——译者注

格外吵。克雷格在翻杂志，翻书的声音好像坐船时那样大。不知为何，莎拉和罗丝交流的声音在我听来就像吵架声。

"克雷格！"我低声说，"已经过了三个小时了，这不对劲，肯定不对劲！"我不相信手术没出什么问题。

"没事的，他们只是告诉我们一个大概时间，把她带到手术室也需要时间呢。"

其他人都有什么毛病吗？他们满不在乎地坐着，好像不觉得露西可能已经死在手术台上了。我将双手交叠在胸前，提着一口气。最后，在走廊尽头，我看见给她做手术的医生走向我们，我试图通过他的肢体语言和面部表情判断情况好坏。他打开候诊室的门走了进来，走到我们跟前的时候扬起一个微笑。

"一切顺利，露西正在等麻醉药效过去。你们很快就能见到她了。"

我们踮着脚尖走进她的病房，她闭着眼睛躺在床上。

"露西，露西，我是爸爸，你能听见吗？"克雷格轻声说。

她眨了几次眼后，将眼睛睁开。她的喉咙中间插着管，周围缠着绷带。她这样子是没法说话的，但是我能从她睁着的眼睛里看出惊讶的神情。她的左眼流出一行泪，这让我心碎。

"她很疼！"我说，"她需要止痛药，她现在很痛！"

她看着我，微不可察地点了一下头。

"把护士喊来！把医生叫来！帮帮她！救救她！她需要帮助！"我无法再看着自己的孩子受罪了。

其他人的表现就好像我小题大做了一样，但是露西和我都盯着对方，我知道我是对的。

几天后，她可以出院了。她看起来还不错，急于回归正常生活。她的刀疤恢复得也不错，就像锁骨上挂了一个微笑图案一样。每次术后会诊我们都会陪着她一起去，她每次都表现得很淡定、很冷静，可我却如同陷入流沙一般——我越动，陷得就越深，也没有树枝可以抓一把。

陪姐姐做完手术后，罗丝动身去新奥尔良，开始了和男友的新生活。尼克还是老样子，病情没有好转，但所幸也没有恶化。我想我对他有些过分顺从，我向他的病认输了——他的病情大概不会好转了。

我试过和露西聊聊她得了癌症这件事，她一言以蔽之的态度让我很担心。难道因为我们家经历的这种事情太多了，大家的心都已经硬得和石头一样了吗？我和克雷格几乎不再讨论尼克了。罗丝紧紧地搂着双肩，就仿佛是把自己圈了起来，独自在消化痛苦。

布兰达的女儿琳德塞在我们带尼克去巴黎的时候帮我们照顾两个女儿，她如今已经要结婚了。这是露西手术后第一次出席重要场合，所以我带她去挑了一件新礼服。她选了一件米银色的露背无袖裹胸礼服，腰间系着丝带和小蝴蝶结。我们开车前往马里布，婚礼在黄昏举行。这是头一回，一切都进行得十分顺利。露西盛装出席，和大家一起庆祝，这让人感觉焕然一新。我们一起坐在山坡的草地上俯瞰大海，看着新娘走过长长的过道，听着新郎宣誓，非常激动。我用余光观察着露西，她坐在克雷格旁边，坐姿无可挑剔，鬈发垂在光滑的肩膀上。我的眼神游移到她的脖子上，看到一道似蒙娜丽莎的微笑般的伤疤，她在上面画了两个小点，让那个疤看起来像是一个笑脸。

那个词

我们当时正从贝弗利山回家，阿米日医生不在英格伍德心理健康中心做志愿者了，他现在只负责自己的病人，但是他还在无偿接见尼克。尽管我对此无比感激，但我担心这种情况维持不了多久。

"妈妈，我在想……"尼克说。

我已经准备听他忽悠我请他去外面吃饭，或者做一些复杂的数学题，告诉我少给他钱了。

"你在想什么呢，尼克？"

"好吧，周末快到了，我想放松一下，看看电视。我想着既然都周末了，也许你会赞助我买几瓶可可利口酒，这样我可以好好放松了。"

"你这不是一直都在放松吗？"我说。

尼克施展这种小伎俩时有发生。要不就是周末，要不就是节假日，或者是他生日前两个月中的任意一天，都能成为我多给他点钱的借口。

"妈，我今天要好好收拾一下我的家，迎接崭新的开始，所以能不能多给 10 美元？"他知道我有多喜欢"崭新的开始"这一说辞。

但我是不会让他得逞的。

"这么跟你说吧，尼克，要不你回家里帮我做些园艺，这样你就可以自己挣钱了。"我提议道。

"我考虑考虑。"

会诊结束后，尼克说自己太累了需要回去休息，并保证之后会来家里帮忙。但是我们下一次见面已经是第二天了，他来吃饭。

又过了一天，他在早上六点三十分给我打了电话："早上好。"他语气欢快，似乎在这个点打电话没什么问题。

"尼克，我和你说了无数次了，八点之前不要给我打电话。"

"猜猜怎么着？"他无视我的话，"麦当劳烤汁猪排堡上线了！我觉得你中午可能想去那里吃饭。"

"你怎么知道它要上线了？"

"呃，我在一个广告牌上看见的。"

"八点之后再给我打电话。"这次轮到我直接把电话挂了。

面对露西患癌这一事件，我没有对尼克额外关照。我认为他应该参加凯瑟医院的群体治疗。自奥巴马医疗保险[1]实施后，凯瑟医院更换了他们的医疗系统，尼克又可以用加州医疗补助的钱来垫付在医院的开销了。在心理健康医疗体系这个不断变化的迷宫中，我差点错过这个机会。

第一步就是项目预约，先让一名护士给尼克进行评估。

"尼克，你为什么要来精神病科？"

"哦，你知道的，我没办法很好地处理自己的焦虑症。"这是他的标准回答。

尼克已经二十七岁了，但他还是不愿意说"精神分裂症"这几个字。几年来，我时常提起这个词，提醒我，也提醒他。一开始的时候他对这个词很抗拒，后来便也习惯了，但是仍不愿意亲口说出来。

"你确诊哪些疾病了吗？"

"呃，抑郁症和焦虑症。"他回答。

"还有呢？"我插了嘴。

他只是茫然地看着墙。

"还有精神分裂症呢，尼克。"

他微微退缩了一下，好像被火星子溅到了一样。

---

1 2010年3月通过的联邦法案《患者保护与平价医疗法案》，由时任总统奥巴马竭力倡导，旨在让更多人买得起医疗保险，管制保险业以提高医疗保险质量并降低其成本。这项法案俗称奥巴马保险。——译者注

回到车上，他在路上也没有说抽根烟再走。

"你最近好像不怎么抽烟了。"我说。

"确实。"

"你觉得是为什么呢？"

"你知道，我就是季节性地戒烟。"

季节性？

两周后，医护人员叫我们去找大卫·奥本海默，他负责这次群体治疗的集会。进入他的办公室后，我瞬间感到舒服多了。和其他医生的办公室不一样，他的墙上挂的不是各种家庭照片，而是普通的艺术画和海报，以及一些纪念品。我突然发现这间办公室我前几年来过，那次尼克突然跳下车在大街上乱跑，这个奥本海默就是当时让我冷静下来的咨询师。

"所以，尼克，你来这里干什么？"

"来参加一个集会。"

"你确诊了什么病？"

"精神分裂症。"他说这个词的时候很费劲，好像这个词很拗口一样。

终于，他说出来了。

"好吧，我们的集会会在每周二举行，它很精彩。我相信你会很喜欢的。"

尼克按时出席每次会议。第一个挑战，就是要他自己把墨镜摘下来[1]，尼克过了四周才愿意摘掉。他不是很配合，我们问他在会上谈论了什么的时候，他的回答总是很简单："哦，你也知道就是一些心理健康问题。"

一月末，克雷格将照旧返回华盛顿，露西决定搬去新奥尔良，换一种生活方式。她辞掉了在乔氏超市的工作，把东西塞进车里，横穿半个国家，找罗丝去了。

我发现自己是第一次独自待在这栋房子里，这里到处都是曾经的痕迹。我睡在卧室，在工作室工作，偶尔下厨房，但是我要如何面对其他房间呢？又该如何面对在里面发生过的各种事情呢？

我很想念女儿们，我想揽她们入怀。我投入工作中，走火入魔般地画画。克雷格已经准备留在华盛顿，那边的房子已经修整好了，墙面也翻新了。我们可以带着尼克一起搬过去，但是一想到要把旧房子空着，我就很害怕。这里的每一寸都承载着家庭的血肉与灵魂。我无法想象要放弃这样一个充满共同回忆的地方。我找了一个又一个借口，说我们应该留在这里：这里有好工作之类的，所以我不能离开洛杉矶。

---

1 在互助小组中，每个人都可以举手示意发言，戴上墨镜则表示自己不愿意发言，而参与这种活动，分享是很重要的部分。——译者注

露西在新奥尔良定居了，她现在在达美航空公司工作，并在那里开始了她的新生活。

尼克依然在参加集会，医院会通过电邮向我确认他出席了，所以我知道他的确去了。自从尼克终于在《健康保险携带和责任法案》[1]上签字之后，奥本海默时常打电话帮我跟进他的情况。这周他终于在会上开口了，分享了一段经历。但是他没有出席下一场集会，不过之后的每一次集会他都没有再戴墨镜，而且积极参与关于精神疾病带来的挑战的讨论，进步很大。

那天下午，我正在工作室工作时，尼克来了。当时，要完成的订单需要我亲自进行模板设计，我正做到衔接板块的部分。做这种工作需要运算能力，这是我的软肋。尼克在我身侧旁观。

"先等我把这部分搞完，再谈你的事。"我对他说。他直直地盯着我的办公桌。

测量，剪裁，但就是不能把几个部分合在一起。"我不知道哪里算错了。"

他听完走过来，说："看，妈妈。"他伸手把模板拿起来，"我觉得问题在这里。"

---

1 该法案是为了简化管理，降低日益增长的医疗费用开支。——译者注

我站起身，让他坐在桌前。

"如果这一边是八英寸，那么另一边得是十二英寸，这样它们才能贴合在一起，明白了吗？"他说的是对的。

"哇，完美。"

"现在我们能去拿我今天要带的东西了吗？"

这就是我为什么不能放弃他的原因。

我长期生活在尼克的病情时好时坏的紧张状态下，一直在问自己他到底有没有疯。这就好像爱上了一个陷入昏迷的人，但是他会时不时醒来和你聊天。

精神分裂症患者各不相同。我曾在电台里听一位患有精神分裂症的教授讲述她的生活。大学教授？怎么可能！为什么尼克就不能成为大学教授呢？我对他现在这种借贷方式的生活十分恼火。

尼克经过他爸爸的木匠店，向着我们家走去。走过我们家多年来都精心修剪的花园，即便在寒冬里它都绿意盎然，克雷格设计的拱门被白色的玫瑰花圈住，与屋顶的沥青相得益彰。

尼克走到后门的时候停住了，和巴斯特一起待了一会儿。他并没有摸它，也从不对它讲话，他们只是静静地陪着彼此。他走进屋，一分钟后手里摊着一张手巾，上面放着两块狗饼干。巴斯特兴奋地蹦来蹦去，但是仍然知道要和尼克保持距离，直到尼克把饼干轻轻放进狗碗里。电线上站满了小鸟，叽叽喳喳地鸣叫着。我们走进屋，我给他做了份三明治，他把药吃了。

"谢谢你今天帮我算数，尼克。"

"这是我应该做的。"他一边轻声说，一边走出房子。

我看着他那高大的身影沿街离去，那天是阴天，没有影子。

那一年的大部分时间里，房子里都只有我一个人。我开始清点家里的东西，这件事情既现实主义又很形式主义。我终究要把这栋房子卖掉，于是开始小心翼翼地检查衣柜和床底。当我清空纸箱的时候，发现自己的内在正被许多抽象的概念占据：存在、失去、真理。我很久没看过尼克的绘图册了，我发誓每天都会读一些，我意识到那时候没有人看见他的存在，也没有人真正了解他。在他会写东西的时候，他是一个人在对抗整个世界。他应当被看见，哪怕只是回顾。

音乐会长久地欺骗你
就像我爸爸的旧手迹一样
它们更像是草书
我是在一张纸上看见它们的
纸被夹在我从他书房里拿出来的书里

我多希望我能跟他说说这件事

但是他只会关心我的偷窃

克雷格的父亲在他很小的时候就抛妻弃子了，让孤儿寡母独自过活。克雷格也因此和尼克格外亲近。曾经，大家都认为他们就和约翰·列侬与西恩·列侬父子俩一样亲近。所以当尼克被确诊为精神分裂症后，克雷格的自我救赎之路也被彻底断送了。这让他难以接受，于是选择离家远去，只剩下我苦苦地追寻我们的儿子。我仍在为此奔波。

罗丝在新奥尔良混得不好。她和男友分手了，又开始在各路朋友的沙发上过夜。新奥尔良简直就是滋生问题青年的温床。他们的问题在那里扩散，彼此交叉并继续野蛮生长，可能是因为城市里充满酒精的潮湿气味太过诱人了，最后只会指向毁灭。罗丝不再生我的气了，对此我还真是谢天谢地。但是我不知道该怎么帮她。

"近来如何，崽子？"

"还好吧。"她低声说道。

"和珊侬一起还住得愉快吗？"我带着期待问她。

"这地方太恶心了，她新交了个男友，所以基本不在家里住，整个社区都不怎么样。"

我在露西的房间找到了她的学校的年鉴（她曾是编辑）、很多沓照片、她朋友送的大号生日贺卡，这让她看起来和典型的美国孩子一样。我惊叹于她所处的环境和她自己创造的环境之间的差别。我以为她的童年是一连串的灾难和伤痛，但是只看她的房间，你会觉得一切都好。到底哪一个才是真的呢？

"嘿，露西，我是妈妈。"

"嗨，妈，怎么了？"

"露西，你喜欢你的童年吗，你过得快乐吗？"

"当然了，怎么突然问这个？"

"我也不知道，我只是觉得过去的几年都太糟糕了，感觉没有什么好事发生。"

"胡说，你是世界上最棒的妈妈，我们的生日派对是最酷的。你每晚都给我们做营养餐，我们会去露营，你和爸爸从不会缺席学校里的重要场合，我们住在最好的社区里。我的童年过得很好，大家都很羡慕我。"

这些话让我开心了一下，浮现出的画面太让人心动了。但当我坐在她上锁的储物箱前，我又怀疑起来。露西患癌的时候都未曾多说什么，我当时只当她很坚强，但实际上到底如何呢？

那天晚上，我躺在沙发上看尼克写的诗。

你是英国人吗?

你喜欢阴天的沙漠吗?

你会梦见旧意大利街区吗?

它们在纽约。

你了解你的祖父母吗?

你喜欢看书吗?

你绅士吗?

你喜欢看电影吗?

即便有人相伴你也会感到孤独吗?

吃晚饭时看电视,还是看屋里的绿植?

还是现代主义绘画或百叶窗?

是住在乡间田野,

还是说碰巧在市中心,

这一切都让你措手不及吗?

要么是我疯了,要不就是他其实写得还不错。

尼克十五岁的时候爱上了艾米莉,她有着柔顺的红发和意大利少女般的橄榄色皮肤。他们都是对方的初恋,所以对彼此有着盲目信任和迷恋。我开始担心他们之间会发生性关系。

当时在载他去童子军的集会路上,我问他:"我想你和艾米莉是动真格的吧？"

"哦，天哪。"他一边说一边尽力把头扭开。

"尼克，你再扭就把脖子给扭断了！坐好！"

他像胎儿一样把自己缩了起来。

"我只是想和你聊聊你和艾米莉进行肢体接触的时候要注意些什么。"

"妈妈！"

"直说吧，我知道你们会有那种冲动……"我有点犹豫还要不要继续说下去了。

他就在这里打断了我："妈妈，我和艾米莉已经讨论过这件事了。我们现在还太小了，等我们都准备好之后再谈吧，所以你别再聊这个了。"

嗯……怎么说呢，我信了。"好吧，这很有责任感，我很高兴你能这么说。"

不过呢，他们的确发生了关系。在这场对话结束的两周后，我抓到他在凌晨一点的时候溜回家里。我看着他含羞地低着头，身上只穿了一条内裤。

"好吧，很显然你没问过家人就出门了，但是更大的问题是——你出去的时候怎么不关门呢？要是进贼了怎么办？要是上门的人心怀不轨呢？你也知道家里的女性多。"

"我不想回家的时候把你们吵醒。"他说。

还挺贴心。

"滚到楼上去，别看我，明天我再收拾你。"但我其实很快就不生气了。

我没有收拾他。多年后，我从艾米莉妈妈那里得知，他们会在圣布兰登教堂的大厅里幽会，并在那里发生了关系。他可以完全不穿衣服就去那里。这很有道理。

当年的震惊到如今变成另一种震惊。现在的他踽踽独行，只身前往咖啡馆里喝咖啡，其他行程就只剩下从公寓走到家。尽管他现在的生活十分单调，但我感激他和艾米莉曾有过那些初恋的夜晚。

那时候的我忽视了很多，即便看见了也会选择从另一个角度来解读，因为不愿承认事情出了问题，我希望我们的生活和在拉奇蒙特的其他邻居的一样。而今，我身体的每一个细胞都严阵以待，放松不得，我扪心自问：自己是不是错失了能够拯救他的那个良机？

这是我的一生之耻。

"所以，你母亲节打算给我准备什么惊喜呢，尼克？"

"嗯……啊……母亲节是哪天？"他问我。

"你可真是都'准备好'了呢，"我顿了顿说，"周日，尼克，就在这周日。"

"好吧，我们可以一家人一起吃饭吗？就像之前的母亲节一样。"

"告诉你一个不幸的消息，家里现在就我们两个人。"

"好吧，那要不我请你去时时乐吃顿好的？"

洛杉矶的工薪阶层在时时乐过母亲节很常见。我们去了尼克最喜欢的那家分店，它被夹在韩国风情街和一片巨大的拉丁区[1]之间。店内坐满了欢度佳节、盛装出席的一家人。孩子们在店里跑来跑去，还有三世同堂的，那桌瘦小的老太太们打扮得像是加冕礼上的女王。

周围洋溢着节日的欢乐。我和尼克坐在我们常坐的位置上，一言不发。他情绪不错，但是喧闹的环境会让他变得沉默寡言。我拿了鱼子酱、海鲜沙拉和意大利肉丸，尼克不停地往自己的盘子里加东西，但是只吃了一点就要求换新的盘子。"新的开始"，确实不错。服务员对此很不满。

"说说吧，尼克，感觉怎么样？"

"挺好的。"

"你高兴吗？"我问他，他没回答我，"你难过吗？"

"不难过。"他缓缓地说。

---

1 原为巴黎拉丁区，位于巴黎五区和六区之间的拉丁区，从圣日耳曼一直延伸至卢森堡公园。——译者注

他的回答从来不会变，但我每次还是忍不住要问。

我把他送回家的时候，他对我说了句"母亲节快乐"。为表庆祝，我决定再读读他的诗。

我曾遇见一个人，
他无处不在。
仪表堂堂的马修·丹尼斯。
他有一个哥哥，还有一个父亲。
他父亲死于穷困潦倒，
其中一个儿子的灵魂也随之死去。
所以现在他的哥哥吃汉堡。
一位艺术家诗人，
我爱他。
我绝不让他蒙羞。
好吧，我们都有罪，
而我因原谅而生。

我上脸书看了一下，马修·丹尼斯最近结婚了，还有了个女儿。

那天晚上晚些时候，尼克给我发了条短信："嗨，是我，给我回电。"我给他打了十通电话，都没人接。

我开始打点罗丝的房间。我想起她还在学走路的时候，既沉稳又安静，就像是鸭舌帽反着戴的葛丽泰·嘉宝[1]。尼克很喜欢这个小妹妹，尽管很多人都觉得她很冷漠，还不友好。但我和尼克都知道她是两条腿的生物里最有趣的了。我们过去经常坐在厨房里，看着她到处闲逛，这是我和尼克共同的秘密。她的床头柜上有一张和尼克的合照，那时候的尼克还是个小男孩，怀里抱着还是婴儿的罗丝。他笑得很开心，好像怀里的小家伙跟他讲了一个有趣的笑话。

她的衣柜里有一个拉链袋，里面装着一个小拉链袋。真棒，我想着，我找着她的"货"了，其实那里面装的是她从新墨西哥带回来的羊皮。她把它卷起来放在袋子的最上面，以防止它被压坏。但那上面已经生蛆了，霉斑星星点点，颜色触目惊心。是不是我的孩子都会没完没了地留给我一些令人作呕的惊天大发现呢？我拎着那个袋子，尽可能让胳膊远离我的身体，然后把它扔到外头的垃圾箱里。

尼克来到这个世界上的第一年基本是和克雷格共度的。我当时主要是画风景画，所以要在外面待很久才行。克雷格居家办公，制造折叠屏幕并负责上漆，他做的东西会在附近

---

1 瑞典籍好莱坞演员。——译者注

一家设计品商店里出售。父子俩会在一起待很长时间。当克雷格工作的时候，尼克就在他身边默默看着，这便是他了解这个世界的方式。尼克最喜欢的摇篮曲就是克雷格唱的《第四街》。

我还记得克雷格是怎么抱婴儿时期的尼克的。小尼克的身体和克雷格手臂的长度嵌合得刚刚好，仿佛是量身定做的一般。克雷格会抱着他在屋子里转来转去，而尼克的身体则完美地贴合在爸爸的手臂和肘部之间。

我又带着尼克去理发店了，老母亲带着成年儿子。事实上，尼克看起来并不总是疯疯癫癫的。他有时很文静，很懂礼貌。很多人都以为他可能遇到过什么打击，或者被石头砸了，还有人觉得可能是什么后遗症在作祟。我觉得不会有人怀疑他有精神分裂症的。付过钱后，我会再给尼克5美元，而他则会把这些钱给理发师当小费。

"尼克，"我问他，"你有没有想过重拾画笔？"

"我在考虑。"

"我们吃过午饭可以去买些画画用的东西。"

"我有点累了，妈妈，改天吧。"

"我们就买一些彩笔。"

"让我考虑考虑。"

他不会再画了。到家后，我又看了看他写的东西，这让我感觉他近在咫尺，又让我觉得他远在天边。

> 轮渡开走了
>
> 戏谑的酒窝和稀疏的刘海
>
> 雀斑
>
> 笑声
>
> 让人发痒的草坪和夏日的蟋蟀
>
> 冰冷的水泥对着楼梯
>
> 冰棍和短裤
>
> 蜡烛和海风
>
> 疲惫的双眼和羽绒被
>
> 情景喜剧和性发泄
>
> 年轻着老去
>
> 依旧年轻

    有那么几次，尼克会突然对周围的一切都很热情，特别是对父亲。有时，他会举起一些乱七八糟的东西说"看，我觉得我们可以把这个送给爸爸"，或者"嘿，爸爸会喜欢这个的"。他很在意自己送克雷格什么礼物。

    "我们给他买个保温杯吧。"

    "买来干什么？他又不露营。"

我们互相争执着。尼克很固执，他拿起一个很大的保温杯，足足能装得下一加仑（约3.8升）水。

"你是认真的吗，买这么大的保温杯干什么？"

"爸爸可以在农场里用啊！比如他在干农活的时候想喝凉水，就可以用这个杯子，这样就不用在屋子和谷仓之间跑来跑去了。"我对此无法反驳——他说得有道理，而且表现得很正常。

"你觉得爸爸会喜欢什么颜色的，红的，蓝的？"他的笑容驱散了药店里的阴暗。

有时候，克雷格会带他出去吃午饭。

"米米，我怀疑他全程说的话不超过五个字，他对什么都毫不在乎。"

"不是这样的。他很喜欢和你在一起，只是有时候他不讲话。"

"这毫无道理，他到底有什么毛病？"

"他有精神分裂症。他没有在街上乱跑乱叫就不错了。"

"嘿，"克雷格说，"别糊弄我。"

我是这样安慰自己的：有百分之一的人会得精神分裂症，如果非要让一个人得病的话，也许尼克被选中了，这也无可厚非。我足够强大，可以应付一切。从某种意义上来说，这算不幸中的万幸。

安全魔法

由于露西在航空公司工作，我跟克雷格作为家属可以免费乘机，所以我想，为何不出游一趟呢？毕竟我本身也想出去转转，但是我得找个方法让尼克一个人安全地待在洛杉矶。这是为了缓解我的情绪，还是代表我作为母亲的又一次失败？我不知道。

这就要求将给尼克分配药物、打扫公寓以及洗衣服的任务交给别人。找提供上门服务的专业人士需要花费一大笔钱，以至于我很惊讶这些年来我有多少朋友都出面帮我做了这些事情。我有一些不错的朋友，但这件事不能拜托他们去做。

一天，我突然想起那家位于克伦肖的机构，里面的工作人员也许可以帮忙。那里离尼克的公寓只有两个街区，他们每天负责给病人发药。这些年下来，那里更破了，但是没关系，尼克并不需要住在那里。

所以，我就在某天去那里看了一下。走进大门，路上的水泥碎屑崩得到处都是，我敲了敲门卫室的玻璃。

打开玻璃窗的人看起来就像甘道夫[1]一样，长长的白头发和白胡子。他探过身，我到现在还没见着的就是这里的职工了。

"您好，打扰一下，请问珀尔在吗？"

"她很多年前就不在这里工作了。"

"那请问我能和这里管事的人说几句话吗？"

"就在你眼前。"甘道夫说。

其实甘道夫本名叫罗杰，他在里琪的协助下负责管理这个地方。里琪是里卡多的昵称。他俩是一对夫妻。罗杰跟我说他也曾患有心理疾病。里琪看起来完全符合电视剧里有前科的喋血罪犯形象，身上有很多文身，但是心地善良。我告诉他们自己为什么会出现在这里，他们并没有太诧异。

"那你需要和这里的主管伊萨克聊聊。"罗杰说。

我在车里给伊萨克打了电话，可是她的重点都放在了我的身上。她告诉我，她能想象到我有多难，所以对我很敬佩，并提议我们先试用一个月，每月收费50美金。

我带尼克去见罗杰和里琪。在路上的时候，我们在路边看见了一只棕色的中型犬孤零零地挡在了尼克的前方。他和狗对视着。

---

1 出自托尔金的小说，是一名白袍巫师。——译者注

我等了一会儿，说："尼克，这只是条狗，你是人，你可以让它让开的。"

"没事，它自己会走开的。"说完，他的注意力重新回到狗的身上。最终，我不耐烦地拍了拍手，终结了他俩的深情对视。

迎接我们的是一个很热情的人。他说自己叫罗伯特，多年前他就认为克雷格会成为他的室友。

这个国家为精神病人准备的系统充满了悖论。一方面，监护人做任何事情之前必须准备大量文件，拿不到签名批准的话医生压根就不会见你。另一方面，还提供了这样的托管中心，这里的人被"圈养"起来，他们的医疗账单会被直接寄给监护人，这里的居住环境十分恶劣，但是无人在意。罗杰这样的员工负责分配患者的药物，却不需要递交任何文件。

在洛杉矶的时候，我每天都能见到尼克，不过现在他不会连着给我打十几通电话来找我要烟了。现在，他每天都会自己走到治疗机构去。我当时并没有意识到这样做给我减轻了多大的压力，我改变了多年来的老传统，这些年来我日复一日地遵循的老传统。

我继续筹备卖房子的事。慢慢地，我就知道自己什么时候能做好心理准备了。对尼克的新安排可以让我更专注于农场上的事情，克雷格对此也很满意。

露西在新奥尔良过得不错，但我知道罗丝的情况仍在恶化。我可以在脸书上看见她，也能听到一些传闻，她现在酗酒，对此，我无计可施。

六月，我将启程去华盛顿州帮克雷格忙活花园。在离开前，我检查了尼克的公寓。情况一如既往，我把它打扫干净，他则帮忙把垃圾丢到外面的垃圾箱里。我只身一人在厨房的时候，看见墙上贴了一张画了画的纸。这惊到我了，因为他并不想在墙上挂任何东西。尼克笔力遒劲地在上面大大地写着几个字：

> 除了运气我还能相信什么
> 但真理即是幸运

华盛顿州在这个时节是很美的。我种的大丽花和杜鹃花都开了，天气也变热了。我每天都作画、阅读、看电视，克雷格则忙着鼓捣他的车，还忙着在房子里装灯具。我每天都给尼克打电话问情况。我们终于放松了一次，这种情况持续了十天。

某个周日的凌晨五点，这似乎也成了我糟糕生活的开端，露西在这时打来了电话，哭着对我说：“妈妈，妈妈，罗丝进监狱了。"

"等等，你在说什么？"我一时间没反应过来。

"警察把她关了起来，我不知道该怎么办。"她的声音拖得老长，就像火车鸣笛声一样。

我脑子里能想到的就是罗丝被关进了新奥尔良的第九区监狱，露西快疯了，罗丝坐在警车后座，头靠在主驾驶和副驾驶之间的铁栏杆上。我叫露西先冷静下来，我会再打电话给她。我冷静地将手提电脑拿到客厅，我又将开始做我最擅长的事情：解决问题。

我和新奥尔良警方通了电话。罗丝被带到迪普雷大街的拘留中心，他们没跟我透露任何信息，就让我自己上网查。不到三分钟，我就刷到了罗丝的照片——她皱着眉头，神情挑衅。我们家的落地窗外，圣海伦山正熠熠生辉。

早上，太阳明媚，天朗气清。

我又打起了电话，然后开始在网上处理这件事情。克雷格醒来就听到了这个"好"消息，罗丝的罪名有拒捕、破坏财产和酗酒闹事。

酗酒闹事，这在新奥尔良不是很常见吗，她得犯了何事才让自己被抓起来？有那么一瞬间，就一瞬间，我甚至有些"骄傲"。

我给吉尔打了电话，她是新奥尔良人。

354

“罗丝被关到你老家的拘留中心了。”我淡淡地说。

“那你们这段时间可有罪受了。”她说，“我能帮你做些什么？”

“你在那里有认识的人吗？”

“我待会儿再打给你。”吉尔是一个“无须多问”类型的朋友。

到中午的时候，她帮我联系了一个地方检察官，她能把事情办好。我能想象我欠了她多大一个人情，但是她并没有对我吐露分毫——这就是我们之间的相处之道。

我把罗丝弄了出来，给她订了回洛杉矶的机票，她跟我们夫妻俩会于同一天到达。

我们在她落地一小时后到了，但是，那个无比冷静的问题解决者——米米已经消失了。在想象了无数次罗丝被关在铁栏后面后，我打了一个小时的瞌睡。醒来时，我感觉手心里有什么东西，我可以感觉到它的重量，似乎是一把削笔刀或者螺丝刀。我缓缓将手举起，打开手心，里面什么都没有。

下飞机后，我直奔登机口，到了行李区。罗丝正坐在那里的长椅上，她皮肤苍白，这让我惊慌失措。她没有拒绝我们的拥抱，甚至还稍微回应了一下，但是我总感觉不对劲。我们去打车的时候，我注意到她走路有点一瘸一拐的。

“怎么了？”我指着她的左腿问。

"哦，没事，我划到膝盖了。"

回到家，我让她把裤子脱了给我看，她没反抗。映入眼帘的是膝盖上一个鱼嘴形状的小切口。切口看起来并不严重，但是她的整个膝盖有一大片都是红肿的，我知道这肯定不妙。

"我带她去急诊室。"我带着她飞奔出门的时候，对克雷格言简意赅地吩咐道。

路上，我对罗丝说："罗丝，我得跟你说一句，我知道你不舒服，我也很担心你的身体，但是我从小就告诉过你，如果你进监狱了，别来找我，然后就成现在这样了。我当时能想到的就是我十九岁的宝贝女儿被关进了一个可怕的地方，但是到此为止。你得自己请律师，如果以后再发生这种事，我不会再管你，别再出这种事了。罗丝，我受不了。"

"对不起，妈妈。"

"你确实该道歉。"

罗丝感染了葡萄球菌，病情危急，她得立即入院，并注射大剂量抗生素。

医生拿着记号笔在罗丝腿上红肿的部分画了一个圈："这样我们好判断红肿的部分是否还在扩大。"来到走廊里，他对我们说："我得说一句，幸好你今晚就带她过来了。"

回到病房后，我坐到椅子上，又一次看着自己的女儿在病床上入睡。

我醒来的时候，她的手搭在我的胳膊上。"怎么了，你感觉不舒服吗？"我问她。她没事的时候绝不会碰我。

"妈妈，记得几周前你在电话里给我唱歌的那次吗？"

"记得。"

"我那时候没告诉你，我当时在城里哭着瞎逛了几个小时，喝得醉醺醺的。我那时感觉好孤独、好害怕，然后你就打电话过来了。"她的绿眼睛亮如明镜，"我走回家的路上和睡前你都没有挂电话，我那时候太伤心了，问你能不能给我唱一首《摇篮曲》。"

她的指尖轻触我的皮肤，触感很温暖，酥酥麻麻的。

"妈妈，我对你那么刻薄，但你还给我唱歌，你只是在毫无保留地爱我。"她一顿一顿的，带着气音，但措辞很温和，"你无论怎样都是爱我的。"

我如鲠在喉，说不出话，但我还想补充"我永远爱你如初"。我直直地看着她，我最小的女儿，我知道她说这番话的时候是发自肺腑的。

我对房子的执着已经变得有些不可理喻，即便是我本人，也不得不承认这一点。但是我在每个房间都能看见尼克的身影，所以我就是放不下。

尼克的十六岁是他的人生巅峰，高大帅气、潮流时尚。你能看见他坐在餐桌上认真地画画，深色的卷发掩住面部。他和克雷格去看"滚石"演出前勾肩搭背，摆了一个合照的姿势。他有一个漂亮的女友，彼此情投意合。他对未来有规划——天哪，他曾对未来有规划。他会坐在窗边的椅子上，告诉我他马上就要成为鹰级童军，然后意气风发地告诉我，这对他升学有好处。我在阳台上看他出门，身边跟着崇拜他的妹妹们，他们在一起玩闹。他站在门廊下，要出门去上画画课，手里提着工具包。我怎么可能忘得了十六岁的他？

> 我乞求原谅，渴望被接纳、祝福、安抚，
>
> 渴求纯净和永生。
>
> 我有着动物般的本能，
>
> 让它同你一样被永远铭记、永远轻快愉悦吧。
>
> 不论这是不是错觉，
>
> 我请你施舍永恒和技巧。
>
> 我并不渴望了解自己的命运，
>
> 还有不断被填充的大脑。
>
> 把插座拔了如何？
>
> 这样便有了无限的血清素和安逸。
>
> 如果你允许，这就会实现：

无限精力，迷乱自我。

将创造不可思议而从不回头。

那张纸对我来讲太过沉重，于是我把它丢在了地上。

现在得清点罗丝的房间了，我得把乱七八糟的东西都清理掉，捯饬一番，让房子更好地吸引看房的人。我将收拾出来的东西都装进纸箱，分别贴上三个孩子的姓名，这代表私人物品。最后卧室恢复如初——一个适合小姑娘住的完美房间。在我要穿过走廊去露西的房间时，我注意到罗丝的书架上贴了一张棕色的纸袋包，她在上面写着：

死亡不像人们所想的那样，

并非那么不幸。

——沃尔特·怀特曼[1]

也许我已经准备好离开这座房子了，最好今晚就走。

---

1 美国诗人，该句出自其诗集《自我之歌》（*Song of Myself*）第六章。——译者注

　　我只身一人去了附近的酒吧，它位于一家老宾馆的一楼。此刻的我，需要的正是黑暗和匿名。不过，我遇到了住同一个社区的姑娘。

　　打过招呼后，她问了一个最令我害怕的问题："尼克近来如何？"

　　"他还好。"

　　"我能跟您说说他当年的事吗？"她问。啤酒的酸味从吧台旁边的金属格栅中飘了出来，我向她点了点头。

　　"您还记得妮娜吗？"她说。

　　妮娜当年还打扮得像个假小子一样，她七岁的时候喜欢上了九岁的尼克，没想到长大后出落得这般亭亭玉立。

　　她讲的故事是在她和妮娜十五岁的时候发生的，她们当时仍然崇拜着尼克。有一天，尼克问她们愿不愿意到他的工作室去玩，她们因此很激动。

　　他们坐在巨大的纸张中间，到处都是碎了的粉彩、蜡笔和粉笔。他们讨论艺术、政治和哲学，就这样度过了一个下午。尼克突然站起身，对着妮娜说："等等，别动。"

　　他径直朝她走去，穿越整个工作室，站在她跟前，轻轻地触碰她的锁骨，说："看到了吗，你知道吗？看啊，你的肩颈多么完美。"

　　坐在那家酒吧里，那女孩告诉我那一刻对妮娜来讲有多么重要。这是她第一次知道男性也可以只以艺术的眼光欣赏女性，去感受她的美，不带一点情色意味，这是纯粹的艺术。那女孩告诉我，尼克那天改变了妮娜看待世界和异性的眼光。

我那疯了的儿子，我那失去理智的儿子，他也曾改变了别人的人生。

春天的时候，我们把房子挂售了。罗丝离开了新奥尔良，城市生活对她来讲太难熬了，她同克雷格一起去了华盛顿的农场，开始了健康的生活，对此我很乐观。

回到克伦肖，罗杰和里琪已不在，代替他们的是一个叫伯纳黛特的人。她丰满、多话，是个牙买加人，我很喜欢她。我会将我的卡车开进车道，而她会从后门廊出来。

"丫头，看看你开卡车的样子，不比男人逊色。"

"那必须的。"我说。

"你可真了不得。"

她很喜欢尼克，我坚信她会把他照顾好。这个地方已经分崩离析了，但是伯纳黛特像一束光一样，驱散了这里的黑暗。

又到了母亲节，我来到墓地，在母亲的墓前坐了一会儿。遵循旧习会给人带来一种满足感和人生的意义，但是有的时候又很虚伪造作。然后，我去接了尼克。去哪，还能去哪？
当然是时时乐，老位置。路过克伦肖的时候，我们停车，把
药带了进去。

"母亲节快乐，伯纳黛特。你该当妈了吧？"我说。

"对！六个孩子都在智利，原本有七个，其中一个男孩夭
折了。"

"哦，我很抱歉。"

"我们都有伤心事，你也一样。"她说。

"所以我们要团结起来，还要团结普天之下的母亲。"

"就该如此。"她说。

时间来到2014年，尼克确诊精神分裂症九年了。我曾经
读到的文章说有25%的患者会在十年后康复，但很显然，他
是那75%。我曾一度指望他属于那25%，这个占比并不小，
可为什么尼克就不是其中一员呢？这种可能性就是蛰伏在他
背上的羽翼，只待时机成熟便会展开，但现在不得不承认的
一点是，事情不会再出现转机了。

好像是为了让我彻底放弃希望一样，SSI办公室的人给
我发了张通知，需要重新确认尼克的病情。他们会定期抽查
被判定为终身残疾的人，以防有人骗保。所以，接下来的三
周我一直在忙着填写各种表格、去社保机构、见医生，让他

们再次向我强调：是的，没错，你的儿子依然是官方认证的疯子，有官方盖章的那种。

又要把物资送到克伦肖的机构了去了，我那天晚上把需要的东西放进塑料袋里，要拿些什么东西我早已烂熟于心：一包烟、十美元、两片奥氮平、两片碳酸锂、一片阿托西汀[1]，写着他的紧急联系人和急救信息的纸张。我坐在那里数药片，把它们装进小袋子里，然后给袋子打结，这已经成了某种仪式。数着日子、纸币、药片和香烟，这种可悲的日常难道就是我的全部人生吗？我永远无法脱离这种例行公事，等我死后，我在坟墓里大概也会继续这么做吧。

第二天，在车上，尼克突然开始"咯咯"地发笑。

"你在笑什么？"

他摇摇头。

我像敲门一样反复问他："尼克！你在笑，总不可能无缘无故地笑吧，你在笑什么呢？"我的声音越来越高。

最后，他终于开口了："因为，我……"他停了下来，好像这个词把他嗓子堵住了一样。他继续说："高兴。"这听起来没什么说服力，但是他这正常的回答让我松了一口气。我不再骚扰他，把嘴闭了起来。

---

[1] 用于治疗注意缺陷多动障碍。——译者注

把车停在克伦肖后，一群游手好闲的混混抽着烟凑了上来，还有个女人躺在草坪上。

我深吸一口气，走过小道的时候，有个人问尼克："嘿，尼克，有烟没？"

他点点头，然后拿出一包烟打算抖一根出来，这样他就不需要接触那个人的手了，但是掉出来两根。然后那个人问："两根都给我行吗？"

"当然。"尼克回答。

走进室内，我笑着跟遇见的每个人打招呼。大多数人都不大清醒，但是偶尔有人会回应我。我感觉自己有义务去认识这里的每一个人，毕竟我和尼克可以离开这个鬼地方，他们可出不去。

"好吧，可算来了，母子俩。"伯纳黛特说，她的声音像蜜似的，我真想沉醉其中。

出去的时候，我对尼克说："这地方也没那么糟，不是吗？"

"是的。"

"你有想过住在这里吗？"

"没有，我在公寓住得挺好的，但这里在以前一定也很……"从他的表情可以看出他在努力想接下来要说什么话。

"漂亮。"我们异口同声道。

我们家里只有我和尼克是左撇子，有人可能会觉得世界上有一半人是左撇子，但其实只有10％。我几次想在基因里寻找答案，但每次都一无所获。

华盛顿州的春天来得很晚，光秃秃的树枝直插云霄。但加利福尼亚州的南部已经万物复苏了，那里总是生机勃勃的。

十年马上就快到了，我必须接受事实了，这些年来我在练习瑜伽、冥想和对精神分裂症的研究中学到的东西都将化作泡影。我想象着幻听能带来的影响，想着被幻听的内容引导的感觉，想着尼克会有的幻听和我自己的声音。

那天晚上，那些声音让我睡不着。

我给克雷格打了电话："克雷格，你还没睡吗？"

"嗯。"

"你知道大多数精神病患者都会有幻听吗？"

"知道。"

"而且他们多数都是同一个主题，就好像外星人或者上帝联系了他们，也可能是电视机和'锡纸帽'[1]在和他们聊天？"

"知道……"

---

1 在国外，阴谋论者大多数被称为"Tinfoil Hat"（锡纸帽），因为他们经常戴着锡纸帽说些胡话。——译者注

　　"如果是真的呢？我是说，如果他们真的是被上帝选中，可以听见他的声音呢？也许他们是特别的，而我们则是普通的，所以没办法接收上帝的信息呢？古时候，精神病患者曾被视为圣人，就像圣女贞德一样。如果说他们是更高级别的生物，而尼克是被选中了呢？他试图带给我们更高级的智慧，但是我们太过愚钝，没办法识别呢？"

　　"可能吧。"我丈夫轻声说。

　　"希望如此。"我说，"最好是这样。"

　　　　乞求原谅

　　　　渴望安定

　　　　不赞一词

　　　　许愿得到安全魔法

　　　　那魔法就在那里

　　　　可以习得，可以进益

　　　　横眉冷对偏见

　　　　又渴望陪伴

　　　　对安全的渴望，留待后世吧

　　我们把房子卖了，我终于放手了，至少我以为自己放下了。我们给卡车加满了油，然后同那里道别。当时已经很晚了，我再次看了一遍，给每个空空的房间都仔细地拍了照片。当一切都消失时发生的这种转变是不幸的，墙壁变得肮脏，曾经挂着的照片留下印痕。你看着它的同时，它也在看向你。我以为自己看到了三岁的露西在拐角处藏着，但不过是我眼花了。有着百年历史的橡木地板闪闪发光，照亮了整个空间。我亲吻手掌，然后将它贴在前门上，这是我最后一次关上它。

我们本计划将尼克一起带到华盛顿，但是只把家里的东西运过去就已经是一项浩大的工程了，尼克选择安于现状，所以我们决定让他晚点再过去。恰好早些时候有一位朋友委托我把她家的阁楼改成一个小工作室，这样我每个月就可以回来一周，帮他重新拿药物，也可以陪伴他。

尼克看起来过得还不错，很健康，还瘦了很多。我在拉奇蒙特的朋友们说，看见他在那里喝咖啡，还会和遇到的人聊天。

有时，我会收到一张照片，尼克笑着举起手来，照片是吉尔拍下来发给我的。罗丝在华盛顿待够后回到了洛杉矶，所以我能经常见到她，但尼克的生活并没有发生什么变化。

越来越多的迹象表明，我还没有放下洛杉矶的房子，只要能经过那里，我就一定会顺路去看看，但我骗自己说这是离尼克家最近的一条路。

第一次路过的时候我甚至停了下来，以向昔日的邻居打招呼为借口。我走到他们家门口按门铃，但是没人在家。我站在他们前门廊的栏杆处，隔着栅栏望向旧居。

一周后，我遇见了另一个老邻居艾米，我一脚踩下了刹车。

"嗨，艾米。"我边说边跑到她的身边。

"哦，是你啊，米米，还好吗，在华盛顿的生活如何？"

"棒极了。"我说，视线越过她看向我的老房子，问："新搬来的邻居有没有做什么大变动？"

"没，他们一开始挺闹腾的，但是现在似乎停下来了。"

"嗯，他们好像没关门，我也许该去瞧一瞧。"

"我不确定你是否该这么做。"

我小心翼翼地溜进半掩着的门，四处闲逛，东张西望，这没什么大不了的。

尽管一开始动机单纯，但后来则演变成对这栋房子的全面检查。

下一次回去的时候，那里的工程似乎重新开始了。我向负责人曼纽尔和其他人做了自我介绍，告诉他们我是谁，然后他们带我参观了一下。那里变得十分怪异，我看到了板条和石膏，以及裸露的柱子和横梁，简直就像做尸检一样。我周末又来了一次，拍了视频，这次我是偷偷溜进来的。

天哪，他们把孩子的浴室全拆掉了。那可是我和罗丝的圣地啊，他们怎么敢？

我和克雷格的浴室也没能幸免于难，消失得无影无踪。

回到华盛顿后，我求克雷格看一眼那些照片，看看发生了什么。

"我不看，我希望维持那里在我记忆中的样子。"他语气十分坚决，"看了只会让我难过。好了，既然你已经疯了，下次你再非法入侵的时候，可以帮我把'内有恶犬'的标志从侧门上拿下来吗？我忘记摘了。"

嗯，这一次我是按我丈夫的要求回到那里的。我到那里时，标志还在，但是大门已经从铰链上取了下来，靠在墙壁上。我周日又来了一趟，在兜里揣上工具，从车道那溜进去，却发现克雷格是用安全螺丝固定的标牌，没办法用标准螺丝刀拆下来，毕竟这种老式的狗牌可是盗贼眼中的"抢手货"呢。我试过把它撬下来，试过把螺丝从背面挖出来，但都没有用。

还没反应过来之前，我就徒手抠木门了，然后用脚踹，直到得到了贴着标志的那一小块木板。我的行动由潜行沦为疯狂而无耻的行径——在光天化日之下作案。我慢悠悠地走到车上，将木板丢在后座上。艾米站在她家的前门廊上看着我摇头。

我必须羞愧地承认，这样的行为持续了数月，直到买下房子的开发商又转手将它挂售。我可能偷了一系列房屋设计蓝图，也可能没有；这些蓝图可能在华盛顿被别人偷走了，也可能没有，我不记得了。有一次，我在周末的时候潜入地下室，想看看他们是如何处理那个被夸大其词导致前两次交易失败的"地基问题"的。我保持着一副行军姿态，胳膊肘贴着肚子，让自己在这个空间里得以爬行。我疯了似的拍下了破败墙壁的照片。那帮混蛋! 克雷格说得对，他们根本不需要重修地基!

我出来的时候拍掉了身上沾的东西，天知道那是什么。艾米这回显然觉得需要出手干预了。

"米米，这样做值得吗? 也许你该放手了。"

"我知道我现在像个疯子一样。艾米，我真的知道，但是我保证，以后不会再这样了。"

她似乎想要给我一个拥抱，但彼时我的头发里正纠缠着一只试图挣脱的蛾子，我每动一下身上都会抖落一些灰尘，所以我们只是站在那里干瞪眼，直到我说："先拜拜了。"

在这些行动中，我并没感到有多么恼怒和伤心，我只是上瘾了，我生出那种渴望——那种想要亲眼看到房子从拆除到重建的每一个步骤，好让自己慢慢消化，直到最后可以接受。等到改造完成、房子变得面目全非的时候，我才真正放手了。

我当时人在华盛顿，和尼克之间的距离让我感到很舒适。我在尝试重燃自己的意志，过好自己的生活。我需要照顾他一辈子——实打实的，我所言非虚。我很希望自己能够大言不惭地说这对我来讲不算什么，但是我不行。我也很想谈谈为人母所带来的思考，但是这十年来的日子让我精疲力竭。

我开始醉心于作画——晚上画画，白天睡觉。其中一幅是露西在流星雨下安然入睡的场景，我煞费苦心地画出彩虹色流星从天而降的景象。我还画了一幅罗丝坐在洛杉矶家中的院子里，纤细的手臂像羽毛一般展开，上面还覆盖着一排手术缝钉的场景。我还画了一幅自画像，画中我的前额在手术后破了，不知是谁的手在抚摸我。

一天晚上，我打电话给尼克。那时候已经很晚了，他没接，我坐着发了一会儿呆，然后看向屋外的夜空。

克雷格已经进屋睡觉了，我试了几次都睡不着。那种我不喜欢的紧张感再次出现，我试图把注意力转移到电视剧上，等到天要亮的时候才慢慢睡去。

我起来的时候已经是中午了，我又给尼克打了通电话，他仍然没接。所以我打给了伯纳黛特，她告诉我尼克还没去她那里。接下来的几个小时，我给他打了好几次电话，我又陷入了那种状态——我吓疯了，而且确定尼克已经死了。

我不能打给罗丝，她不愿意再面对那些使人焦虑的场面。她说每次最后都没什么事，通常也的确如此。但是，只有我看到过那堵血墙，只有我看见了尼克口吐白沫和药片的样子，只有我见过他瘀青的眼睛和他在墙上砸出来的洞，是我给他的手腕包扎的。在我的有意欺瞒之下，他的这一面旁人都不得而知。我独自坐在那里，承受着不为人知的压力。我打电话给我的发小。

"嘿，拉维娜，是我。"

"嘿！怎么了？"她听起来很高兴。

我向她解释了来龙去脉。

"我很抱歉，但是可以麻烦你帮我去看看尼克吗？我知道他应该没什么事，但是我现在很慌。"就在那一刻，我十分厌恶自己。

罗丝有钥匙，所以我叫拉维娜到尼克家附近后再等一会儿。他住的小区总是有人进进出出，所以她完全可以溜进去。

接下来的二十多分钟里，我一直在踱步、坐下、起身、责备自己中反反复复。手机开了静音，在手中震动的时候仿佛手榴弹要爆炸了一样。拉维娜到了,她已经进了大厅,但是敲门尼克没开。她给他打了电话看能不能听见手机铃声,但是也没有。

"拉维娜,我想你还是叫消防员吧。"我的语气平静,但难掩其中的焦急。

消防员很快就到了。她向他们说明了情况,确保他们明白这次牵涉一名精神病患者。他们破门而入,发现里面空无一人,好事的邻居开始在附近聚集。

"现在怎么办?"她问。

"我不知道,我感觉自己很蠢,你先回去吧。"

我看着自己的手机,发现伯纳黛特打来了电话。

"稍等一下,伯纳黛特打来了。我待会儿再给你打过去。"

"你好,亲爱的。是我,你儿子刚刚来拿他的东西了,他看起来没什么事。"

我突然意识到发生了些什么。尼克睡了整整一天,起床后就去了克伦肖,电话静音了,他总是这样。在这期间,拉维娜去找他,还叫来了消防员开了他的门。他回家的时候对一切都毫不知情,然后给我发了条短信:"嗨,妈妈,是我,给我回个电话。"

事情就是这样,我又打给拉维娜,告诉她这一切。

"我得跟你说,我以后再也不会这样了,我再也不要让自己或者其他人经历这种恶作剧了，我受够了。"我说。

"真的吗？"她反问。

"我是认真的，我可以为尼克做任何事情，但是这太出格了。99％的时候都没事，他要么是睡着了，要么是手机关机了。如果我错过了那1％，他死了或者做了其他什么不可挽回的事情，那就随他去吧，我不能再这样活下去了。"

"米米，你该怎样还是怎样，我觉得说这种话对你百害而无一利，你不能再这样了。"

"我不能再过这种日子了，我受够了。"那股纠缠着我的忧虑和恐怖开始散去。

那天晚上，我坐在工作室里，窗外的卡车在高速公路上驶过时在墙壁上留下了一闪而过的光斑。很远的地方传来了鸣笛声，或者是什么动物在叫。我用画刷擦着鞋。

"我受够了。"我又说了一遍。

我也确实受够了。自那晚以来，我没再陷入过曾经的那种疯狂。

跟 随 你 的 心

从小到大，我都记得人们的脚步声。我最早的一段记忆就是像其他小女孩一样踩在父亲的脚上，同他共舞，我还记得沿着他在沙滩上留下的脚印跟随着他。一直以来，我都很喜欢自己上下楼的脚步声，脚步轻快、坚定而又隐忍。我还记得当大家都上课时，走廊里传来的某个孩子的跑步声，还有某位身材魁梧的女士发出的响亮的脚步声，以及孩子们跑来跑去的响声。我记得我母亲的脚步声，深夜顺着走廊下来，每一步都会带给我安全感。

随着尼克确诊十年之期的到来，我有很多事得考虑。是时候回顾这过去的十年了，看看我从中学到了些什么，我搞清楚了什么。这只是其中一项任务，另一件更重要的事情就是按照事情发展的脉络重新审视我的儿子，但是这一次要带着朝圣的心态去做，也该读读剩下的手稿了。这是我应该为他做的事情，我必须一劳永逸地直面内心的恶魔，好让自己能够平稳地直视尼克。一旦我做到了这一点，也许我也可以直视自我。

我只希望可以养育出好的子女，

他们快乐、活泼、聪明，

他们喝酒、作画，

冲浪、爱、旅行、听迪伦的歌和爵士乐，

还有嘻哈音乐，与黑人交朋友，坚强、成功，

积极进取，成为领袖，不占小便宜，

富有同情心，关爱他人，能够哭泣，

支持他人，不酗酒。

尼克十二岁那年，有一次从童子军夏令营回来的时候给我讲了一件有趣的事情。

"妈，今天在营地里发生了件怪事。"

"怎么了，尼克小伙？跟我说说。"我做好了最坏的打算。

"我掉队了一小会儿，自己一个人爬上一座小山丘。我坐在那里，看着眼前的景象，想起我和爸爸之前去过的那些风景秀丽的地方。"

"幸运的小尼克，爸爸已经带你去了那些地方。"

"然后我有了一种奇异的感觉，有些反胃，山丘上只有我一个人，我感觉自己有些渺小，就好像我只是这世界的一部分而已，寰宇的一小块比我广袤太多了。"

"这太美妙了。"

"我知道我说过我不相信上帝的。"我十二岁的儿子说，"也不是说我现在就相信了，只是我觉得我有可能是错的。"

离开六周后，我再次搭飞机回到洛杉矶，我终于去了一趟印度。我花了很长时间和瑜伽老师一起静修。现在有了露西提供的免费机票，我和克雷格决定前去圆梦。

自尼克确诊以来，我就没有出过这么久的远门。我离开他越久，就离曾经的他越近，那个形象就如冬日潮涌一般，缓缓地、慢慢地渗透。时光流逝，我开始给那个形象赋予人格，美化他的言行，这种离奇的想象越发不受控制。也许这就是印度这片土地的神奇之处。回到洛杉矶面对真实的他是一件冲击力巨大又十分令人沮丧的事情，就像晴天霹雳。不同于我的幻想，真正的他没有明亮的眼神，没有耀眼的笑容，真正的他一言不发，与我形同陌路。

我想起那些他恢复到以往状态的瞬间，也许是偶然间的一个表情，也许是他露出了因对周围环境了然于心而绽放的微笑。有时，他会毫无预兆地冒出一句："记得爸爸和我们一起在国家心理健康研究所那次吗？我们一起在圣莫妮卡的街上漫步，真好啊。"

我母亲瘫痪在床奄奄一息之际，医院的护士让我们和她说话，因为有科学研究表明昏迷的人可以听见周围的说话声，对此我感觉很局促。当我的哥哥、妹妹在场的时候，我还能说出几句话来，但是让我独自坐着和失去意识的人讲话，这让我感觉很愚蠢。

母亲生前的最后一个生日，我去了医院，却发现只有我一个人过去了。我以为我的哥哥、妹妹也会过去，但是他们没有。

她的病房是桃色的，周围的窗帘上印着帆船图案，米色毯子整齐地掖在她身上，床头柜上有一盘没碰过的菜。真的有人会给昏迷的人送吃的吗，也许烤牛肉的香气能让他们恢复意识？

"嗨，妈，是我，米米。你能听见我说话吗？我爱你，你知道你现在在哪里吗？"我觉得自己蠢爆了，明明能说点更有意思的话，但我只是像只学舌的鹦鹉一般，一直在重复一些陈词滥调，"你能听见我说话吗？"

最后，我只是坐在那里。我又想起了一周前听见她吐出来的那声"能"，那一声是强劲而灼热的，这是她对我的最后回应。我坐在母亲身旁，思忖着那些帆船图案，想象着那帆船上有个渔翁。他笑着，手里举着一条鱼。另一条鱼可怜地在空中扑腾，寻找水源，试图重归水的温软。哦，我美丽的母亲啊。

她再也没发出过声音，她在生日过后的第二天便离世了。

我以后可怎么确认她是否说了那声"能"呢？也许这只是我想象出来的，也许尼克那些让我回忆起曾经的瞬间，也是我想象出来的。时至今日，我仍会想象母亲独自一人在地板上躺了多久才被人发现。几分钟，几小时，还是几天？

就在尼克确诊十周年的前一天，我已经无法区分现实和幻境了。我是不是永远都没法把生活里这些乱七八糟的事情理清？我到底能不能找到那个陶轮的中心点？

> 可怕的是，爱是有预谋的，在预期内的，
> 令人痴迷，与生俱来，
> 它令你头疼，
> 不知为何又让你觉得可悲，
> 缩小选择范围，别担心……
> 跟随你的心。

我们去了印度的瓦拉纳西[1]，这是一座朝圣者不辞万里也要去的城市。在恒河里沐浴被视为一种神圣的行为，据说可以洗刷罪孽，我们的导游告诉我们不光可以洗刷罪孽，还会

---

1 印度教圣地。——译者注

洗掉你的免疫系统[1]，所以我们最好还是别进去。

我们在瓦拉纳西的导游名叫JP，他是个温柔又热情的人。他穿着会发出"哒哒哒"声音的柔软皮鞋，带着我们穿过熙攘的市场和蜿蜒的街道。他和克雷格处得很好，道别的时候他俩都哭了。这是一座十分有灵性的城市，但并不是所有人都喜欢它，它又挤又脏，有着壮美的色彩和刺鼻的气味，偶尔会有奶牛自由地漫步其中。

在那里的第一天，JP就带我们去了瓦拉纳西和恒河的交界处。他给我们讲解了当时正在举行的仪式及其历史由来。在某一刻，我插了一句："我一直都在练习瑜伽和冥想，所以对这座城市的向往已经很久了，我在试着理解很多事情。"

"啊，这是因为你正处于人生的最后阶段。"他直言。

我哭了起来，不是因为我难过，而是因为他说得对。

那天晚上，我们参加了祈祷仪式，仪式上满是火焰、彩灯和人们绚丽多彩的服饰。

克雷格和JP聊天的时候，我慢慢走开了。看着眼前的景象，一种熟悉的感觉油然而生：我的脸颊开始发烫，海水开始汇聚，但汇聚的并非海水，而是我的悲伤，不过它又似某种欢乐——一种前所未有的欢乐。它是如此安静，以至于连

---

1 由于污染排放等人类活动，恒河水较脏。——译者注

我自己都没有注意到，我慢慢走进那该死的恒河水。我需要洗刷一些罪孽，而我已不在乎是否有人看见。

黑色的河水包裹着我，我感觉到了温暖的慰藉。我想象着微生物、宇宙和自古以来便存在的碳颗粒在我周身缓缓旋转，在我的耳道、鼻腔和腋窝处盘旋着。我仰面向上，看着群星发出的信息。

黎明时分，我们与JP还有另外两个年轻小伙一起坐船在恒河上进行了一场庄严肃穆的旅行。其中一位脾气暴躁但聪敏的小伙负责掌舵，他看着另一个高大的小伙，后者似乎有某种精神缺陷。小个子划桨的力道似乎超过了他身体的极限，划不动之后他就默默把活交给了他的朋友，这期间他们一直挨得很近。

JP给我们每人一个小锡盘，上面有一支蜡烛和红色的花瓣。

他跟我们说这是一项很重要的传统，让我们把蜡烛点燃，看着锡盘随着河水漂走。我感觉自己是独自一人在船上的，周围空无一人。我悄悄将一些花瓣放进口袋里，然后将蜡烛点燃，低下头。

"这是为你放的。"我对那团火说。

我把锡盘放进水里的时候，满眼都是那同太阳一般闪耀的火光，整个世界置于火焰之上。我决心一直看着它。一开始倒还很容易，但随后它漂到了其他人放出去的锡盘堆里，想再准确地找到它就变得没那么简单了，但我还是可以找到自己放出去的"尼古拉斯"。潺潺的河水似乎发出了一声嚎叫，我默默发誓，绝不移开目光，直到我再也看不见它为止。这种凝视让我的眼睛开始发涩，但我一直目不转睛地盯着我的蜡烛，直到它越漂越远。

"我会一直看着你，我要一直看见你。"我轻声说。最后，它同其他蜡烛汇集在一起。"即便我不在了，我也要陪着你。"

我知道这听起来疯疯癫癫的，但这是我真心实意的承诺。

我不再需要你的基因了。

你也许不敢相信，但我足够强大。

尼克，我是爸爸，我了解你，你足够尖锐。

你会安全的，我会改变这一切。

谢谢。

是的，你很漂亮。

你是世上最聪明的孩子，你要坚持下去，告诉我你能战胜它。

嘘，你在吗？

我在，我在哭。

请你别听它们的声音，
请你记住我的微笑，我是你的爸爸。

好，求您帮帮我。

我会的，都会好起来的。

这是尼克十八岁的时候写的，他孤身一人面对着侵入脑海的窃窃私语。与此同时，他的大脑开始脱离他的控制。

是时候纪念这个除了我之外没人会知道的纪念日了——十年。纪念日前夜，我读了很多他的笔记。我的胳膊和腿摇晃个不停，试图保持清醒，试图在那个冬夜里找到某种启发，但它从未到来。十年之际如约而至，而我的期盼并未得到满足。

前一天，我特意将尼克带出去吃饭，倒没有要庆祝这个日子，我只是想和他一起度过这一天。

"我不再气愤了。"我向上天说。

我的眼中只有影子，而影子里则是母亲。

我告诉她们，你们把它藏在黑暗中，只会让它变得更糟。我们需要身处阳光之下，我们需要日光，我们需要把破事摆在台面上供人观赏，并不理会别人的看法。

尼克一生的三分之一都处于疯癫状态，为人父母都是怎么说的来着？"我们只希望自己的孩子可以快快乐乐地做个好人。"如果我们这么说了，我们就得这么想。我觉得世上再难找到一个比尼克更加善良的人了。

对满足感的考量依然在我的灵魂中潜伏着。

我接到他，他对我说早安，然后我们去买了一卷纸和一些杂物，我帮他洗了衣服，其间没怎么说话。我去见伯纳黛特的时候，尼克和外头那帮人在抽烟。

"近来如何，当妈的？"伯纳黛特问我。

"哦，过一天是一天。"

在回到车上的路上，我特地留意了尼克的脚步，它既不坚定，更非不可撼动，但是的确又有自信了。他在自己寻找道路，也许尼克在自己的步子上有自己的想法。

"明天见。"他下车的时候，我这样对他说。

"让他做自己，接受这一切。"我这样告诉自己。

洗完他的衣服后，我坐在阁楼里，小心翼翼地将破了的地方缝起来。我绣了一排整整齐齐的针脚，一处缝十针，并在末端打了一个小结。每次打结的时候我都会松一口气。

把他的衣服叠起来的时候，已经夜深人静了。我想我可能听到了几公里外海水冲刷沙滩的声音。

我想要欲望，

然后，

不为此做任何解释。

然后，疯狂，

本质，

呼吸。

垃 圾 箱

电台里播放着一个在大街上卖诗的女人的故事。她在农贸市场里摆了一台手动打字机，每首诗收10美元。

每当遇到可能给我答案的事物时，我都会去了解一下，不想错过任何一个机会。流程是这样的：你告诉这位诗人你想要什么内容的诗，她当场就能给你写出来。

"我有个患精神分裂症的成年儿子，我不知道该拿他如何是好。"

她坐了一会儿，然后在一张黄色的小纸上打出了诗句，签名后再把它递给我。我将那张纸攥在手心里，走到市场尽头，蹲在一面脏脏的墙前，深吸一口气，然后看了起来。

她的诗与时间、不可否认的现实和谦恭有关。

回到车上的路上，在装满生菜帮子和五颜六色的萝卜的手推车边，我又将那首诗读了几遍。我在一张摆满了各种土豆的桌前停了下来，把纸收进口袋。人行道两侧摆放着一束束鲜花，种类丰富，颜色鲜艳。

我将家具从工作室搬到了我的小制作室里。在布鲁克送给我的那台雕刻精美的餐具架上，摆着一些我最珍视的物件。我收集了来自世界各地的彩蛋，还有露西和罗丝在圣诞节送给我的微型电动旋转木马，以及各种鸟类形状的小别针，它们可以别在翻领上，都放在一个叶子形状的盘子里。

餐具架上有一串弧形的牡丹样式的灯，正发出明亮的橙色光。在架子的中央，摆着我最珍贵的东西——我母亲留给我的嘎乌盒[1]。它是手工制作的金属盒，造型精美，上面有一个小窗格，看起来就像一座寺庙一样，把背面滑开，里面是另一个小盒子，和装着它的那个盒子长得一模一样。我将最重要的纪念品都放在那个大盒子里：孩子们的胎毛和乳牙、父亲下葬前戴的披肩上的流苏、我带去上第一堂冥想课的干掉了的橘子皮、从印度带回来的花瓣、母亲的红十字胸章，而小盒子里则装了一张对折两次的纸，上面是我写的"他的灵魂是完美的"。

从农贸市场回来后，我将那首诗也装进了小盒子里。

我们觉得是时候让尼克也搬来华盛顿州了。罗丝已经带着她新交的男友过来了，他叫阿伦，为人正直。思前想后，我还是觉得不能让尼克一个人待在洛杉矶。

---

1 藏传佛教的法器之一，"嘎乌"为藏语音译，指护身佛的盒子。——译者注

　　我和克雷格在尼克到之前制订了一个周密的计划，他直接搬过来就可以了。我会飞回去，花几天时间帮他收拾东西，然后让他搭上一班前往西雅图的飞机。我们觉得他的情况足够稳定，可以独自坐飞机。克雷格会在机场接他，带他去他的新公寓，帮他办理入住手续。我会在洛杉矶多待几天，把他的公寓清理干净。

　　尼克公寓的那个大衣柜里放的大多是垃圾，一文不值的垃圾——成堆成堆的卷纸、塑料包装袋、纸袋、纸箱。他把所有的东西都扔到了外面的垃圾箱里，里面还剩下一些大号塑料收纳箱，和很多未使用过的毛巾等洁具。我小心翼翼地把它们都放在架子上，然后又找到了三件意想不到的东西，它们被好好地摆在架子上。他的复古保龄球（在包里）旁摆着保龄球鞋和一辆塑料玩具火车，那是他学步的时候在我母亲家玩过的玩具。我都不知道他竟然还留着呢。

　　"你怎么还留着外婆家的火车呢，尼克？"

　　"你懂的，外婆。"

　　我们就他要带什么衣服展开了激烈的讨论。我想的是把旧衣服都扔掉，给他买几件新的，此举也象征着"新的开始"，但是他坚持要带走几件，所以我让他挑了几件好的装进旅行箱里。

　　准备装箱的时候，尼克把塑料玩具火车和保龄球鞋放在箱子最上面，他坚持要把保龄球也带着。

"尼克，我在想，你要不要在离开之前和朋友们见上一面啊？"

"当然了。"

所以，我打电话给了杰克，他帮忙联系了其他几个朋友。我们将聚会地点定在皮爷咖啡店，时间则定在尼克出发前两天的下午。

第二天，我们要去克伦肖把尼克剩下的药物取走，并与伯纳黛特告别。那破败的地方如今坐落在两栋全新的公寓楼之间，就像墙上的裂缝一样。罗伯特正站在房前的台阶上。

"嘿，罗伯特。"

"你好，尼克夫人。"

我走到后门处，断定伯纳黛特一定在那边的厨房里，于是我在玻璃窗上敲了敲。

"嘿，姑娘，"她看见我说，"所以，你们就要走了？"

"是啊，我给他订了后天的飞机票。"

我走进厨房。那里虽然干净，但绝对不算整洁。她将尼克的东西递给我。

伯纳黛特用她饱经风霜却仍温柔的双手揽住我的肩膀，说："你儿子彬彬有礼、内心强大，我看他的眼神就知道他同你一样。你这一路走来做得很好，当妈的。"

我缓缓地点了点头，之前做手术的地方因为这个动作隐隐作痛。

"他是一个很好的人，以后也是如此。"她将我抱住后说道。我们保持这个姿势，拥抱了良久。我将在超市买的小礼品偷偷放进她的口袋里，然后同她道别。

"我三点去公寓接你，先去皮爷咖啡店，然后我们去舅舅家吃晚饭。"回到车上后，我对尼克说。

下午两点半的时候，他打来电话。

"我有点累了，我觉得我就直接去吃晚饭好了。"

"尼克，不行！这次聚会你的朋友都会过来，我现在可不能一个个地通知他们别来了，他们都想见你！这是件大事。"我没能意识到说出来的每句话不过是给板上钉了钉子。

"别说得那么夸张。妈妈，我只是想休息一下。"

这次聚会并不是他提出来的，是我出于自己的考虑才精心策划了这次聚会。

所有的一切不过是我的垂死挣扎，尝试重现过去的生活。一瞬间，我的脑海里闪过一个画面，我想象中的好儿子被朋友环绕，但这一切不过是一个幻想。

除了尼克，受邀的每个人都出席了在皮爷咖啡店的聚会。

等我接他去我哥哥丹尼家的时候，他整个人都是木然的。

餐桌上，我嫂子说："我不懂你为什么不干脆让他和你们住一起。"我哥哥听了这话瞪了她一眼。突然，尼克毫无征兆地一巴掌拍在餐桌上，把我们都吓了一跳。环顾四周，我发现一件事——其他人无法理解，我们有多害怕尼克，就有多爱他，所以我不能让他和我们一起住。

总之，我们平安度过了那一夜。席间，我一直喋喋不休，试图用闲聊来避免可怕的沉默。尼克冷汗涔涔，并不断发出怪声。我的侄女提前离席回到了自己屋里，我耸了很多次肩。

我们终于熬到可以离开的时候。道别的时候胡乱说了些老套且悲伤的临别赠言，假装一切正常，然后我就像揭下创可贴一样，飞速离开了我哥哥家。还没上高速，我的手机就响了。

"你还好吗？"丹尼问我。

我叹了口气："就那样吧，也只能那样了。"

"哇，我有时候都忘了，也可能是我从没见过他这样。"

"是啊，"我说，"接下来的一周都得小心一点，欢迎来到我的世界。"

"我爱你。"他说。

"我也爱你，丹尼哥哥。"

在载着尼克回公寓的路上，我们穿梭在圣费南多延绵的山谷中，那里的环境缓解了我的情绪。身旁的尼克一副心不在焉的样子，而我对他到底心在何处毫无头绪，也许是另一个世界吧。我哥哥和他的家人都被吓到了，他们记忆中的尼克依然是曾经的可爱模样。除了接受大自然给予的一切，人们别无选择。

高速路的两边，山峦与天空相连。

离开的日子到了。

"好了，你的东西都收拾好了，你明早只需要把洗漱用品放进包里就能出发了。你的驾照和凯瑟医院的医保卡都装好了吗？"

"没有，你把它们都扔了，你忘了吗？"

"什么？！"

"是的。今天早上，就在你把我床头柜上的烟头和其他东西都扔进垃圾堆的时候。驾照和医保卡就在那堆东西下面。"

我一下子把车停在路边，尼克只是坐在那里。我俯身，将头用力贴在方向盘上，我甚至可以感觉到颅骨的形状——那保护并藏匿充满奥秘人脑的头骨居然仅由一层薄薄的头皮遮盖着。

拉希耶内加大道上的车辆川流不息，这地方在镇子里都算不错的，住着的都是些开豪车的时髦人士，街道两旁种植的是枫树。我们停在那里的时候，斑驳的灯光就如天上的星星，一位推着婴儿车的年轻女士路过我们。她看着枫树，面带满足而宁静的微笑。她穿着懒人凉鞋，留着短发，看起来十分年轻、十分精神。她的脸上一点瑕疵都没有，想必生活十分顺遂。我可以看见婴儿的小脚在车里摇摆着。一群可能是麻雀的小鸟从树上冒出来，飞走了，它们在空中划过的景象恍若梦中。

"尼克！你当时为什么没提醒我？！"我吼道。

他听完耸耸肩。

"耸什么，你耸肩了吗，耸肩？"我开车下坡的时候速度很快。

"你那会儿在打扫。"他说。

"尼克，"我大叫，"这可是在911事件发生之后，你在想什么！"[1]我说这话的时候其实很笃定，他肯定在想："她说这话是什么意思？"

"我又不需要开车，"他说，"我不会再开车了。"

"这不是关键！你要是不能核验自己的身份，连机场都进不去！"

---

[1] 911事件过后，美国对搭乘飞机者的身份验证要求比以往更加严苛，而美国实行的是"一个号码走天下"的制度。驾驶证号、社保账号是同一个账号，尼克如果没有这些东西则不能登机。——译者注

怎么办，怎么办？我的大脑飞速转着，已经下午两点半了。对了，我们得去一趟加州车管所，我们得赶紧过去，给他重新办一张驾照！

"我们现在去加州车管所。"我说。

"能在老海军[1]门口先停一下吗？"

"闭嘴！"我将车开得飞快。

经过漫长的等待后，我们得知尼克的驾照到期了，他现在只能拿到一张临时驾照。

"上面会有他的照片吗？"

"会，但是是黑白的。"

好歹是张照片。尼克得先通过一场笔试，我想我到时候要站到他旁边帮他作弊才行。我们在人群当中等着他的电子号码亮起。

"请您摘下帽子，先生。"拍照的女孩兴致怏怏，对着在椅子上坐下的尼克说。

"墨镜也得摘。"

"看在上帝的分上，尼克，快摘。"我在椅子上轻声说。

完事之后，我们排队等待考试，我悄悄碰了碰他。

"尽力就好，我到时候就在你旁边。"

---

1 美国服装品牌。——译者注

但是，事与愿违，参加笔试的人会被一个监考者带到另一个地方去，而母亲不能陪同。

"哦，我过不了的。"他的语气十分肯定，我对此也并无异议。

"他到底来不来？"办公人员突然插话，"我们没工夫陪你们耗一整天，我们五点就下班了。"

"我跟你说一句话。"尼克离去的时候，万念俱灰的我对办公人员说。

"嗯？"办公人员说，依然漫不经心。

"希望有一天你有麻烦或者害怕的时候，能决定你命运的那个人会以善意待你。"

她连头都没抬。

"好吧，那我们只能在垃圾堆里找了。"我做出了决定。

那会儿已经快下午五点了，尼克累了。我看着身旁的巨婴，我知道"我们"可不包括他，我这一次又只能自己找了。回到公寓后，他就躺在了床上。

"你记得你把垃圾丢在哪个垃圾箱里了吗？"我问他，就连我自己也觉得可笑。

他已经睡着了。我看着他的轮廓，迟疑地将手伸向他。我已经很多年没和他有过肢体接触了。我的食指贴上他的耳垂，触感还似婴儿的耳垂般柔软。我转过手，手背贴着他的脸颊。有人说我们是由数十亿年前形成的碳元素组成的，但我儿子的脸在我的手中感觉是那么鲜活，那么充满希望，一如他出生那日。

他要乘坐明天早上七点的飞机。我穿着无袖衫、棉裤和拖鞋，站在二十六七摄氏度的室外。早些时候，我将仅剩的一副橡胶手套脱下扔进了垃圾袋，手套里面被汗水浸透了。

公寓楼后面摆着很多被扔了的旧家具和坏了的玩具。在它们正中间，有两个工业规格的垃圾箱。我怯生生地揭开其中一个盖子，扑鼻而来的是食物、尿液和清洁剂的混合气味，里面装着数十个中号袋子，和尼克的袋子一模一样，我要找的证件可能就在其中。我拿起一个，看着它，试图分辨那是不是我们扔的。我小心翼翼地将它打开，里面是些没吃完的玉米饼、啤酒罐和一大瓶激浪——不是这个袋子。

这项工作花了不少时间。一些房客在这期间也扔过垃圾，他们一些人带着奇怪的眼神看着我，另一些则认出了我是谁的母亲，带着同情的眼神看着我。要够到垃圾箱中间的东西并不容易，两边的铁皮大概有一米五高。公寓楼旁边靠翻一架破旧的梯子，我把它支起来，站在上面继续搜索。

最难的是记住哪些袋子已经翻过了、哪些还没翻。我将翻过的都丢到外头的水泥地上，发现尼克扔的那些袋子后，我激动地打开它们，心想着一定就在里面！但是没有，没有驾照，也没有医保卡，什么都没有。很快，我就够不到那些袋子了，它们埋得太深了。

我在背阴处愣了一会儿，然后抬头看向橙色的天空。

我直起身子，跳进了垃圾箱，感觉就像着陆在地狱一样。垃圾箱里很黑，我徒手抚过那些腐烂的食物、用过的尿布、各种污渍和虫子，还有生活垃圾，以及一些玻璃碎片和各种各样的带臭味的液体。

时间已经到晚上七点四十五了，天气变凉快了点，我已经找遍了两个垃圾桶，找到了尼克的另外几个袋子，但是没找到他的驾照和医保卡，我无法接受自己做完这些难以启齿之事后却一无所获。一定就在这里面，所以我又找了一遍。

我没有找到。

天亮前我就醒了，看向窗外。我看到了路灯灭掉的过程，我喜欢这种时刻。黑色的天空变成靛蓝的，然后缓缓变灰。我将一切交给老天做决定。随后，我直奔机场。总之，我得说服机场的人让尼克过安检。

尼克准备好了，他站在我前面，带着旅行箱和保龄球，脸上挂着大大的微笑。他神情激动，而我则紧张得要命。

"我们商量一下。我负责劝他们放你进去，你就站在边上，别讲话，这事交给我来办。"

我们遇到的第一位美国联邦运输安全管理局的人员是一名年轻女士，她铁面无私、态度严肃，告诉我们她不可能放尼克进去。

"我完全理解也尊重您的职业和上级，但是有没有别的办法可以为他破例一次呢？"

"好吧，我可以找一下我的主管，但是他只会跟我说一样的话。"她说。

她的主管比她还要严格，她仔细审查了我临时拼凑的身份证明的各类文件。克雷格给我发了尼克过期的驾照扫描件，但是那位主管只是说不行，任我们怎么求情都没用。

我心灰意冷了，蹲下身，低下头。身边熙熙攘攘的乘客满怀期待地奔赴各自的目的地，他们有的拎着公文包，有的背着背包，还有的推着华丽的旅行箱，都快步走着。我卑微地看着他们，他们的有条不紊更突显了我的失败——连自己的儿子都管教不好，这种感觉击垮了我。

"这个能用吗？"尼克从他的裤兜里掏出某个东西问道。

他将一张卡递给了那名工作人员，那是最新款的地铁乘车卡，上面附有彩色照片和身份证号码。

"哦，可以，过去吧。"那个之前不肯通融的工作人员说道。

我一下子跳起身，这动作只有瑜伽老手做得来，我觉得自己都快直冲天花板了。

"认真的吗？尼克，你是认真的？你为什么在我翻垃圾堆之前不给我看这个东西？我翻了三个小时！"我的语气中只有讽刺，没有恶意，我甚至差点笑出声来。

"我又不知道你需要这个，"尼克说，然后将视线移远，"你之前问一声就好了。"

尼克公寓楼街角的那座教堂会举办很多活动。我在那里见过很多穿着婚纱的新娘和紧张的新郎。我还见过哀悼者们苍白的脸，他们聚集在此追忆逝者。入口处人来人往，我觉得他们多少都看到了我那头脑不健全的儿子。在活动间隙，宽大的台阶成了附近老妪们的聚会场所。她们坐在那儿，厚厚的尼龙丝袜卷到了膝盖以上，她们看起来更像是大号的洋娃娃。每当有人经过的时候，她们都会热切地低语或者靠近彼此，似乎正在谈论一些见不得人的秘密。很显然，她们对附近每个人的八卦都了然于心，我的也不例外。给尼克整理房间的时候，我的车就停在她们正前方。直到我走过马路，她们才会拉开一些距离，然后继续热火朝天地讨论。

在公寓墙内，隐藏着我家庭里最可怕的灾难，还有历经风霜爱依然存在的证据。要是可以，我会让这两者进行一场比赛，我会将爱点燃，将灾难的痕迹都销毁。一整天我都在忙着把垃圾丢到外面。我在他的衣柜后面又发现了一个箱子，里面塞满了本子。我把它沿着肮脏的地板拖到客厅，翻开了其中一个本子。据本子上的标签显示这是他十六岁那年的日记，就是在那一年，他划伤了自己的手腕。

我意识到这一点的时候，猛地将它合上，然后像个孩子一样蜷缩起来。也许箱子里的某个本子可以解释他为何会变成如今这样，也许他记载了自己脑中所想的东西，可以判断他何时病发。也许答案近在咫尺。

我和那个箱子就如两块巨大的磁铁，彼此吸引又相互排斥。我将箱子踹到墙角，怒视着它。它就是一个普通的棕色滚轮储物箱，边角有凹槽的那种，"中号"的标签已经看不太清楚了。

我捡起一个快要散架的宜家橱柜，举过头顶，一边走过走廊一边发出低沉的吼声，后门在灯光的掩映下似乎远在千里之外。等到出门之后，我将橱柜砸在墙上，它裂成了几块，但我还不满足，又将抽屉都弄碎了。

然后，我做了一件只见男人做过但此前从不理解的事情。我像发疯了似的，对已成了垃圾箱的橱柜又踢又打，直到那一刻我才理解了男人的心情。这种感觉好极了，让人上瘾。最后，我的指节血肉模糊，膝盖也刮伤了，这种疯狂带给我一丝安慰。

　　我站在那里，喘着气，想到了尼克公寓墙上的那些洞。是啊，他是因为生气把它砸出来的，但是那股气又是从何而起的呢？我此前一直认为这是一件怪诞的事情，对此嗤之以鼻，认为不过是一个一心想要进行破坏的野兽现身罢了。但指节的抽搐让我明白了，这股怒气可能来自其他因素，比如爱。完全有可能是出于爱意才会大肆破坏，才会那么生气，才会那么渴望。这一切都是出于我对儿子的爱，这种可怕的爱让我觉得砸墙是一件可以安慰自己的事情，即便可怕，那也是爱。尼克是不是也是如此呢？也许通过这种暴力，他可以暂时平静下来。

　　我又开始了整理工作，我决定把床垫扔掉。我觉得一生里不应该在同一所教堂前两次丢下一张满是害虫的床垫。于是，我打算把它扔进垃圾箱里，即使这并不容易。但是一回公寓，我突然觉得自己全身上下都充满了力量。我翻阅了一些尼克的笔记，手上的血流到了本子上。当我忍无可忍时，我喷光了六瓶杀虫剂，然后去上瑜伽课，在双手合十间感受内心的宁静。

　　一周的课程下来，我的心底种下了一颗种子，它已然发芽。我萌生了一种不可理喻的念头：如果我可以通过这次打扫拿回大部分公寓抵押金，这便是一次救赎了，这就证明这些年来住在里面的是一个人，他不是畜生，不是疯子，而是一个心智正常的人，只要拿回抵押金便可证明这一点。

下课后，我又来到了尼克的公寓，开始了一项浩大的工程：把这地方收拾出来。我一直忙活到深夜，连走路都是小心翼翼的，以防自己不小心撞到了玻璃金属门，把它撞碎了。在这期间，装着尼克日记本的箱子一直在角落里奚落着我。

周五大清早，我带着那个箱子回到了我那宁静的阁楼里。两个地方的对比很惨烈，讲述了一个悲伤至极的故事。我将头埋进蓬松的羽绒被里，对生活和现状差异的思考让我感到惊讶：宇宙是无序的，只有大自然与人类之间的无力碰撞产生的反应在无常变化。

因为立下了要拿回抵押金的目标，所以我忙活起来，干劲十足。最后，公寓看起来焕然一新。屋里有一张米色的方形地毯，大小和一张床差不多，很干净。地毯旁边立着一只20世纪中叶流行的床头柜，柚木的材质曾几何时也是锃亮的。

几年前，我们从巴黎回来后，尼克把电视房作为他的新卧室，因此需要重新布置，我们去了几家二手家具店。

"嘿，妈妈，看那个！"在开车回家的路上，他用手指着路边的草地，不知谁家的垃圾桶旁边丢了一张小桌子。桌子已经很旧了，还断了一条桌腿，但是它的风格很独特。"我要把那张桌子带回家。妈妈，它太完美了，我能把它带回去吗？"

"看起来就破破烂烂的，你得弄好久呢。"

"我知道，但我觉得一定会很有意思的。我决定了，我要把它带上。"

那张桌子是尼克后院艺术工作室的第一个物件。他像父亲教他的那样把桌腿粘好，他费心地用细腻的砂纸打磨桌面，使纹理露出来，然后上油、抛光，直到桌子的表面焕发出金色的光泽。那张桌子立在一块干净的罩布上，看起来像是博物馆里的展品。

这张柚木桌如今被尼克拿来放烟灰缸，还有苏打水和剩饭剩菜。顶层的烟灰缸如今已经完全黑掉了，里面还有大概半厘米厚的烟灰，第二层则放着各种喝过的苏打水和吃剩的饭菜，因此变得黏乎乎的，灰尘、死去的昆虫和火柴像拼贴画一样粘在上面，那场面十分可怕。

我开始动手清理起来。起初，我很好奇自己能否把这么脏的东西洗干净。经过三轮努力后，我终于看到了烟灰下的木头纹理。再接再厉，我开始清理第二层。我需要一个钢丝球来帮我完成这项任务，但是公寓里的钢丝球用着用着就剥落了。我把顶层擦到木头纹理暴露了出来。木头已经变干、变脆，颜色也褪去了，就这样破旧的东西，还有必要去拯救吗？

通过刮擦和洗刷，我将桌上的每一点污垢都清理得干干净净，然后重新用桶接满干净的肥皂水，轻柔地洗刷掉残余的污垢。"大功告成。"我大声说，我拿来毛巾把桌子擦干，然后决定把它带到华盛顿去。

走到门口的时候，我回头望着这间公寓。空荡荡的房间映入眼帘，仿佛一间破旧的剧院，此间所有的戏剧：悲剧、喜剧和那些不断重述的台词，早已让这个地方不堪重负。就像一张照片的底片颠倒了明暗一样，地毯将曾经摆有家具的地方映射了出来。

我将房间钥匙还给住在楼上的那位眼神轻蔑的楼管，随后便离开了。

在这甜蜜一刻

在洛杉矶的最后几天完全属于我自己，我最后一次将车开到诺顿大街。看着眼前如今被刷成浅灰色的漂亮房子，我惊讶地发现新搬来的那户人家正坐在前门廊上。因为附近人们的生活太过匆忙，如今已没有多少人会坐在那里了。

于是，我减速，将车停在巨大木兰树的树荫里，这里曾给我提供了二十余年的荫蔽。我偷偷地看着我们曾经的院子，那里新砌了一堵时髦的护土墙，它将我们的旧房子里每一处摇摇欲坠的草坪角落都夯实了。克雷格种下的那些稀奇古怪的树如今已经不见了，阳光终于直射了进来。坐在台阶上的是一对父母和两个年轻姑娘。一朵饱满的木兰花悠然地滚过我的挡风玻璃和引擎盖，然后飘到了街道上，我将此视为某种行动标志——我下车，走到房子前。

"嗨，你们住在这里吗？"

"对。"那位父亲缓缓地回答，语气谨慎。

"我就是来打个招呼的，我之前住在这里。"这主意糟透了，人家才不在乎。

"你就是米米？"那人听起来难以置信。人们谈论我什么了？老天哪，让那些墙告诉我吧！

"对，我就是米米。"

"哦，很高兴见到你。我们听说了你家的很多事情，这地方每个人都很喜欢你们一家子！"

我们做了自我介绍后，又聊了会儿天，然后就没什么好聊的了。前门廊已经翻新了，他们把倒塌的旧门廊拆掉了。我种下的芙蓉灌木丛仍然盛放在草坪的南端，似有似无的花香飘浮在空中。我抬起头，看着门廊屋顶的隐秘角落，罗丝之前生气或者遇到麻烦的时候经常会蹲着躲在那里。看到花坛，我就会想起尼克。大概是他九岁的时候，在某个周六的早晨，他和爸爸一起跪在草地上除草。不知为何，我又想起自己曾经戴着浣熊面具躲在门廊后待了四十五分钟，就为了吓唬露西，因为她之前告诉我她做了一个关于浣熊的噩梦。我们滚到草地上，放声大笑。

我记得在承认尼克坠入深渊后，我同克雷格在私家车道上一起啜泣。我看到孩子们在门廊里打乒乓球，相互打趣争执。我低下头，看着自己的脚，它们牢牢地贴在水泥人行道上，这水泥还是我们在这里的第一年自己铺的呢。

"我很高兴能见到你们。"我说，"知道住在这儿的都是这样的好人家，我很高兴，我永远会记着这里的。好了，祝你们生活愉快！"我将手举到两侧，耸了耸肩。

自那之后，我再没去过诺顿大街。

回到我的阁楼后，我决定继续读尼克写的东西。那个可恶的箱子仍然在地板上，张牙舞爪地勾引着我坠入万丈深渊。我打开第一本笔记本，那是尼克在十六岁那年写的。

> 我像罪犯一样摩拳擦掌，
>
> 折断自己的手指，
>
> 然后在颧骨和脸颊涂上油，
>
> 这吓坏了我那不灵巧的手机。
>
> 用创可贴和软膏处理好我的手指，
>
> 我就如同那金秋落叶，
>
> 终有一日会遇见我的爱。
>
> 不知怎的回到了家，
>
> 回到你甜蜜的微笑中。

有一张印刷物的背面写着不少诗，在仔细地研究了几页行文潦草的求救、杜撰和胡言乱语后，我发现这些印刷物其实是从网页上打印下来的有关双相情感障碍的信息。在题为"你并不孤单"的部分里，他用荧光笔标记了一些单词和短语——可治愈；其他病患应对愤怒有何表现；酗酒、滥用药物，其他自我毁灭行径；有机会回归正常生活，在"回归正常生活"这条下，尼克用黄色荧光笔字迹潦草地写下了"我能做到！"。我将这张纸叠成纸飞机，在屋里飞了起来，它横穿过整个房间。

在尼克患病早期的笔记本中，文字是整齐的，句子是完整的。随着病情的恶化，他的行文变得潦草，他频繁地更换铅笔的颜色，写下的诗句更像是一种求救，祈求第二次机会，承诺自己会改过自新。后来，他在各种东西上写字——艺术纸、棕色纸袋、餐巾纸。文字也不再整齐，它们向下弯曲，仿佛要从纸张上掉落一般。很快，他的书写变得毫无章法，绕着圈写，或者倒过来写。最后的最后，纸上已经不是单词了，只有字母和标点符号，那是只有他能理解的语言，我所见的不过是悲伤。

> 过段时间，要是你运气好，
> 你会发现，你想成为艺术家
> 有一个流程，
> 即你的绘画风格。
> 然后，坚持下去，你将成为
> 你所希望的那样
> 也被他人认可

那天，我在为人母的挫败所带来的迷雾中迷失了太久，努力，努力，再努力，试图成为根本不是自己的那种人。我太想套上完美家长的伪装了，太想让自己的家庭成员看起来合群了，可是我们从来不属于拉奇蒙特。事实就是，我和克雷格一直都是外来者。这一点在我们儿子身上体现得淋漓尽致：瘦弱、疯癫，穿着骷髅图案的泳裤在附近的街道上跑步，身上蒙着闪闪汗雾。

我们在糊弄谁呢？我们连自己都骗不过！

由于家里临时出了事情，阿米日医生取消了和尼克的最后一次见面，尼克本打算在这次会面后第二天离开。罗德·阿米日医生诊治尼克十年了，从未收取分文。这个男人是我们在这个全方面都让我们失望透顶的心理健康系统里唯一的慰藉。他是第一位将尼克确诊患有精神分裂症的医生。我约了他见面，同他告别。

"米米，很抱歉我不能赴约。"

"没关系，我跟他说了你家里出了事情，尼克能理解。"

"我母亲在那天去世了。"他语气平平。

"天啊……节哀顺变。"我叹了口气。

这是我们第一次进行私人谈话。

他告诉我他跟母亲的关系有多好，他们就住在同一条街上，他说他不知道对她的过世有什么具体的感觉，母亲逝世的事实是慢慢渗透进生活的。我跟他说了我母亲去世的过程，告诉他不可能会"克服"这种感觉，以后的日子不过是背负着它前行罢了。患者母亲安慰了失去母亲的医生，这种感觉很奇妙，却又鼓舞人心。

在见阿米日的前一天夜里，我浏览了自己的画作，从中选了一张出来。画面里是一位西装革履的男士，吹动着成百上千张小纸片，于是小纸片就在男士的脑边回旋。我将这幅画用棕色纸包装起来并用绳线打结。在谈话的最后，我将这幅画送给了阿米日医生。

"你救了我们。"在最后一次离开他的办公室前，我对他说。我当时已经忍不住了，但并不想让他看见我落泪，在他拆开那幅画之前我便离开了。

回到家里，我边等待退抵押金的消息，边读尼克写的东西。

> 我乞求原谅，渴望被接纳，
> 祈求被祝福，渴望权力，
> 渴求纯净和永生。
> 我有着动物般的本能，

让它同你一样被永远铭记、永远轻快愉悦吧。

不论这是不是错觉，

我请你施舍永恒和技巧，

我并不渴望了解自己的命运

和充满活力的大脑。

把插座拔了如何？

我的心中百转千回，心跳得仿佛要蹦出胸腔一样，然后掉进一个无底黑洞。我没办法读下去了。

我收到了管理公司发来的短信，说我可以去那边拿支票了，他们对尼克的公寓进行了检查和评估。原始抵押金是875美元，我本以为自己会拿到一张账目小得离谱的支票，比如63美分之类的。

我还在办公室里的时候就将信封拆开了——居然是875美元。我做到了！我让那个破地方重焕生机了！

一切皆有可能。

离开的前夜，我又读了一些信。我在阁楼里挂了一盏自制小吊灯。曾经，我在交换会上买下了一个旧家具，用各色耀眼的水晶替换原来的透明水晶。这是有史以来最漂亮的小东西，令人愉悦的棱光在整个房间闪烁。当风吹过，那些棱光翩然起舞。我喜欢躺在地上，盯着它们看。我现在也正是这么做的，身边摆着尼克的涂鸦和画纸。

> 见证自己的成长是有趣的，
>
> 日子一天天过，
>
> 起起落落。
>
> 你会想起某些事情，
>
> 因此变得更加坚强，
>
> 而今越发强大，
>
> 你便能意识到过去的自己有多么脆弱，
>
> 每一刻都被重拾，重新分析，
>
> 或留在记忆中，或被忘记。

"读来令人心碎。"我向漆黑的夜倾诉，"劳我筋骨，苦我心智，我干吗要读？"

> 我与幸福的成功人士早已渐行渐远，
>
> 我陷入了怀疑自己是否应该痊愈的境地。

"我造了什么孽要知道这些？"我向头顶的吊灯问询。

我也想过好日子，我亲爱的，

而我原[1]意过上好日子，

我想去

在自己的小院里种棵树，

然后培育自己的花园。

我希望可以为人父。

我翻了个身趴着，将头枕在手上。"我还是更希望自己被蒙在鼓里。"我对我的毯子说。

啥？是吗？

发送提醒，

提醒你时候到了，

你还能记住的日子到头了。

威胁与恐惧前后夹击，

当我们终于发现，

冰面上出现了裂缝，

而你脚下的冰，

即将开裂。

1　本是"愿"字。尼克在此写了错别字，翻译也做了类似处理。——译者注

我坐起身，看到了床头柜，我将它甩向阁楼的角落。

等到了那个时候，
记得告诉我别去在意
还剩下几年。
当好主意布下陷阱，贯穿你的全身，
曾提出的任何预期，和
那该死的不停晃来晃去的跷跷板。
直到有一天，
你会尿裤子的。

"去你的。"我对着床头柜咒骂。

我要么躺着流口水，
要么某天
心跳突然合上了
某个节拍，
老天，也许是什么高原律动吧。
荒芜而雪白，
等到天亮时分
天气热起来了，

在某个临近水库、
铁路的露营地，
那是新的一天。

　　这是尼克和克雷格在2002年去卡尔的葬礼的路上写的，
我还找到了当时的录像带，尼克和克雷格沿途都很开心。我
站起身，腹部绞痛，痛感太过明显，以至于我的下巴都跟着
隐隐作痛。

　　我重新回到桌前，用手掌拂过它那粗糙的表面。经历的
风风雨雨使得柚木几乎发白，它干巴巴的，仿佛被遗忘在沙
漠中的尸骨。被尼克粘起来的桌腿依然屹立着，吊灯摇曳的
灯光映在窗上，但是这桌面太干燥了，毫无光泽，更别说反
射了。

　　"还没完呢。"我对桌子呵斥道。

　　我又读了起来，有那么一阵子，他写的都是清单。

九十公里每小时
伸缩银架
嘿，非主流
牙医丹尼薄荷牙线蝴蝶结围嘴缎面缎子
我喜欢平克·弗洛伊德，还有匡威，还喜欢改变。哈！

索尼克青年。红色。鼓槌。上帝。墨西哥卷饼。剧院。

"简直是疯了。"我对着纸张说。那天夜里，我最后读到的尼克写的东西是：

> 是，主啊，我有太多罪，
> 我愿意改过自新。
> 您能原谅我吗？
> 我可以接住您那脆弱的心灵，把它稍稍混进
> 我的酒中吗？
> 味道很奇特，香草味扑鼻，
> 我想自己坐一会儿，独品这成功的滋味。

就在那一刻，我知道自己要干吗了。

我不清楚具体是哪一刻——我也并不着急——但是我可以完美地重现这个过程的每一个步骤。首先，我要买一些180目的专门处理木头的砂纸，然后把桌子打磨得光洁锃亮，露出纹理。然后，再用四分之一的220目砂纸把它抛光。接着，给它上油，上很多次油，那张桌子的触感十分干燥。晾晒几天后，我会尽我所能地找到最柔软的棉布，轻手轻脚地把表面擦拭干净，让它重焕生机。摩擦产生的热量足以让柚

木的纹理浮现出来，让它重获新生。这便又是一次改过自新的机会。

"把它放进你的烟枪里，尽管抽吧。"我向庄重的夜说。

我曾希望这个故事的结局是某种完美、平和的认可，是一种投降，就像瑜伽哲学教给我的那样。但事实并非如此，混乱的世界并非现实。相反，我设法融入了尼克的疯狂世界，那个世界为我们创造了一种可以继续生活下去的方式。

我和尼克做着瑜伽的山式动作的姿势，手掌朝外，影子映在身后。疯狂——我永远不会和它鼠目寸光的嘴脸和解。我已经知道，即便是接近完美的接纳也会有波动，也会有不和谐。我的生活理念是我遇到了对手，但我不会向它妥协。我决不投降，我现在在走自己的路，而非虚假的路，我带着散发光芒的爱意坚定地走着。

躺在阁楼的地板上，我看向窗外，今夜无月。

仿佛真的可以记录下他逐渐陷入疯狂时，记忆中不断解构的破碎声，他在纸上写下了那些文字和信件。它们并非为我而写，但我将它们视若己出。它们是尼克的一部分，而尼克是我的一部分。我犹豫着到底要不要看它们，但现在我知道了，是时候去看了，这般亲近之人，舍我其谁？

我要做的，就是保留他所遗留的。是的，这个世界早已决定了他的命运，毫无商讨的余地。即便如此，我仍然保留着事情尚有转机的希望。诚然，我手中握着的是一根破旧腐烂的绳子，但是他就在绳子的彼端。我的任务是把我僵硬又患有关节炎的手指保护好，而不是放手。

我现在可以确信，我听到了母亲在急救室里对我说的"能"，这是她临终前留给我的，这是她在尘世间的最后一声言语，这是她人生陶轮的完美中心点。每当我看向尼克的双眼，我都能听见那声"能"在不断回响，坚定而不容争辩。

尾声

那是2017年的春天，距离尼克搬往华盛顿已经过去两年了。他如今住在一间很好的公寓里，在美国卫生与社会保障部的社工的帮助下生活得整洁又干净。他有一名体贴的医生，邻居对他也很友好。他在华盛顿州得到的帮助比在加利福尼亚州的好多了。他的生活拥有稳定的节奏，他会看电视、给绘本上色、散步。太平洋西北部郁郁葱葱的草木和新鲜的空气似乎对他颇有益处。

过去的岁月携着一阵暖风而来，我正站在耶路撒冷某个山顶上俯瞰身下长满橄榄树的山谷。

莎拉在以色列做完背部手术后需要有人照顾——有时候生活会如你所愿。我很关心我的妹妹，所以我很乐意去照顾她。我在这个地方四处溜达，生怕这里已经变得陌生，等离开的时候也许感觉就会像同某人分手一样，只是不知到底何时会分手。一年又一年，那些记忆遥远得仿佛只是一场梦，但它们如今却又鲜活了起来。我去了我们的老家，那里布满了咸腥的泥土。我还跳进了死海。我仍然听得懂当地人讲话，这出乎我的意料。我的内心世界的一部分被唤醒了。那一部分尽管重要，但此前已经陷入沉寂，但好在它们并没有被弄丢。它们只是休眠了，就像一只蛰伏的猎犬，只待主人的轻抚和喂食将其唤醒。

我给莎拉做饭，为她换药，陪她去看医生。我很庆幸自己能有这样照顾她的机会，这也是重温我们青年时光的机会。窗外，城市的光闪耀着，月牙就悬在我们头顶。此刻还未到新月时分，所以月亮稍小，形似一片完美的锥形奶酪。我的手机发出震动，是短信提示。

"嘿，是我，尼克。给我打电话。"

"嘿，是我，尼克。给我打电话。"

"请给我打电话。"

"为什么不给我打电话？"

"你觉得他想让你找他吗？"莎拉问。

"真搞笑。"我边说边拨通尼克的电话，"嘿，是妈妈。怎么了？"

"我想让你给我发一下我的朋友的电话，行吗？要米尔顿、杰克、雅塔鲁、珍妮，还有克里斯·科林斯的。"他的语速飞快。

"你要干吗，尼克？"

"我想重新联系他们，我想和他们聊聊，打打招呼。"

"好吧，我发给你。"我听起来有点激动又有点害怕，我不知道具体是哪一种。

"怎么样？"莎拉问。

"我不知道，可能是好事，也可能不是。他想和老朋友们联络一下，我觉得这有可能是件好事，毕竟他显示出对他人的兴趣，不是吗？"

我将他的朋友们的号码及名字发去，这样他就不会弄混了。那天夜里，在进入梦乡前，我幻想着他症状有所好转，这种幻想从他说要联系昔日旧友时便已形成了。

耶路撒冷那天的黎明格外肃穆，我醒来后亲眼见证了这一恢弘的场面。我的妹妹仍在隔壁屋睡着，她的身子渐渐好起来了。我看着沉寂的手机，尼克发来了几条短信：

"22，德州扑克。"

"电缆、甘草、蛋黄酱、纸板、塑料、干墙、矩阵、罐车司机。"

"科学学（尼克自创的词汇）、水烟、喷漆、牙膏、茶、维生素。"

"花生酱三明治、特兰西瓦尼亚、耶稣、苹果派、名贵面包、床垫。"

　　我不想看这种东西，也不想收到他发的这种短信，我只想和自己的妹妹在这个地方重温青葱岁月。我能拿我远在另一个半球的儿子怎么办呢？

　　"圣诞老人来喽！"
　　"我想参加课外活动，需要一双新鞋，还有网线、培根。"
　　"我们能去看火人节吗？"

　　"哇。"莎拉轻叹，"这是怎么了？"
　　"不知道，怪吓人的，跟他之前记笔记一样，就好像他刚刚疯掉的时候。但是他已经很多年没写过东西了，他之前也没发过这样的短信。"
　　"那你打算怎么办？"
　　我看向窗外的城市。
　　"你猜怎么着？我打算给你做早饭。等你休息的时候，我要去西墙，还要去老城区。也许他只是犯了点小毛病，过段时间兴许就消停了。"
　　我妹妹看了我一眼，那眼神只有理解你恐惧的人才会有。
　　"当然了，没必要太激动。"

到了晚上，手机上收到了无数毫无意义的单词。等进了公寓后，我陷入巨大的迷思。

和克雷格还有女儿们聊了几次之后，我脑中浮现了这样的画面：在过去的二十四小时里，尼克喋喋不休的短信一直在平流层回旋，就像弹片一样。终于有这么一次，没人来打扰我——这可打破了我们家十年来的平衡，他们都没把短信的事情告诉我。

我半卧在房间里儿童用的蒲团上，我的腿以瑜伽动作扭曲到了极点，手机夹在脖子和肩膀中间："搞什么鬼，克雷格？他在干什么？我们又要怎么办？"

"米里亚姆，他变得更疯疯癫癫了。你最好什么也别做，照顾好莎拉，好好待在以色列，享受当下吧。这次换我来照顾他。"

我决定接受他的意见，换换思路。

第二天，我登上了马萨达[1]的山顶，那里是近千名马萨达人自杀以反抗被奴役的地方，我对此充满敬意。吃了一份沙拉三明治后，我继续照顾妹妹，想起我十七岁时住在耶路撒冷的感觉。我漫步在特拉维夫的白色海滩上，回忆起青春期可怕的孤独感，又吃了一份三明治。莎拉的情况更好了。

---

1 犹太人圣地，被联合国教科文组织列入《世界遗产名录》。——译者注

十天后，我踏上回家之旅。

坐在飞机上的时候，我复盘了一下。我们的生活被惊扰了十余年，如今我的家人们身居何处呢？有那么几年，我们在风雨飘摇中苟延残喘着，彼此之间互相伤害。如今，罗丝同男友成婚了，过着幸福的乡村生活。露西如今身体康健，也坠入爱河，全世界到处飞。斯嘉丽同丈夫正在得克萨斯州的农村抚育他们的第七个孩子。克雷格和我住在可以俯瞰圣海伦山的山脊上。它与天际相交映，提醒着我们大自然的鬼斧神工和宁静安逸。我们没有再住进令人艳羡的大房子里了。窗外，山羊漫步于狂野的自然中，我们还有一处郁郁葱葱但未精心修剪的花园。一瞬间，我突然想到了尼克七岁时所绘的那幅农场图，它就挂在他父亲的工作室里——画面里有牛、鸡，还有色彩渐变的天空。在这里，天空从淡钻色转向红润的橙蓝色，然后渐渐隐于黑色，太阳才刚刚落山。

我们重拾了我们夫妻间的感情，我们现在小心翼翼地将这份爱意握在手心里。时间使得一切努力都变得值得。我们的儿子仍然是精神分裂症患者，他永远都会是，但他安于现状，正安生地过着日子。我非常知足，毕竟，比这差的情况也是有可能出现的。

如今的我已经可以直视镜子中的自己了。

在奥纳拉斯卡的家中，此时正下着雨。在天光昏暗的细雨中，我驱车进城探望尼克。

"怎么了，尼克？你发的短信是什么意思？"我站在他略显空荡的公寓里，试着问候尼克。

"那是我写的诗。妈妈，我现在正在写节拍诗！"

"尼克，写诗挺好的，把诗发给我和爸爸还有妹妹们也挺好的，但是你不能把它们发给你的房东。他没法理解这种事情，只会觉得你在骚扰他，你也不想被赶出去吧？"我将他钉在前门上的丝巾和鞋带拿下来。

"你把这些东西挂在这里做什么，尼克？"

"你懂的，庆祝新年。"他回答，可惜，现在才六月份。

突然，我想起了一段往事。尼克从小就很讨人喜欢，像个深谋远虑的小大人。他四岁左右的时候形成了一个奇怪的习惯。我们坐在沙发上看电视或者放松的时候，他的注意力会突然被房间里一些看不见的东西吸引。他会盯着一直看，然后郑重其事地走过去，弯下腰，捡起一些细碎的面包渣，把它们像一颗宝石一样放在手心里，视为某种礼物送给我。一个斑点，也许这就是那些短信的意义；更多斑点，也许那便是他眼中的珍宝，也许这只是土而已。然后我得到了答案：两者皆对。

我回家已经有几周时间了，尼克的行为发生了翻天覆地的变化。他继续疯狂地发短信，而且经常是在半夜的时候。我给他买了一个超大的笔记本，不到两天他就在上面写满了诗句。他很健谈，经常与人互动，但有一些变化令人不安。他的房东告诉我们，在他房间旁的洗衣房的烘干机里发现了一条面包和一盒鹰嘴豆泥。尼克不承认是自己干的。在试图说服我做某事的时候，他会变得很激动。我觉得他这段时间好像不睡觉，这些年来他也是头一次接触互联网，他建立了脸书账号，还关注了他多年前跟踪的那位女经理。

我咨询了各类专家——医生、社工、护理人员，但是没人知道这到底是怎么回事。

我甚至让一个朋友给尼克做了占卜。那天晚上，她打来电话告诉我："米米，他生来如此。所有预示着精神疾病的征兆和暗示，他全都有，自出生起便存在了。"她语气伤感，重复了一遍："他生来如此。"

我打电话给身在洛杉矶的阿米日医生。

"我不确定，"我说，"这似乎也不是件坏事，可能他觉醒了？或者……"

"我同意，米米，但是任何突破底线的行为都得格外注意，如果你确定他按时服药的话。我认为他需要接受心理医生的评估，这样的变化可能是代偿机能障碍引起的。"

我不想问他这话是什么意思，因为这听起来就很不妙。

雨点像石头一样砸在屋顶上。夜已经深了，我独自坐在电脑前，在搜索栏输入"什么是代偿机能障碍"。

这个词条描述的是个人每况愈下的精神状态，在此前可以控制其精神状态的患者可能会出现这种现象。代偿机能障碍会使人无法融入日常生活，使病情加重，患者偶尔还会出现怪异或暴力的行径，会失眠，以及偏执等情况。

好吧，没有哪一条具体提到了出现在烘干机里的面包和鹰嘴豆泥，所以我觉得以上内容不适用于尼克的情况。我盯着屏幕，诡辩占据了上风。

昨天，我给尼克介绍了我认识的一位女士。他走到她面前，伸出手说："很高兴认识你。"我站在一边，无言以对。

那天晚上睡前，我给他发了条短信："尼克，我很爱你，你是我的第一个孩子，也是我人生中的一道光。请你永远记住这一点。"

我知道我并不会收到他的回信，所以也不在意。第二天早上，我看到手机上收到了这样一条短信："哇，真好，我正在煮咖啡的时候看到了你发的短信。"

我高兴极了，开车到城里，同他在艺术用品店会合。他冲到我身边，充满肉眼可见的激动。"妈妈，过来这边！你得看看这个！"他把我带到一排明信片前，指着雷尼尔山一张大型的彩色相片，"看啊，是不是很神奇？"

他现在能发现美，还愿意同人分享这份感受了？

第二天凌晨三点，克雷格收到了一条短信："我们今年夏天还会去红杉树林露营吗？或者远足也行。"

由于这些变化，尼克需要接受社工的评估。她问了尼克是否知道现在是几月，他说自己不知道；问他能不能自己修脚趾甲的时候，他笑了笑；递给他一支笔和一个本子，让他写一句话，随便什么话都行，他盯着她，然后摇摇头；她递给他一幅画着有些复杂的图案的图片，要他尽可能地临摹出来，但他只用了二十秒就完美地复刻了那些图案。社工对此很惊讶，但我却早有预料。

日子一天天过去，晨光照进山谷，像是以手法高超的铅笔画描摹的，将树木复刻了出来。我陪尼克一起去看医生，同医生电话交流，帮他写邮件。这种狂躁是以后会自动消失的吗？他是否会恢复到正常的疯狂状态呢？他能不能——我都不太敢说这个词——好转，还是说这就是代偿机能障碍？我被弄得晕头转向，找不到确定的答案——对此，我已经习惯了。

我坐在一家咖啡厅里，偷听着周围人的谈话。外面仍下着雨，对面街上的露天门廊里，摆放着一些软垫椅子。临近卡座里坐着的那群人年龄都比我大。

"还记得以前爸妈让我们干的事吗？"其中一人颤巍巍的声音飘过。

"哦，现在的孩子们都被家长保护得太好了，还记得以前游乐场的设施吗？都是金属螺栓和硬硬的沥青。"随后，他们放声大笑。

"我记得坐在秋千上，别人推着我，直到我翻过去。那感觉太美妙了。"

另一个老头插话道："我像着了魔一样地狂骑自行车，在车流里穿梭，谁会戴头盔啊？"

我很想和他们一起坐着喝咖啡。在他们的世界里，不需要保护，断胳膊断腿不过是一场游戏的常规环节。伤口会愈合，生活要继续，他们不会一直为此忧心，有自己明确的答案。

一个女人的声音响起："我以前经常在火车上跳上跳下的。"这番话迎来了声声赞叹。

"真的吗？"

"当然了。一直都这样，我一找到刺激就停不下来。"

"可你是怎么跑到车厢外面的？"一个男人问。

"跳啊!"她说,"只管跳,只管滚动就好了。对跳的人来讲,就是反着来。火车是相对静止的,你才是移动的那个。"

我走到前台埋单。回来的时候路过他们那群人,一个戴着帽子的男人说:"还有带着粉末的牛奶! 记得吗? 对我们来讲,简直是爽翻了。"

我听到手提包深处传来低沉的《永远年轻》的旋律:"怎么了,尼克? "

"嗨,妈妈。"他说。他很久没这么叫我了,他的声音很平静:"我一直在想,我不想一辈子住在这间公寓里,我是说,我已经三十一岁了,我得找点事情干,我需要攒点钱,找份工作。"

青少年在青春期末期,大脑中会出现各种突触修饰,使得他们的心智功能趋向成熟,走向成年。幼时的神经结构可塑性高,删删改改轻而易举,但是会出现一个极短的空缺期,使得大脑缺乏保护,很容易受到任何形式的干扰。这个阶段也是人生中极易染病的阶段。

有人告诉我,大脑中有860亿个神经元。这是个天文数字,它们使得一切皆有可能。我不知道最后一次变化会是什么,但是现在,有些东西正在我儿子的脑海中酝酿。

至少有动静了。

致谢

写这本书仿佛经历了一场脱胎换骨，感谢我生命中遇见的很多人。

克雷格，感谢你万般强调我是一名作家，还要感谢你在2017年的某个早晨对我说赶紧到桌前写作吧。是你的信任成就了这一切。

致我亲爱的朋友们：布鲁克·亚当姆斯、朱迪·兰道、卡罗琳·布鲁克斯，还有琳妮·亚当姆斯，你们阅读我的作品，倾听我的声音。你们这帮朋友是我抵御风暴的压舱石。

感谢朱莉和克里斯，你们是首批认真对待这本书的人，也是首批坐下来把整本书读完后哭了的人。

还有萨曼莎·邓恩，你把书稿拆分再整理好，叫我去投稿。然后，在加利福尼亚州奥兰治的某个街角处，告诉我你将永远记住尼克。这也是我前进的动力。

感谢乔西·亚当斯，作为（文字）编辑，你细致入微、条理清晰，也感谢你一直关心尼克。

感谢珊侬·休斯，是你给了我编写书名的灵感。

非常感谢我的妹妹，你像故事里一样，在我写作时一如既往地陪在我身边。

我发自内心地感谢罗德·阿米日医生，你真的拯救了我们。

感谢我的作家朋友们：珍妮特·费奇，你的慷慨和支持帮我完成了这本书；加斯·斯坦因，感谢你提供了急需的审稿建议；还有艾琳·萨克斯，感谢你给予的希望和鼓励，在我们结识前后都是如此。

还有我最爱的团队成员，位于波特兰的合作写作学校的校友：丹尼尔、伊莱斯、利兹、米歇尔、凯尔西、吉娜、谢拉，还有雷亚，与你们共事是我的荣幸。

我的挚爱莉迪亚·约克纳维奇，按你的话说，在飞机上读你的《只是你自以为的帮助》重组了我的DNA，庆幸你后来成了我的伙伴和人生导师。

感谢我的哥哥，你为我指明了方向。

我无限的爱意与感激献给我的三位缪斯女神：斯嘉丽、露西、罗丝。

感谢社工们，是你们无限的同情心和强大的能力一次又一次地拯救了我们。感谢那位在凯瑟医院叠毛巾的女士、感谢疯狂炸鸡店的那位收银员，是你们善良的天性救赎了我，我们素昧平生，你们的微笑和安慰的话语令我没齿难忘。

最后，一如既往地，感谢尼克。你内心的纯良从未消失，你温柔的灵魂依旧完美。

人啊，认识你自己！